AF861917

Bonnecor® (Tiracizin)
Ein neues Antiarrhythmikum

Bonnecor® (Tiracizin)
Ein neues Antiarrhythmikum

von Karl-Joachim Rostock

unter Mitarbeit von
Bernd Nilius
Hildegard Poppe
Gisela Rostock

Akademie Verlag

Autor: Prof. Dr. Karl-Joachim Rostock
Klinikum Berlin-Buch
Medizinischer Bereich VI - Kardiologie -
Hobrechtsfelder Chaussee 96

O-1115 Berlin

Das vorliegende Werk wurde sorgfältig erarbeitet. Dennoch übernehmen Autoren, Herausgeber und Verlag für die Richtigkeit von Angaben, Hinweisen und Ratschlägen sowie für eventuelle Druckfehler keine Haftung.

1. Auflage: 1992

Lektorat: Christiane Grunow
Herstellerische Betreuung: Christoph Neubarth

Die Deutsche Bibliothek - CIP-Einheitsaufnahme

Rostock, Karl-Joachim:
Bonnecor (Tiracizin) - ein neues Antiarrhythmikum/von Karl-Joachim Rostock. Unter Mitarb. von Bernd Nilius . . . - 1. Aufl. -
Berlin: Akad.-Verl., 1992
ISBN 3-05-501500-2

© Akademie Verlag GmbH, Berlin 1992

Erschienen in der Akademie Verlag GmbH, O-1086 Berlin (Federal Republic of Germany), Leipziger Str. 3-4

Die Akademie Verlag GmbH ist ein Unternehmen der VCH Verlagsgesellschaft

Gedruckt auf säurefreiem Papier

Alle Rechte, insbesondere die der Übersetzung in andere Sprachen, vorbehalten. Kein Teil dieses Buches darf ohne schriftliche Genehmigung des Verlages in irgendeiner Form - durch Photokopie, Mikroverfilmung oder irgendein anderes Verfahren - reproduziert oder in eine von Maschinen, insbesondere von Datenverarbeitungsmaschinen, verwendbare Sprache übertragen oder übersetzt werden. Die Wiedergabe von Warenbezeichnungen, Handelsnamen oder sonstigen Kennzeichen in diesem Buch berechtigt nicht zu der Annahme, daß diese von jedermann frei benutzt werden dürfen. Vielmehr kann es sich auch dann um eingetragene Warenzeichen oder sonstige gesetzlich geschützte Kennzeichen handeln, wenn sie nicht eigens als solche markiert sind.
Satz: Dörlemann-Satz, W-2844 Lemförde
Druck: GAM MEDIA, W-1000 Berlin 61
Bindung: D. Mikolai, W-1000 Berlin 10
Umschlaggestaltung: Ralf Michaelis
Printed in the Federal Republic of Germany

Vorwort

Klinische Erfahrungen haben dazu geführt, daß die Arzneimittelgesetzgebung hinsichtlich der Zulassung eines Pharmakons zu Recht immer strenger geworden ist. So muß für die Registrierung einer Substanz ein sehr umfangreiches Material vorgelegt werden, das nicht nur die Effektivität eindeutig belegt, sondern auch alle sicherheitspharmakologischen Untersuchungen (Toxizität, Mutagenität, Kanzerogenität) müssen beweisen, daß eine Substanz unbedenklich eingesetzt werden kann. Dies ist mit immensen Kosten verbunden und zwingt die pharmazeutische Industrie zu einer Ökonomisierung der Aufwendungen für die präklinische Prüfung. So sind Screening-Methoden und Testhierarchien entwickelt worden, die frühzeitig Substanzen auswählen, die für eine weitere Bearbeitung und Überführung in eine klinische Prüfung geeignet sind.Auch die Vorschriften für die klinische Erprobung sind immer strenger geworden, die zum Effektivitätsnachweis und unter dem Sicherheitsaspekt für den Patienten einzusetzenden Methoden wurden immer diffiziler und aufwendiger. Ihre exakte Durchführung erfordert einen Fundus an Kenntnissen nicht nur zu fachspezifischen Problemen, sondern auch zur Arzneimittelgesetzgebung und Planung, Durchführung, statistischen Bearbeitung der Ergebnisse und Erstellung der entsprechenden Gutachten. Diese Kenntnisse und Erfahrungen können nur durch jahrelange Praxis erworben werden.

Es ist für einen Arzt sicher selten , daß er als Leiter einer Arzneimittelprüfung in der Klinik eine Substanz von der Erstanwendung bis zur Registrierung begleiten kann und ihm alle entsprechenden Gutachten zur Verfügung stehen. Der Autor hat über 15 Jahre mehrere Antiarrhythmika klinisch geprüft und auch zur Zulassung führen können. An einer Erstanwendung am Menschen war er bislang nur einmal beteiligt.

Bei der Erstellung der abschließenden Gutachten (Expertengutachten) fiel dem Autor auf, daß es neben Gesetzestexten und einigen Empfehlungen für die präklinische und klinische Prüfung keine zusammenfassende Monographie als Anleitung und Handlungshilfe gibt. Die erforderlichen Kenntnisse muß man sich mühsam zusammensuchen. So entstand in mir die Idee, zwei Erfordernissen gleichzeitig gerecht zu werden, nämlich ein Antiarrhythmikum auf der Grundlage der vorliegenden Gutachten abschließend vorzustellen und gleichzeitig in einer Monographie Strategie, präklinische Methodik und Planung, Durchführung, Methodenbewertung, Auswertung und Begutachtung darzustellen. So entstand dieses Buch, das sich zum Ziel stellt, zu allen diesen Fragen möglichst exakt Auskunft zu geben. Um diesen trockenen Stoff etwas aufzulockern und gleichzeitig der zweiten Aufgabenstellung gerecht zu werden, soll diese Darstellung am Beispiel des neuen Antiarrhythmikums Tiracizin erfolgen. Tiracizin ist ein Iminodibenzyl-Analogon des Moracizin und wurde gemeinsam von der Arzneimittelwerk Dresden GmbH und dem Institut für Pharmakologie der Akademie der Medizinischen Wissenschaften der UdSSR, Moskau, entwickelt.

Ich wünsche dieser Monographie, daß sie eine Hilfe für die zukünftige Prüfung neuer Substanzen gibt und damit eine Literaturlücke schließt.

Bedanken möchte ich mich für die kollegiale Unterstützung meiner Mitautoren, die mir bereitwillig alle ihnen zur Verfügung stehenden Unterlagen und auch Literatur zur Verfügung stellten. Ich habe mich in Analogie zu meiner ersten Monographie „Herzrhythmusstörungen in Theorie und Praxis“ erneut der schwierigen Aufgabe gestellt, alle Texte selbst zu formulieren. Auf diese Weise erhält die Monographie eine einheitliche Diktion und Sprache; Überschneidungen konnten vermieden werden. Mein Dank gilt ferner meiner Frau für Ihre stete Beratung und meinem Sohn Matthias für seine fürsorgliche Unterstützung bei der Arbeit am Computer, Frau Oberärztin Dr. Angelika Hillscher für ihre Hilfe beim Lesen der Korrekturen sowie meiner Sekretärin, Frau Renate Stöcker, für die Erstellung der Manuskripte.

Karl-Joachim Rostock
Berlin, August 1991

Inhaltsverzeichnis

1. Gesetzliche und ethische Grundlagen der Arzneimittelprüfung

1.1. Bestimmungen des Arzneimittelgesetzes

In den meisten Staaten ist die klinische Prüfung von Arzneimitteln, deren Zulassung, Anwendung durch den Arzt, die Arzneimittelsicherheit und Überwachung zugelassener Pharmaka gesetzlich geregelt (1). In diesem Zusammenhang kommen nicht nur **Gesetzestexte des öffentlichen Rechts** im Zusammenhang mit der Arzneimittelsicherheit (Zulassung bzw. Verbot der Anwendung) und Regelungen zu Berufs- und standesrechtlichen Maßnahmen sowie Fragen des **Zivilrechtes** bei der Regelung von Schadensersatzansprüchen bei Körperschädigungen durch therapeutische Maßnahmen, sondern auch rechtliche Konsequenzen des **Strafrechts** im Zusammenhang mit fahrlässigen oder schuldhaften Handlungen zur Anwendung.

So interpretiert Henning (10): „Nach dem Strafgesetzbuch wird bestraft, wer rechtswidrig und schuldhaft, also zumindest fahrlässig, den Tod oder die Körperverletzung eines anderen verursacht. Unerwünschte Arzneimittelwirkungen als Todesursache oder als Ursache einer Körperverletzung können also für Unternehmer, Handel, Apotheker und Arzt strafrechtliche Konsequenzen haben. Besonders für den Arzt ist bedeutsam, daß jede, auch die therapeutisch notwendige Arzneimittelgabe, als ein Eingriff in den Körper des Patienten und damit juristisch als ‚Körperverletzung', anzusehen ist. Dieser Eingriff ist jedoch prinzipiell gerechtfertigt, also nicht rechtswidrig und nicht strafbar, soweit eine wirksame Einwilligung des Patienten aufgrund einer hinreichenden Aufklärung vorliegt und die Regeln ärztlicher Kunst beachtet sind."

Für Arzneimittelprüfungen gelten für Deutschland die Regeln der §§ 40 und 41 des Arzneimittelgesetzes des Bundesministers für Jugend, Familie, Frauen und Gesundheit vom 24. August 1976 (BGBI. I S. 2445, 2448) (1–6), die gemäß Artikel 1 der Dritten Zuständigkeitsanpassungs-Verordnung vom 26. November 1986 (BGBl. I S. 2089) (2), durch das Dritte Gesetz zur Änderung des Arzneimittelgesetzes vom 20. Juli 1988 (BGBl I S. 1050) (5) und das Gesetz zur Änderung des Gesetzes zur Neuordnung des Arzneimittelrechts vom 22. Dezember 1989 (BGBl I S. 2462) erweitert und präzisiert wurden. Diese Gesetze wurden in einer Allgemeinen Verwaltungsvorschrift zur Anwendung der Arzneimittelprüfrichtlinien vom 14. Dezember 1989 (4) und das Vierte Gesetz zur Änderung des Arzneimittelgesetzes vom 11. April 1990 (6) vervollständigt. An dieser Stelle sollen die wesentlichen Abschnitte der gültigen Verordnungen vorgestellt werden:

1.2. Ethische Grundsätze der klinischen Prüfung von Arzneimitteln

Die ethischen Grundsätze ärztlichen Handelns sind sehr alt und wurzeln in dem um 300 v. Christi entstandenen „Corpus Hippocraticum“. Der wesentliche Kern dieses „Eid des Hippokrates“, der dekorativ in vielen Ärztezimmern zu finden ist, ist die Forderung, die ärztliche Kunst ausschließlich nach bestem Wissen und Können zum Wohl des Patienten einzusetzen und niemals zu dessen Schaden oder Verderben. Das **„primum nil nocere“** ist und bleibt ein Grundsatz ärztlichen Handelns (5).

Die schockierenden Offenbarungen der Ärzteprozesse während der Nürnberger Prozesse in Aufarbeitung der spektakulären und extrem unärztlichen Verhaltensweisen von KZ-Ärzten infolge Arzneimittelprüfungen an abhängigen „Sträflingen“ führten im Jahre 1947 zur Inauguration eines **„Nürnberger Kodex“**, der für klinische Prüfungen die freiwillige Einverständniserklärung von Probanden oder Patienten nach exakter Aufklärung über Nutzen und Risiko vorsieht. Es ist in jedem „Experiment“ abzusichern, daß der Nutzen für das Allgemeinwohl und die medizinischen Erkenntnisse nicht auf Kosten oder zu Lasten einer „Prüfperson“ erworben werden. Während im Nürnberger Kodex noch von „Versuchspersonen“ und „Experimenten“ gesprochen wird, hat sich das derzeitige Vokabular zu „Probanden“ und „Prüfungen“ gewandelt.
Gegenwärtig werden jedoch die ethischen Prinzipien der ärztlichen Kunst - nach der auf der 29. Generalversammlung des Weltärztebundes aus dem Jahre 1975 in der revidierten Form der **„Deklaration von Helsinki“** (12) verabschiedeten Form - zugrunde gelegt. Sie hat auszugsweise folgenden Wortlaut:

Empfehlung für Ärzte, die in der biomedizinischen Forschung am Menschen tätig sind.

Vorwort

Aufgabe des Arztes ist die Erhaltung der Gesundheit des Menschen. Der Erfüllung dieser Aufgabe dient er mit seinem Wissen und Gewissen.
Die Genfer Deklaration des Weltärztebundes verpflichtet den Arzt mit den Worten: „Die Gesundheit meines Patienten soll mein vornehmstes Anliegen sein“ und der internationale Kodex für ärztliche Ethik legt fest: „Jegliche Handlung oder Beratung, die geeignet erscheinen, die physische und psychische Widerstandskraft eines Menschen zu schwächen, dürfen nur in seinem Interesse zur Anwendung gelangen“.
Ziel der biomedizinischen Forschung am Menschen muß es sein, diagnostische, therapeutische und prophylaktische Verfahren sowie das Verständnis für die Ätiologie und Pathogenese der Krankheit zu verbessern.
In der medizinischen Praxis sind diagnostische, therapeutische oder prophylaktische Verfahren mit Risiken verbunden; dies gilt um so mehr für die biomedizinische Forschung am Menschen. Medizinischer Fortschritt beruht auf Forschung, die sich letztlich auch auf Prüfungen am Menschen stützen muß.
Bei der biomedizinischen Forschung am Menschen muß grundsätzlich unterschieden werden zwischen Prüfungen, die im wesentlichen im Interesse des Patienten liegen und solchen, die mit rein wissenschaftlichem Ziel ohne unmittelbaren diagnostischen und therapeutischen Wert für den Probanden sind.
Besondere Vorsicht muß bei der Durchführung von Prüfungen walten, die die Umwelt in Mitleidenschaft ziehen können. Auf das Wohl der Versuchstiere muß Rücksicht genommen werden.
Da es notwendig ist, die Ergebnisse von Laborversuchen auch auf den Menschen zu übertragen, um die wissenschaftliche Kenntnis zu fördern und der leidenden Menschheit zu helfen, hat der Weltärztebund die folgende Empfehlung als eine Leitlinie für jeden Arzt erarbeitet, der in der biomedizinischen Forschung am Menschen tätig ist. Sie sollte in der Zukunft berücksichtigt werden.
Es muß betont werden, daß diese Empfehlung nur als Leitlinie für die Ärzte auf der ganzen Welt gedacht ist; kein Arzt ist von der straf-, zivil- und berufsrechtlichen Verantwortlichkeit nach den Gesetzen seines Landes befreit.

I. Allgemeine Grundsätze

1. Biomedizinische Forschung am Menschen muß den allgemein anerkannten wissenschaftlichen Grundsätzen entsprechen; sie sollte auf ausreichenden Laboratoriums- und Tierversuchen sowie einer umfassenden Kenntnis der wissenschaftlichen Literatur aufbauen.
2. Die Planung und Durchführung einer jeden Prüfung am Menschen sollte eindeutig in einem Prüfprotokoll niedergelegt werden; dieses sollte einem besonderen berufenen unabhängigen Ausschuß zur Beratung, Stellungnahme und Orientierung zugeleitet werden.
3. Biomedizinische Forschung am Menschen sollte nur von wissenschaftlich qualifizierten Personen und unter Aufsicht eines klinisch erfahrenen Arztes durchgeführt werden. Die Verantwortung für die Person trägt stets ein Arzt und nie die Person selbst, auch dann nicht, wenn sie ihr Einverständnis gegeben hat.
4. Biomedizinische Forschung am Menschen ist nur zulässig, wenn die Bedeutung des Prüfungsziels in einem angemessenen Verhältnis zum Risiko für die Person steht (14).
5. Jedem biomedizinischen Forschungsvorhaben am Menschen sollte eine sorgfältige Abschätzung der vorausschaubaren Risiken im Vergleich zu dem voraussichtlichen Nutzen für den Probanden oder andere vorausgehen. Die Sorge um die Belange des Probanden muß stets ausschlaggebend sein im Vergleich zu den Interessen der Wissenschaft und der Gesellschaft.
6. Das Recht des Probanden auf Wahrung ihrer Unversehrtheit muß stets geachtet werden. Es sollte alles getan werden, um die Privatsphäre des Probanden zu wahren; die Wirkung auf die körperliche und geistige Unversehrtheit sowie die Persönlichkeit des Probanden sollte so gering wie möglich gehalten werden.
7. Der Arzt sollte es unterlassen, bei Prüfungen am Menschen tätig zu werden, wenn er nicht überzeugt ist, daß das mit der Prüfung verbundene Wagnis für vorhersagbar gehalten wird. Der Arzt sollte jede Prüfung abbrechen, sobald sich herausstellt, daß das Wagnis den möglichen Nutzen übersteigt.
8. Der Arzt ist bei der Veröffentlichung der Prüfungsergebnisse verpflichtet, die Befunde genau wiederzugeben. Berichte über Prüfungen, die nicht in Übereinstimmung mit den in dieser Deklaration niedergelegten Grundsätzen durchgeführt wurden, sollten nicht zur Veröffentlichung angenommen werden.
9. Bei jeder Prüfung am Menschen muß jeder Proband ausreichend über Absicht, Durchführung, erwarteten Nutzen und Risiken der Prüfung sowie über möglicherweise damit verbundene Störungen des Wohlbefindens unterrichtet werden. Der Proband sollte darauf hingewiesen werden, daß es ihm freisteht, die Teilnahme an der Prüfung zu verweigern und daß er jederzeit die einmal gegebene Zustimmung widerrufen kann. Nach dieser Aufklärung sollte der Arzt die freiwillige Zustimmung des Probanden einholen; die Erklärung sollte vorzugsweise schriftlich abgegeben werden.
10. Ist der Proband vom Arzt abhängig oder erfolgte die Zustimmung zu einer Prüfung möglicherweise unter Druck, so soll der Arzt beim Einholen der Einwilligung nach Aufklärung besondere Vorsicht walten lassen. In einem solchen Fall sollte die Einwilligung durch einen Arzt eingeholt werden, der mit der Prüfung nicht befaßt ist und der außerhalb eines etwaigen Abhängigkeitsverhältnisses steht.
11. Ist der Proband nicht voll geschäftsfähig, sollte die Einwilligung nach Aufklärung vom gesetzlichen Vertreter entsprechend nationalem Recht eingeholt werden. Die Einwilligung des mit der Verantwortung betrauten Verwandten ersetzt die des Probanden, wenn dieser infolge körperlicher oder geistiger Behinderung nicht wirksam zustimmen kann oder minderjährig ist.
12. Der Prüfungsplan sollte stets die ethischen Überlegungen im Zusammenhang mit der Durchführung der Prüfung darlegen und aufzeigen, daß die Grundsätze dieser Deklaration eingehalten sind.

II. Medizinische Forschung in Verbindung mit ärztlicher Versorgung (Klinische Prüfungen)

1. Bei der Behandlung eines Kranken muß der Arzt die Freiheit haben, neue diagnostische und therapeutische Maßnahmen anzuwenden, wenn sie nach seinem Urteil die Hoffnung bieten, das Leben des Patienten zu retten, seine Gesundheit wiederherzustellen oder seine Leiden zu lindern.
2. Die mit der Anwendung eines neuen Verfahrens verbundenen möglichen Vorteile, Risiken und Störungen des Befindens sollten gegen die Vorzüge der bisher bestehenden diagnostischen und therapeutischen Methoden abgewogen werden.

3. Bei jeder medizinischen Prüfung sollten alle Patienten - einschließlich derer einer eventuell vorhandenen Kontrollgruppe - die beste erprobte diagnostische und therapeutische Behandlung erhalten.
4. Die Weigerung eines Patienten, an einer Prüfung teilzunehmen, darf niemals die Beziehung zwischen Arzt und Patienten beeinträchtigen.
5. Wenn der Arzt es für unentbehrlich hält, auf die Einwilligung nach Aufklärung zu verzichten, sollten die besonderen Gründe für dieses Vorgehen in dem für den unabhängigen Ausschuß bestimmten Prüfungsplan niedergelegt werden.
6. Der Arzt kann medizinische Forschung mit dem Ziel der Gewinnung neuer wissenschaftlicher Erkenntnisse mit der ärztlichen Betreuung nur soweit verbinden, als diese medizinische Forschung durch ihren möglichen diagnostischen oder therapeutischen Wert für den Patienten gerechtfertigt ist.

Bei der Durchsicht dieses Textes fällt auf, daß die wesentlichen Punkte bereits im Arzneimittelgesetz der Bundesrepublik Deutschland - zum Teil sogar wörtlich - verankert sind. Somit erhält hier eine Empfehlung Gesetzeskraft.
Für die Einhaltung dieser ethischen Normen wurden in den vergangenen Jahren an vielen Institutionen und auch freie **Ethikkomissionen** gegründet, die zumeist aus einem oder mehreren Ärzten, Juristen, Pfarrern unterschiedlicher Konfessionen, Psychologen und anderen bestehen. Es ist ratsam, klinische Studien und Prüfungen derartigen Kommissionen vorzulegen und deren Beratung zu akzeptieren.

1.3. Präklinische Anforderungen zur Arzneimittelprüfung

Obgleich experimentelle Modelle im Tierversuch niemals vollständig die Bedingungen des kranken Menschen zu imitieren vermögen, sind diese doch zur Aufklärung der pharmakodynamischen, pharmakokinetischen und toxikologischen Eigenschaften einer zu prüfenden Substanz erforderlich. Vor der Erstanwendung am Menschen müssen die Effekte einer Substanz, ihre Toxizität und auch ihre therapeutische Breite weitgehend definiert sein. Aus diesem Grunde hat die präklinische pharmakologische Forschung eine hohe Verantwortung, da aus den erhobenen Befunden Rückschlüsse auf den Menschen gezogen werden müssen.

Vor Beginn der Erstanwendung am Menschen müssen folgende Kenntnisse vorliegen:
- Ausreichende Befunde zu den pharmakodynamischen Eigenschaften einer Substanz an mehreren Tierarten. Dies betrifft sowohl die erwünschten Hauptwirkungen als auch toxische Nebenwirkungen und Daten zur Verträglichkeit,
- Tierexperimentelle Befunde zur Pharmakokinetik (Absorption, Verteilung, renale und/oder biliäre Elimination sowie Untersuchungen zur Biotransformation, die ausschließen, daß entstehende Metabolite kumulieren und toxische Wirkungen entfalten,
- Untersuchungen zur Plasmaproteinbindung und absoluten Bioverfügbarkeit,
- Daten zur akuten und chronischen Toxizität an mindestens 2 Tierarten (Nager, z.B. Ratte und Nichtnager, z.B. Hund),
- Befunde zur Mutagenität, Teratogenität und Kanzerogenität,
- Untersuchungen zur diaplazentaren Passage und zur Ausscheidung in die Milch,
- Befunde zur lokalen Verträglichkeit.

Alle diese Befunde müssen in Berichtsform vorliegen und vor Beginn der Anwendung am Menschen bei der zuständigen Gesundheitsbehörde hinterlegt sein. Zusätzlich ist vom klinischen Pharmakologen eine Zusammenfassung der präklinischen Befunde, eine Nutzen-Risiko-Analyse, der Nachweis des medizinischen Erfordernisses und eine Begründung für die Anwendung am Menschen vorzulegen.

1.4. Klinische Prüfung von Antiarrhythmika

Die klinische Prüfung am Menschen wird in mehreren Phasen durchgeführt.

- Innerhalb der Phase I sollen unter intravenöser und oraler Applikation Erfahrungen zur Verträglichkeit gesammelt werden,
- von besonderer Bedeutung ist die Ermittlung der **effektiven therapeutischen Dosis**,
- ferner ist die Ermittlung erster **pharmakokinetischer Daten** der Eliminationshalbwertszeit, der Bioverfügbarkeit erforderlich, um ein Dosierungsschema abzusichern und die **therapeutische Breite** auf der Basis von Plasmaspiegeln zu ermitteln,
- Untersuchungen zur Biotransformation sollen Auskunft über die Bildung aktiver Metabolite, deren Eliminationshalbwertszeit und Toxizität geben,
- Aussagen zur Verträglichkeit, der Art und Häufigkeit von Nebenwirkungen (subjektive und Laborparameter) müssen gemacht werden, um die aus dem Tierexperiment hergeleitete Nutzen-Risiko-Beziehung neu zu definieren,
- Alle erhobenen Daten sind an einem Probanden- oder Patientenkollektiv von 10 bis 20 Fällen exakt zu dokumentieren und in Berichtsform abzuschließen.

Nach unserer Erfahrung besteht das größte Problem in Stufe I der Antiarrhythmikaprüfung in der **Dosisfindung**. Wie unten ausführlicher (siehe S. 57) und am praktischen Beispiel des Tiracizin dargestellt, bevorzugen wir die kumulative Dosierung. Hierbei kann man sich recht schnell an den effektiven Dosisbereich herantasten. Für die Startdosis gibt es Empfehlungen: Es wird angeraten, für den Menschen (70 kg) 10 bis 20% der maximal tolerierten Dosis der empfindlichsten Tierart bei chronischer Gabe einzusetzen. Ohne Risiko einsetzbar sind Dosen 1/30 bis 1/60 der niedrigsten effektiven Dosis im Tierversuch. Unter kumulativer Dosierung können in den ersten Schritten diese intravenösen Minimaldosen verdoppelt, später um den Faktor 1,5 gesteigert werden (14).

Trotz dieses Vorgehens, bei dem man mit hinreichender Sicherheit die effektive Dosis auffindet, kann oftmals nicht die therapeutische Breite ausgelotet werden, da sich der Prüfarzt nur mit Unbehagen an den mit deutlichen Nebenwirkungen verbundenen Dosierungsbereich heranwagt. Doch sollte dies nach Möglichkeit bereits innerhalb der Stufe I erfolgen, da an gesunden Probanden das geringste Risiko für arrhythmogene Effekte besteht.

Zur Pharmakokinetik wird später in einem gesonderten Kapitel und zum Effektivitätsnachweis bei Besprechung der unterschiedlichen Arrhythmieformen berichtet.

Die weiteren Phasen dienen dann der Erhärtung der pharmakodynamischen, kinetischen und klinischen Daten, geben an größeren Behandlungskollektiven Aussagen zur Verträglichkeit und sollen das **Spektrum an Indikationen** für die antiarrhythmische Therapie und deren **Kontraindikationen** eingrenzen helfen. In der klinischen Breitenprüfung der Stufe III kann in Multizenter-Studien an randomisierten und Einfach- bzw. Doppel-Blind-Untersuchungen gegen etablierte Referenzpräparate oder auch gegen Placebo der klinische Wert einer Substanz ermittelt werden.

In allen Stufen der klinischen Prüfung ist die **Arzneimittelsicherheit** im Auge zu behalten (13). Hierzu ist eine peinlich genaue Speicherung aller Patientendaten erforderlich, die auch Aussagen zur Beeinflussung aller wichtigen Organe und Organsysteme unter den Bedingungen der Langzeittherapie zulassen. Neben einer vollständigen Anamnese und kompletten klinischen Untersuchung, wiederholten EKG-Kontrollen und Röntgenaufnahmen des Thorax sollten Laborparameter zuerst in kurzen Zeitintervallen (2 bis 4 Wochen), später alle 4 Monate kontrolliert werden. Es empfiehlt sich als Referenz für die **Erythropoese** das Hämoglobin, die Erythrozytenzahl und der Hämatokrit-Wert, für die **Leukopoese** die Leukozytenzahl und das Dif-

ferentialblutbild und für die **Thrombopoese** die Thrombozytenzahl zu bestimmen.
Die Beeinflussung der Leberfunktion kann durch die wiederholte Bestimmung der Transaminasen, des Bilirubin und der alkalischen Phosphatase, die **Nierenfunktion** über Harnstoff und Kreatinin sowie gegebenenfalls die Clearance und den Urinstatus überwacht werden und die **kardiale Situation** durch das Röntgen-Thoraxbild, das EKG und Belastungstests sowie in großen Intervallen über die mittels Nuklidtechnik bestimmte Ejektionsfraktion.
Treten im Verlauf der klinischen Prüfung Abweichungen von der Norm ein, sollten die Patienten von der weiteren klinischen Prüfung ausgeschlossen werden.
Bei Auftreten von Hauterscheinungen (Allergie) sollten - wenn dem Patienten zumutbar - Reexpositionsversuche oder eine Allergie-Testung erfolgen.

1.5. Auffindung antiarrhythmisch wirksamer Substanzen

In den vergangenen Jahren wurden zahlreiche neue antiarrhythmisch wirksame Substanzen entwickelt und getestet. Dies erfolgte zumeist auf der Basis der Kenntnisse zur Struktur-Wirkungsrelation. Auf diese Weise entstanden mit dem Ziel der Entwicklung eines oral applizierbaren Lidokain-Derivates die Antiarrhythmika Mexiletin, Tocainid und Lorcainid. Eine ähnliche Tendenz war im vergangenen Jahrzehnt auf dem Gebiet der Beta-Rezeptorenblocker zu verzeichnen. Hier entstanden auf dem Grundgerüst des Propranolols zahlreiche neue Präparate mit nahezu identischen Wirkungen, aber zum Teil unterschiedlichen pharmakokinetischen Eigenschaften.
Aus der breiten Palette von Substanzen für die pharmakologische Prüfung werden derzeit verschiedene Screeningmethoden eingesetzt. Mit diesen kann eine Vorauswahl getroffen werden. Tierexperimente und auch finanzielle Aufwendungen werden klein gehalten.
Unter den Screeningmethoden hat sich in den vergangenen Jahren die elektrophysiologische Methodik an die erste Stelle gesetzt. Mit unterschiedlichen Verfahren können an der Einzelzelle oder an isolierten Organen durch die Testsubstanzen ausgelöste Veränderungen am Aktionspotential bzw. an den verschiedenen Ionenkanälen sowie den unterschiedlichen elektrophysiologischen Parametern gemessen werden.

Literatur

1. Bundesminister für Jugend, Familie, Frauen und Gesundheit (Hrsg.): Das Arzneimittelgesetz. Emil Mühl, Bayreuth GmbH, 1987
2. Dritte Zuständigkeitsanpassungs-Verordnung zum Arzneimittelgesetz vom 26. November 1986. Bundesgesetzblatt, Band I, S. 1050
3. Bekanntmachung von Grundsätzen für die ordnungsgemäße Durchführung der klinischen Prüfung von Arzneimitteln vom 9. Dezember 1987. Bundesanzeiger Nr. 243, S. 16 617
4. Allgemeine Verwaltungsvorschrift zur Anwendung der Arzneimittelprüfrichtlinien vom 14. Dezember 1989. Bundesanzeiger Jg. 41, S. 3-12
5. Drittes Gesetz zur Änderung des Arzneimittelgesetzes vom 20. Juli 1988. Bundesgesetzblatt, Teil I, S. 1050-1051
6. Viertes Gesetz zur Änderung des Arzneimittelgesetzes vom 11. April 1990. Bundesgesetzblatt, Teil I, S. 717-727
7. Empfehlungen und Grundsätze für die Durchführung klinischer Prüfungen in der Europäischen Gemeinschaft. Band III, S. 115-132 (1988)
8. Food and Drug Administration of the Department of Health, Education and Welfare, USA: Guidelines on Antiarrhythmic Drugs, 1988
9. Food and Drug Administration of the Department of Health, Education and Welfare, USA: Guidelines for Expert Reports, 1988
10. Henning, K.J.: Rechtliche Probleme der Klinischen Pharmakologie, In: Kümmerle, H.P. , G. Hitzenberger u. K.H. Spitzy (Hrsg.): Klinische Pharmakologie, ECOMED Verlagsgesellschaft GmbH, München 1988
11. Kleinsorge, H.: Zur Zusammenarbeit von Ärz-

ten, Pharmaindustrie und Ethikkommissionen. Münch. med. Wochenschr. 132 (1990), 215–218

12. KLEINSORGE, H.: Arzneimittelstudien beim niedergelassenen Arzt. Medizinisch Pharmazeutische Studiengesellschaft e.V., Bonn 1988

13. KÜMMERLE, H.-P.: Einführung in die Grundlagen der klinisch-pharamkologischen und klinisch-therapeutischen Forschung, In: KÜMMERLE, H.P., G. HITZENBERGER u. K.H. SPITZY (Hrsg.): Klinische Pharmakologie, ECOMED Verlagsgesellschaft GmbH, München 1988

14. NEUGEBAUER, G.: Klinische Pharmakologie in der pharmazeutischen Industrie. In: KÜMMERLE, H.P., G. HITZENBERGER u. K.H. SPITZY (Hrsg.): Klinische Pharmakologie, ECOMED Verlagsgesellschaft GmbH, München 1988

2. Elektrophysiologische Grundlagen

unter Mitarbeit von B. NILIUS

Zur Sicherung der zeitlich koordinierten Kontraktion des Herzens ist ein Signal erforderlich, das den Myozyten in den verschiedenen Arealen einen Start für ihre Arbeit ermöglicht. Diese Koordination erfolgt durch systematisch ablaufende Erregungswellen, die durch Aktionspotentiale vermittelt werden. Die Aktionspotentiale ihrerseits basieren auf Ionenbewegungen an den Zellmembranen (3,4,17). Die Verteilung und Bewegung der Ionen an der Zellmembran erfolgt zum Teil passiv entsprechend den Ionengradienten und zum anderen durch aktive, Energie benötigende Ionenpumpen. Voraussetzung für die Erregbarkeit (9) einer Herzzelle ist eine stabile Polarität seiner Membran (negatives Membranruhepotential von etwa –70 bis –90 mV). Ist dieses Potential nicht gesichert, ist die Membran für eine Erregung refraktär. Für die Erregbarkeit einer Herzzelle ist daher eine ganz bestimmte Ionenverteilung zwischen Intra- und Extrazellularraum erforderlich. Während der eigentliche Vorgang der Erregung (Bildung des Aktionspotentials) überwiegend passiv durch Ionenbewegungen in Richtung ihres Konzentrationsgradienten erfolgt, ist die Wiederherstellung der Erregbarkeit an Energie verbrauchende Prozesse der Ionenpumpen gebunden.

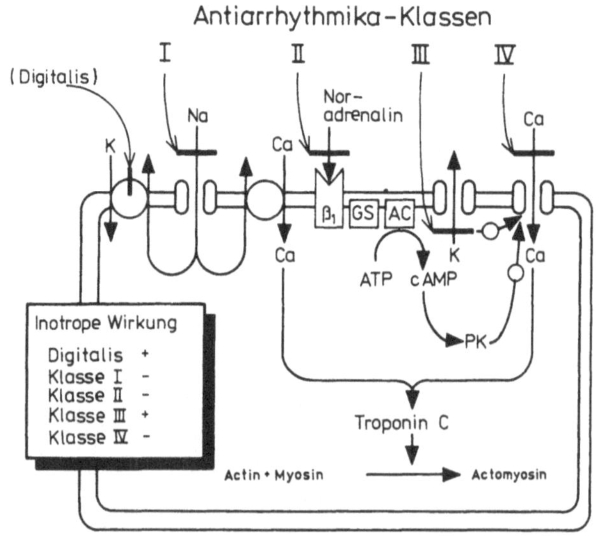

Abb. 2.1.: Schematische Darstellung der Ionenkanäle und deren Bedeutung für die Effekte der unterschiedlichen Antiarrhythmika (nach HONERJÄGER)

Die Ionenverteilung erfordert eine Diffusionsbarriere, die durch eine besondere Struktur der Zellmembran abgesichert wird. Sie besteht aus Phospholipiden und Cholesterin, die als Doppelmembran von etwa 5 nm Dicke zum Extrazellularraum gerichtet ist und in welche ca. 50% Proteine eingelagert sind. Durch diese Membran können lediglich kleine Moleküle, wie Sauerstoff und CO_2, passieren, während größere, wie Aminosäuren oder Kohlenhydrate zurückgehalten werden. Selbst den Ionen Kalium, Natrium und Kalzium ist durch den Lipidfilm eine passive Diffusion verwehrt, da sie hydratisiert vorliegen (8). Ionenbewegungen können ausschließlich durch spezielle Tore („gates") bzw. Kanäle erfolgen. Für den aktiven Transport liegen spezielle, zumeist ionenselektive Austauschermechanismen („Pumpen") vor.

Diese „gates" oder Kanäle bilden hydrophile Poren und werden auch Kanalproteine (Abb. 2.1.) genannt. Für die Diffusionsvorgänge haben die Poren einen Durchmesser von etwa 1 nm. Die Diffusion erfolgt, wie bereits beschrieben, entsprechend des Konzentrationsgradienten zwischen Intra- und Extrazellularraum. Im Regelfalle finden sich für bestimmte Ionen spezialisierte Kanalproteine, die entsprechend der Ladung und Größe der Ionen den Durchtritt ermöglichen oder behindern; die Kanalproteine wirken wie ein Selektivitätsfilter (7,8).

Die Kanalproteine sind die Rezeptoren für Antiarrhythmika. Durch ihre Anlagerung beeinflussen sie die Ionenströme. So, wie der Durchtritt für spezielle Ionen selektiv ist, wirken die verschiedenen Antiarrhythmika in gleicher Weise selektiv auf die unterschiedlichen Kanäle. So werden **Natrium-, Kalium- und Kalziumkanalblocker** unterschieden (7). Diese entsprechen den Antiarrhythmikaklassen I, III und IV nach VAUGHAN WILLIAMS. Der Durchtritt der Ionen und auch die Wirksamkeit der Antiarrhythmika ist vom Zustand des Kanalproteins abhängig. Der Kanal kann offen („activation gate") und damit für Ionen durchlässig sein; dieser Zustand liegt während der Depolarisation vor (Phase 0 des Aktionspotentials). Der

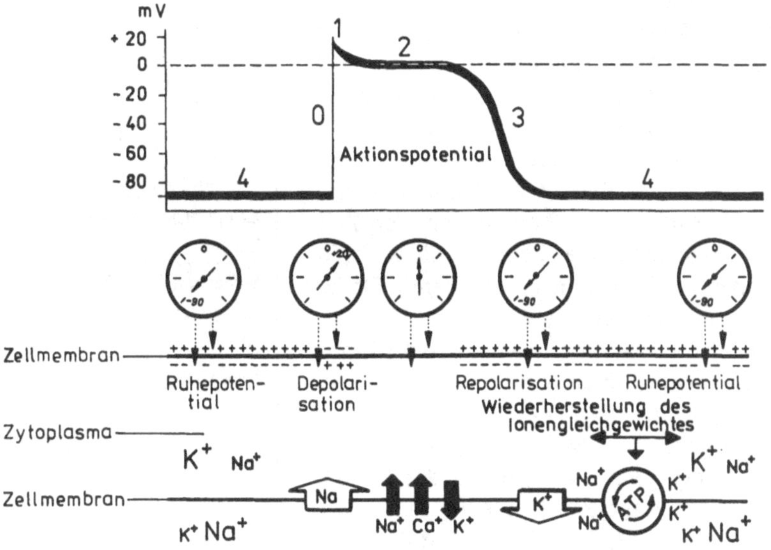

Abb. 2.2.: Ionenbewegungen während des Ablaufs eines Aktionspotentials (nach KALUSCHE)

schnelle Natrium-Ionenfluß löst selbst einen zweiten Zustand des Kanals, nämlich seine Inaktivierung („inactivation gate") aus. Der inaktivierte, nicht leitende Kanal kann nicht in einen ruhenden und damit aktivierbaren Zustand überführt werden, wenn das Inaktivationstor nach einer gewissen Zeitspanne der Erholung unter weiter negativ werdenden Werten des Membranruhepotentials nicht erneut geöffnet wird. Die Funktion der Tormechanismen ist charakterisiert durch ihre Zeit- und Spannungsabhängigkeit. Die durch HONDEGHEM und KATZUNG (7) formulierte Rezeptorhypothese für die Effekte von Antiarrhythmika postuliert, daß:

1. ein Antiarrhythmikum sehr eng an den Ionenkanal gebunden wird,
2. die Affinität des Pharmakons durch den Zustand des Kanals (ruhend, aktiviert, inaktiviert) moduliert wird und
3. die Zeit- und Spannungskonstanten des Kanals durch Bindung oder Blockade mit einem Antiarrhythmikum verändert werden.

Es konnte ermittelt werden, daß die meisten Antiarrhythmika eine geringe Affinität zu einem ruhenden Kanal haben, während ihre Bindung an den aktivierten und/oder inaktivierten Kanal hoch ist. So hat Chinidin z.B. eine hohe Affinität zu einem offenen Kanal, während Lidokain sowohl an den offenen als auch geschlossenen Kanal gebunden wird. Durch die unterschiedliche Affinität zu den verschiedenen Kanalzuständen und die daraus resultierenden Änderungen der Zeit- und Spannungskinetik können die verschiedenen Antiarrhythmika und deren Effekte exakter charakterisiert werden.
Traditionell werden alle Antiarrhythmika entsprechend ihrer Wirkungen auf das Aktionspotential nach VAUGHAN WILLIAMS (19) klassifiziert. Die Beschreibung dieser Effekte ist jedoch relativ grob, da an der Bildung eines Aktionspotentials eine Vielzahl von Ionenbewegungen beteiligt ist. Auf der anderen Seite sind jedoch aus den Veränderungen des Aktionspotentials auch zahlreiche Rückschlüsse auf klinische Wirkungen möglich. So kann z.B. bei einer durch Antiarrhythmika induzierten Verlangsamung der Aufstrichgeschwindigkeit der Phase 0 des Aktionspotentials eine Hemmung der Erregungsleitung vorausgesagt werden. Eine Verlängerung der Dauer des Aktionspontentials korreliert klinisch mit einer Verlängerung der Refraktärzeit. Veränderungen an der Anstiegssteilheit der Phase 4 sind beim Menschen mit einer Hemmung der Automatie verknüpft.

Ionenbewegungen während des Aktionspotentials

Um alle diese Vorgänge und Effekte einer Substanz richtig verstehen zu können, soll nochmals auf die ein Aktionspotential bedingenden elektrophysiologischen Vorgänge der Ionenströme eingegangen werden (Abb. 2.2.).
Das Aktionspotential als elektrophysiologisches Substrat jeder Herzaktion resultiert aus

Tabelle 2.1.: Eigenschaften der Fasern vom Typ der „fast" und „slow-response" (5,6)

	fast response	**slow response**
Aktivierung / Inaktivierung	schnell	langsam
max. Geschwindigkeit der Phase 0	100 V/sec	10 V/sec
Erregungsleitung	schnell	langsam
Sicherheit der Erregungsleitung	hoch	gering
Ionenstrom	Natrium	überwiegend Kalzium
Inhibition	Tetrodotoxin	Mangan, Lanthanium, Verapamil, D 600

einer reizbedingten Induktion transmembranärer Ionenströme. Ein zumeist elektrischer Stimulus bewirkt über diesen Ionenstrom eine Reduktion des Membranruhepotentials im Sinne einer Depolarisation, die bei Erreichen eines kritischen Wertes, dem Schwellenpotential, ein Aktionspotential auslöst.
Der Ablauf des Aktionspotentials wird in 5 Phasen eingeteilt. Die Phase 0 entspricht der schnellen Depolarisation und wird überwiegend durch den schnellen Natriumionen-Einstrom bewirkt. Ihr folgen die Phasen 1 bis 3 der Repolarisation. Bei Erreichen eines Netto-Transmembranstromes von Null ist die Repolarisation abgeschlossen. Ihr folgt die elektrische Diastole, das Membranruhepotential (Phase 4), bzw. eine erneute Depolarisation.
Beim Zustandekommen eines Aktionspotentials wirken Permeabilitätsänderungen, Spannungsverschiebungen und Ionenströme in komplizierter kausaler Verknüpfung zusammen. Der Erregungsbeginn ist mit einem sprunghaften Anwachsen der Membranpermeabilität für Natriumionen verbunden. Dadurch wird ein schneller Natriumionen-Einstrom entsprechend dem Konzentrationsgefälle möglich, der sich innerhalb weniger Millisekunden in einer steilen Depolarisation ausdrückt. Die Repolarisation geht mit einer Abnahme des Natriumionen-Einstromes und mit einer Zunahme des Kaliumionen-Ausstromes infolge einer erhöhten Kaliumleitfähigkeit einher. Zu Beginn der Erregung wird unabhängig vom schnellen Natriumionen-Einstrom ein langsamer Kalzium-Einstrom ausgelöst, der vorwiegend in der Plateauphase eine Verzögerung der Repolarisation bewirkt.
Die hier dargestellten Abläufe können nur sehr global ausfallen. Allein dies genügt dem Verständnis. Praktisch müßten eine Vielzahl unterschiedlicher Kanäle aller Ionen beschrieben werden. So sind allein für den Ventrikelmyozyten mehr als 5 unterschiedliche Kaliumströme bekannt. Sie unterscheiden sich durch ihre spezifische Spannungsabhängigkeit. Ferner differieren die Ionenkanäle auch von Spezies zu Spezies und dann auch noch innerhalb der verschiedenen Herzregionen (1,2,18).

So werden in bestimmten Herzabschnitten - insbesondere denen, die zur Automatie befähigt sind - andere Ionenbewegungen bedeutsam. Aufgrund unterschiedlicher elektrophysiologischer Verhaltensweisen unterschieden Cranefield et al. zwei Fasertypen: Die Fasern der schnellen Reizantwort (**„fast response“**) leiten die elektrische Aktivität mit relativ schneller Geschwindigkeit (5 m/sec). Hierzu zählen die Fasern des Arbeits- und spezifischen Myokards von Vorhöfen und Kammern. Die schnelle Reizantwort wird in erster Linie vom schnellen Natriumionenstrom bestimmt. Charakteristische Merkmale der Fasern vom Typ der fast response sind ein hohes Membranruhepotential (–80 bis –90 mV), ein hohes Schwellenpotential (–70 mV), eine schnelle, steile Depolarisation und eine hohe Amplitude des Aktionspotentials (35-35 mV). Eine normale Reizantwort wird dann ausgelöst, wenn nach abgelaufener Repolarisation das Ruhepotential erreicht ist. Hat das Membranpotential bei Applikation des Stimulus nur eine Höhe von –55 mV erreicht, kommt es zu einer unterschwelligen Reizantwort.
Die Fähigkeit dieser Fasern zur schnellen Erregungsleitung erklärt sich aus ihrem elektrophysiologischen Verhalten (Tab. 2.1.). Die schnelle Reizantwort zeigt einen hohen Sicherheitsfaktor, so daß die Erregungsleitung üblicherweise bei kleinen anatomischen oder elektrischen Hindernissen nicht unterbrochen wird.

Die Fasern der langsamen Reizantwort (**„slow response“**) leiten elektrische Aktivität mit einer Geschwindigkeit von 0,01 bis 0,1 m/sec. Hierzu zählen die Fasern in der Ventilebene, in den Av-Klappensegeln und die Fasern von Sinus- und Av-Knoten. Die Depolarisation erfolgt im Gegensatz zu den Fasern der „fast response“ sehr langsam und ist auf einen langsamen Einstrom von Kalziumionen oder Natriumkanälen mit langsamen Kanaleigenschaften zurückzuführen. Auch die Inaktivierung dieses Kanals erfolgt langsam. Als wesentliche elektrophysiologische Eigenschaften der Fasern vom Typ der „slow response“ sind ein niedriges Membranruhepotential von –60 bis –50 mV, eine langsame Depolarisationsgeschwindigkeit (kleiner als 10 mV) sowie eine niedrige Amplitude des Aktionspotentials (0 bis 15 mV) zu nennen. Die Refraktärzeit überdauert die komplette Repolarisation. Da die bestimmenden Faktoren der Erregungsleitungsgeschwindigkeit - das Ruhepotential, der Anstieg und die Amplitude des Aktionspotentials - in diesen Fasern niedrig sind, leiten sie die Erregung nur langsam. Der Sicherheitsfaktor der Leitung ist gering; es besteht eine Neigung zu Blockierungen in Faserverzweigungen. Die elektrophysiologischen Eigenschaften der langsam leitenden Fasern begünstigen das Auftreten von Herzrhythmusstörungen.

2.1. Elektrophysiologische Befunde zur Charakterisierung des Antiarrhythmikums Tiracizin

In den ersten Stufen der klinischen Prüfung zeigte sich eine Diskrepanz zwischen Wirkungsdauer und Plasmaspiegelverlauf des Tiracizin. Da die mittlere klinische Wirkungsdauer 8,3 +/– 4,3 Stunden betrug, die Eliminationshalbwertszeit jedoch für Tiracizin nur mit ca. 2 Std. gemessen wurde, lag der Schluß nahe, daß an der antiarrhythmischen Aktivität Metabolite des Tiracizin beteiligt sein müssen. Diese konnten dann auch identifiziert und mittels eines HPLC-Verfahrens gleichzeitig mit der Muttersubstanz bestimmt werden. Es stellte sich eine enge Korrelation zwischen den Plasmaspiegeln der Metabolite und der antiarrhythmischen Wirkung heraus.

Nachdem dieser Zusammenhang geklärt worden war, konnten zu den elektrophysiologischen Befunden des Tiracizin auch diejenigen der Metabolite erhoben werden. Auf diese Weise können nun neben den bereits bekannten Ergebnissen auch die elektrophysiologischen Daten zum Metaboliten 1 (G 491, 3-Amino-5-dimethyl-aminoacetyl-10, 11-dihydro-5H-dibenz/b, f/azepin) und 2 (AWD 19-200, 3-Amino-5-monomethyl-aminoacetyl-10, 11-dihydro-5H-dibenz /b, f/ azepin) vorgestellt werden. Aus den Resultaten wurden nähere Aussagen zur Klassifikation des Pharmakons und Erklärungen zum Wirkungs- und Indikationsspektrum erwartet. Die Untersuchungen wurden in der Arbeitsgruppe um B. Nilius (10–14) erarbeitet.

Elektrophysiologische Methodik

Zur Beurteilung der elektrophysiologischen Effekte des Tiracizin und seiner Metabolite wurden Untersuchungen an verschiedenen Myokardpräparaten durchgeführt. Hierbei wurde das Tiracizin (Nilius et al. (11,13,14) geprüft an:

- isolierten Streifenpräparaten des Sinusknotens vom Kaninchen,
- Streifenpräparaten aus dem Arbeitsmyokard des rechten Vorhofs vom Kaninchen,
- rechtsventrikuläre isolierte Papillarmuskeln des Kaninchens und
- isolierte Trabekel vom Frosch-Vorhofmyokard.

Die Metabolite wurden an rechtsventrikulären und linksventrikulären Papillarmuskeln des Meerschweinchens und isolierten Myozyten getestet (Linde, (10)).

Die Ruhe- und Aktionspotentiale wurden mittels einer Standard-Mikroelektroden-Technik intrazellulär gemessen. Zur Membranstrom-Messung diente eine Doppelsaccharose-Trennwand-Technik und Patch-Clamp-Technik (voltage-clamp-Verfahren).

Folgende **Testprogramme** wurden durchgeführt (Abb. 2.3.):

- Testung der Schwellenreizstärke,
- Testung der Aktionspotentialdauer bei 25, 50, 75 und 90% Repolarisation,
- Testung des „overshoot"-Potentials, des Membranruhepotentials und der Aktionspotentialdauer,
- Erfassung der maximalen Depolarisationsgeschwindigkeit,
- Wiederherstellung des Aktionspotentials. Konfiguration durch Testung extrasystolischer Aktionspotentiale, die im Reizabstand D nach einem regulären Aktionspotential erzeugt werden,
- Prüfung der Spannungsabhängigkeit der „membrane responsiveness" mittels extrasystolischer Reize,
- Testung des Zeitverlaufes der „membrane responsiveness",
- Beeinflussung kalziumvermittelter „slow response" Aktionspotentiale,
- Testung der „use-dependence"-Eigenschaften durch Serien von Aktionspotentialen in kurzen Reizabständen nach langdauernden Reizpausen und
- Testung des schnellen Natrium-Einwärtsstromes im voltage-clamp-Experiment.

In 18 Experimenten konnten folgende **Eigenschaften des Tiracizin und seiner Metabolite** ermittelt werden (13):

- Am Vorhofmyokard wirkt Tiracizin **negativ inotrop**. Bei 10 mg/l wurde die Spontanaktivität reversibel supprimiert, wobei der negativ chronotrope Effekt über eine Verminderung der Phase-4-Depolarisation bedingt ist. Für die Metabolite liegen zu dieser Eigenschaft keine Ergebnisse vor. Am Ventrikelmyokard ist eine negative Inotropie nicht ausgeprägt.
- Am Ventrikelmyokard **erhöht Tiracizin die Membranschwelle**, wobei dieser Effekt nicht vollständig reversibel ist. Diese Schwellenerhöhung entsteht durch eine Hyperpolarisation der Membran, eine Verminderung der Natriumionen-Leitfähigkeit und eine Verschiebung der Inaktivierung dieser Leitfähigkeit zu negativeren Potentialen.
- Tiracizin beeinflußt in geringen Konzentrationen die Dauer des Aktionspotentials nicht, während bei höheren Konzentrationen (2,5–8 mg/l) **die frühe Repolarisationsphase verkürzt, die späte hingegen verlängert** wird.
- Die maximale Anstiegsgeschwindigkeit

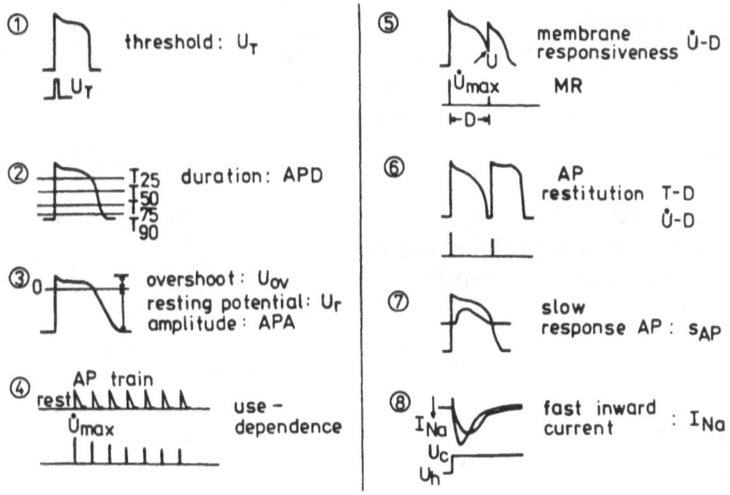

Abb. 2.3.: Schematische Darstellung der Testprogramme der voltage-clamp-Messungen

der Phase 0 des Aktionspotentials ist am Herzmuskel proportional der Natrium-Leitfähigkeit. Tiracizin **vermindert reversibel die maximale Depolarisationsgeschwindigkeit.**

Dieser Effekt konnte durch LINDE (10) auch für beide Metabolite nachgewiesen werden.

- Tiracizin hat eine **hyperpolarisierende Wirkung auf das Membranruhepotential**, gleichzeitig nimmt das „overshoot"-Potential ab, wobei jedoch die **Amplitude des Aktionspotentials nicht verändert** wird.
- Die unter Normalbedingngen eintretende markante Verlängerung extrasystolischer Aktionspotentiale wird durch Tiracizin vermindert, es glättet die Restitutionskurven und **vermindert die extrasystolische elektrische Inhomogenität**.
- Die Spannungsabhängigkeit der „membrane responsiveness" zeigt unter Tiracizin eine Verschiebung zu negativeren Potentialen und eine Verminderung der Steilheit, es **begünstigt die Inaktivierung des Natriumkanals** am normal repolarisierten Myokard.
- die Zeitabhängigkeit der „membrane responsiveness" beschreibt die Erholung der Natriumkanal-Leitfähigkeit nach einer vorausgegangenen Aktivierung (Abstand zwischen regulärem und extrasystolischem Aktionspotential). Die Erholung der Na-Kanalleitfähigkeit wird durch Tiracizin verzögert.
- Durch eine Erhöhung der extrazellulären Kaliumionen-Konzentration (18 mmol/l) können am Papillarmuskel TTX-resistente „slow response" Aktionspotentiale induziert werden. Durch Tiracizin wird das maximale „overshoot"-Potential der slow-response sowie deren maximale Depolarisationsgeschwindigkeit vermindert, es **reduziert die „slow response"-Aktivität** am Ventrikelmyokard.
- Von besonderem Interesse sind bei allen Klasse-I-Antiarrhythmika deren Effekte auf eine schnelle Reizung nach vorausgehender längerer Pause („use-dependence"-Eigenschaften). Tiracizin induziert einen „use-dependence"-Block, d.h. **durch schnelle Treibung wird die Tiracizin-Wirkung verstärkt.**

  Die Metabolite zeigen in diesem Experiment gleichartige Effekte, jedoch sind diese beim Metaboliten 1 und 2 deutlich schwächer. So hat der Metabolit 1 im Vergleich zur Muttersubstanz nur etwa 30% und der Metabolit 2 nur etwa 20% dieser Wirkung.
- Zur Klassifizierung eines Antiarrhythmikums sind Kenntnisse zur Wirkung auf den Natrium-Kanal erforderlich. Im voltage-clamp-Experiment konnte eine **Reduktion der Natriumkanal-Spitzenströme** um 35% nachgewiesen werden. Dies stimmt mit den Messungen der maximalen Anstiegsgeschwindigkeit der Phase 0 am Ventrikelmyokard überein. Tiracizin **blockiert den aktivierten Natriumkanal**.

NILIUS et al. (11,12,14) schlußfolgern auf der Grundlage dieser Experimente, daß die beschriebenen Eigenschaften des Tiracizin folgende **therapeutisch relevante elektrophysiologische Effekte** zeigen:

- Verhinderung von „fast response"-Aktionspotential (Natriumkanal) durch „slow response"-Aktionspotential (Kalziumkanal),
- Unterdrückung der Auslösung von „slow response" Aktionspotentialen durch „fast response"-Aktionspotentiale,
- Verminderung der „slow response"-Aktivität.
- Nicht endgültig für die therapeutische antiarrhythmische Aktivitätsbeurteilung sind die Effekte des Tiracizin auf das Membranruhepotential (Hyperpolarisation). Diese Eigenschaft ist bislang bei keinem anderen Antiarrhythmikum bekannt, könnte jedoch positive Wirkungen auf partiell depolarisiertes ischämisches Myokard haben.

2.2. Inotrope Wirkungen und zellulär-elektrische Effekte unter speziellen arrhythmogenen Bedingungen von Tiracizin und seinen Metaboliten

In weiterführenden Untersuchungen (13) konnten Ergebnisse zur zellulären Elektrophysiologie und zur Beeinflussung der Inotropie durch Tiracizin und seine 2 Hauptmetabolite gewonnen werden. Die Untersuchungen der Metabolite erfolgten an isolierten Papillarmuskeln und Meerschweinchen-Ventrikelzellen, die aus einem Langendorff-Herz-Präparat nach Perfusion mit Kollagenase gewonnen wurden.

Elektrophysiologische Befunde

Nach Applikation von Tiracizin zeigte sich eine **Verminderung der Kontraktion** (10 mg/l Tiracizin). In diesem Konzentrationsbereich waren diese Veränderungen nicht reversibel. Beide Befunde lassen sich als **negativ inotroper Effekt des Tiracizin** am Vorhofmyokard deuten.

Linde (10) untersuchte das Kontraktionsverhalten der Metabolite am isolierten Papillarmuskel: Sowohl der Metabolit 1 (G 491) als auch der Metabolit 2 (AWD 19-200) zeigten im Gegensatz zu Tiracizin **positiv inotrope Wirkungen der Metabolite**. Dieser Effekt trat erst nach einer Latenz von 15 Minuten ein und verschwand erst nach mehreren Stunden Auswaschzeit.

Die **Wirkungen von Tiracizin unter den Bedingungen einer intrazellulären Kalziumionen-Überladung** wurden durch Nilius (14) untersucht: Diese Bedingungen sind deshalb von herausragendem Interesse, da eine intrazelluläre Kalziumüberladung einen der wesentlichsten Mechanismen der Arrhythmieentstehung darstellt. Eine derartige Situation kann durch verschiedene Methoden provoziert werden, so durch einen extrazellulären Kalziumüberschuß, toxische Konzentrationen von Herzglykosiden und einen extrazellulären Kaliummangel (s.a. elektrophysiologische Grundlagen).

Es wurden isolierte Trabekelpräparate aus linksatrialem Myokardgewebe des Kaninchens und rechtsventrikuläre Papillarmuskeln der gleichen Tierspezies eingesetzt. Die Ruhe- und Aktionspotentiale wurden mittels einer konventionellen Mikroelektrodentechnik gemessen (Tipdurchmesser 1 μm). Alle Präparate wurden elektrisch gereizt. Zur intrazellulären Kalziumüberladung wurde eine 4 mM Kalziumchloridlösung inkubiert.

Während einer derartigen Behandlung zeigt sich unter Kontrollbedingungen eine extreme Verkürzung der initialen Repolarisationsphase, die auf einer kalziumionenvermittelten Aktivierung des Auswärtsstromes basiert und eine intrazelluläre Kalzium-Aktivitätssteigerung anzeigt. Ein weiteres Kennzeichen sind oszillierende Erregungen.

Folgende **Befunde** wurden erhoben: Tiracizin kann die durch intrazelluläre Kalziumüberladung provozierte initiale Verkürzung der Repolarisationsphase nicht verhindern. Es kann folglich die **Kalziumüberladung nicht verhindern** und scheint bei Kaliumionen-Mangel in seinen Effekten reduziert zu sein.

Ferner wurden die Effekte des Tiracizin auf **depolarisierende, oszillatorische Nachpotentiale** untersucht, die gleichfalls ein wesentlicher Arrhythmie-Auslösemechanismus sind und gleichfalls durch eine intrazelluläre Kalziumüberladung bedingt sein können. Derartige Zustände prägen das Bild der Arrhythmien in der Frühphase des akuten Myokardinfarktes bzw. akuter Ischämie.

In den vorliegenden Experimenten wurde die Kalziumüberladung durch Inkubation mit Herzglykosiden am gleichen Modell imitiert. Depolarisierende oszillierende Nachpotentiale konnten im Mittel 9 Minuten nach Digitoxin-Applikation ausgelöst werden. Es traten nach 25 Minuten massive irreguläre spontane Aktionspotentiale, sog. getriggerte

Arrhythmien, auf. Nach Gabe von Tiracizin konnte kein protektiver Effekt nachgewiesen werden. Es muß auch aufgrund dieser Experimente geschlußfolgert werden, daß **Tiracizin oszillierende Nachpotentiale nicht verhindert**, falls sie eingetreten sind. Es konnten jedoch keine irregulären spontanen Aktionspotentiale mehr beobachtet werden, so daß davon ausgegangen werden kann, daß Tiracizin zumindest **getriggerten Arrhythmien vorbeugt und mit einer kardioprotektiven Wirkung einhergeht**. Somit konnte eine weitere antiarrhythmisch aktive Eigenschaft der Substanz nachgewiesen werden.

Die durch LINDE (10) im voltage-clamp-Experiment gemessenen Effekte der Metabolite des Tiracizin auf den Natriumkanal zeigten, daß sich die Effekte von Muttersubstanz und Metaboliten unterscheiden. Während Tiracizin die terminale Repolarisation verzögert, **verkürzen die Metabolite die Aktionspotentialdauer** signifikant. Identisch sind die Effekte des Tiracizin und seiner Metabolite auf die maximale Anstiegsgeschwindigkeit der Phase 0, die vermindert wird und als Hemmung des Natriumionenflusses interpretiert werden kann. Beide Metabolite besitzen gleichfalls „use-dependence“-Block-Eigenschaften. Dieser **„use-dependence“-Block** entwickelt sich sehr rasch und mit einer schnellen Kinetik. Somit haben die Metabolite eine **hohe Affinität zum aktivierten und inaktivierten Zustand des Natriumkanals**. Auf Einzelkanalebene wird die Öffnungswahrscheinlichkeit der Natriumkanäle nach Aktivierung reduziert, ohne die Natriumkanalleitfähigkeit zu beeinflussen. Dieser Effekt ist der eigentliche Wirkungsmechanismus der Metabolite.

Zusammenfassend können Tiracizin und seine beiden Hauptmetabolite elektrophysiologisch wie folgt charakterisiert werden: **Tiracizin und seine Metabolite gehören der Klasse I nach VAUGHAN WILLIAMS an. Da die Aktionspotentialdauer durch Tiracizin bei 25% Repolarisation verkürzt und bei 90% Repolarisation verlängert wird, gehört es zur Klasse I A und IB. Die Metabolite 1 und 2 verkürzen die Dauer des Aktionspotentials; somit gehören diese zur Klasse IB. Tiracizin wirkt ausschließlich auf den aktivierten Natriumkanal, während beide Metabolite sowohl auf den aktivierten als auch auf den inaktivierten Kanal wirken. Tiracizin zeigt gleichfalls Klasse IV-Eigenschaften, da es auf eine intrazelluläre Kalziumüberladung zurückführbare oszillierende Nachpotentiale nicht unterdrückt, jedoch durch diese ausgelöste getriggerte Arrhythmien verhindert.**

Während Tiracizin am Vorhofmyokard negativ inotrop wirkt, haben die beiden Metabolite am Ventrikelmyokard einen gleichartig positiv inotropen Effekt.

Im Tiracizin kombinieren sich positiv antiarrhythmische Eigenschaften der Substanzklassen IA, IB und IV, ohne daß bei therapeutischer Gabe negativ inotrope Wirkungen zu erwarten sind.

Literatur

1. ARNSDORF, M.F.: Membrane factors in arrhythmogenesis: Concepts and definitions. Prog. Cardiovasc. Dis. **19** (1977), 413-429

2. CARMELIET, E.: Cardiac transmembrane potentials and metabolism. Circulat. Res. **42** (1978), 577-587

3. CRANEFIELD, P.F.: Action potentials, afterpotentials and arrhythmias. Circulat. Res. **41** (1977), 415-445

4. FOZZARD, H.A.: Cardiac muscle: Excitability and passive electrical properties. Prog. Cardiovasc. Dis. **19** (1977), 343-359

5. GILMOUR, R.F. u. D.P. ZIPES: Slow inward current and cardiac arrhythmias. Am. J. Cardiol. **55** (1985), 89B-101B

6. HOFFMAN B.F. u. M.R. ROSEN: Cellular mechanisms for cardiac arrhythmias. Circulat. Res. **49** (1981), 69-83

7. HONDEGHEM, L.M. u. B.G. KATZUNG: Antiarrhythmic agents: The modulated receptor mechanism of action of sodium and calcium channel-blocking drugs. Ann. Res. Pharmacol. Toxicol. **24** (1984), 387-423

8. ISENBERG, G.: Zellphysiologische Grundlagen der

kardialen Sympathikus- und Parasympathikuswirkung. In: GRIEBENOW R. u. H. GÜLKER (Hrsg.): Autonomes Nervensystem und Herzrhythmusstörungen. G. Thieme Verlag, Stuttgart, New York 1990

9. KOHLHARDT, M.: Transmembranäre Einwärtsströme bei der Erregung des Herzens. Klin. Wochenschr. **53** (1975), 1089–1099

10. LINDE, T.: Elektrophysiologische und mechanische Untersuchungen von zwei Metaboliten des Antiarrhythmikums BONNECOR am Papillarmuskel und an der Herzventrikelzelle des Meerschweinchens. Promotionsschrift A, Halle 1990

11. NILIUS, B., K. SCHÜTTLER, K. BENNDORF u. W. BOLDT: Electrophysiological effects of a new antiarrhythmic substance Bonnecor (AWD 19-166, GS 015) on mammalian myocardium. Pharmazie **40** (1985), 847–851

12. NILIUS, B., K. BENNDORF, K. SCHÜTTLER u. W. BOLDT: Use dependent depression of fast sodium current in heart muscle by the new antiarrhythmic substance Bonnecor (AWD 19-166, GS 015). Pharmazie **40** (1985), 852–854

13. NILIUS, B. u. M. SCHUMANN: Inotropic effects of the antiarrhythmic compound Bonnecor (AWD 19-166, GS 015). Pharmazie **40** (1985), 854

14. NILIUS B,: Electrical effects of the new antiarrhythmic compound Bonnecor (AWD 19-166, GS 015) under arrhythmogenic conditions. Pharmazie **40** (1985), 855–856

15. ROSTOCK, K.J.: Herzrhythmusstörungen in Theorie und Praxis. S. 5–13. Akademie-Verlag Berlin 1988

16. SCHMIDT, G.: Antiarrhythmische Therapie: Kardiodepressive Nebenwirkungen. Schattauer Verlag, Stuttgart, New York 1989

17. SINGER, D.H., C.M. BAUMGARTEN u. D.H. TEN EICK: Cellular electrophysiology of ventricular and other dysrhythmias: Studies on diseased and ischemic heart. Prog. Vardiovasc. Dis **24** (1981), 97–156

18. TEN EICK, R.E., C.M. BAUMGARTEN u. D.H. SINGER: Ventricular dysrhythmias: Membrane basis or of currents, channels, gates and cables. Prog. Cardiovasc. Dis. **24** ((1981), 157–188

19. VAUGHAN WILLIAMS, E.M.: Cardiac electrophysiology, S. 1-39. In: VAUGHAN WILLIAMS, E.M. (Hrsg.): Antiarrhythmic drugs - Handbook of experimental pharmacology. Springer Verlag, Berlin, Heidelberg, New York, London, Paris Tokyo 1989

20. WIT, A.L. u. P.F. CRANEFIELD: Triggered and automatic activity in the canine coronary sinus. Circulat. Res. **41** (1977), 435–445

3. Modelle und Methoden der pharmakologischen Wertbestimmung von Antiarrhythmika

unter Mitarbeit von H. POPPE

Die Suche nach neuen antiarrhythmisch wirksamen Substanzen bleibt gegenwärtig immer noch der Empirie vorbehalten. Zum Wissen über Struktur-Wirkungs-Beziehungen (3,4a) kann man lediglich auf bereits bekannte und etablierte Pharmaka zurückgreifen. Hier kann eine Synthese von Derivaten zum Ziel haben, andere pharmakokinetische Eigenschaften zu entwickeln, gravierende Nebenwirkungen abzuschwächen oder pharmakodynamische Eigenschaften der Muttersubstanz zu ändern . Eine gezielte Beeinflussung der den Arrhythmien zugrundeliegenden gestörten Membranfunktionen ist noch nicht möglich. Eine systematische Analyse synthetisierter Substanzen durch einen geeigneten Screening stößt auf die Schwierigkeit, daß dieser entweder sehr aufwendig oder aber aufgrund der fehlenden Spezifität pharmakologischer Testmethoden das tatsächliche Wirkungsprofil beim Menschen nicht mit ausreichender Exaktheit voraussagen läßt. Bislang werden weiterhin leicht auslösbare Modellarrhythmien im Tierexperiment eingesetzt, an denen der Effekt der eingesetzten „therapeutischen“ Substanz möglichst exakt meßbar ist. Es sollte hierbei das Ziel angestrebt werden, daß die eingesetzten Modelle möglichst genau den pathogenetischen Bedingungen beim Menschen entsprechen. Diese Anforderungen werden jedoch von kaum einer Modellarrhythmie zur Zufriedenheit erfüllt. Sie erlauben jedoch eine vorläufige Wertbestimmung der Prüfsubstanz auch im Vergleich zu bereits etablierten Pharmaka und können auf diese Weise Aufwand und Nutzen für eine Weiterentwicklung und geplante klinische Studien abschätzen lassen. Alle präklinisch gewonnenen Daten müssen folgende Aussagen möglich machen:

- Grad der antiarrhythmischen Wirksamkeit,
- therapeutischer und toxischer Dosisbereich,
- Nebenwirkungen auf das Herz-Kreislaufsystem (Inotropie),
- Toxizität auf lebenswichtige Organsysteme (Blutbildung , Leber- und Nierenfunktion),
- extrakardiale Nebenwirkungen und schließlich
- Befunde zur Sicherheitspharmakologie.

Auch bei Kenntnis aller Nachteile von Modellarrhythmien, die MOORE und SPEAR (9) wie folgt definieren: „All animal models are wrong, but some are useful“, werden sie in der präklinischen Phase unerläßlich bleiben. Hier hat auch die elektrophysiologische Prüfung keine Änderung herbeigeführt.

3.1. Modellarrhythmien

3.1.1. Die Akonitinarrhythmie an der Ratte

Die schnelle intravenöse Injektion von 50 μg/kg Akonitin in die Schwanzvene bewirkt bei Kontrolltieren eine Mischform der Arrhythmien, die durch das Auftreten von Salven ventrikulärer Extrasystolen, ventrikulären Tachykardien und vereinzeltem Kammerflimmern gekennzeichnet ist (3,4,8, 14,18). Erfolgt im Versuch 2 Minuten vor der Akonitinexposition die Applikation des zu prüfenden Antiarrhythmikums, wird entsprechend der eingesetzten Dosis die Arrhythmie bis zur möglichen Stabilität des Sinusrhythmus abgeschwächt. Die Bewertung des Effektes erfolgt nach einem Schema von FEKETE und MALINOW (10). Mit effektiv wäre die Dosis bezeichnet, bei der im EKG nur noch vereinzelte ventrikuläre Extrasystolen auftreten: Note 20 bzw. ED 20 in mg/kg Körpermasse entspricht der 73%igen Hemmung der Akonitinarrhythmie mit Vertrauensgrenzen (Probitanalyse; $p = 0{,}05$).

3.1.2. Die elektrische Kammerflimmerschwelle am Katzenherzen

Dies ist ein sehr wesentliches und aussagekräftiges Modell (6,9,16,18) innerhalb der Testhierarchie, da Substanzen, welche die Flimmerschwelle der Kammer erhöhen, sehr zuverlässig erkannt werden können.

Die an diesem Modell gemessenen Effekte lassen Rückschlüsse für den Einsatz einer Substanz innerhalb der Akutphase des Myokardinfarktes zu, bei dem eine ausgeprägte elektrische Instabilität des Myokards vorliegt. Sie können zur Prophylaxe von Kammerflimmern und -flattern dienen.

Katzen werden in Chloralose-Urethan-Narkose am offenen Thorax bipolare Silberelektroden epikardial auf den rechten Ventrikel aufgenäht. Die Kammerflimmerschwelle wird definiert als diejenige Stromstärke, die bei Einsatz von Rechteckimpulsen bei ansteigender Energie ein Kammerflimmern induziert. Nach Applikation von Testsubstanzen mit antifibrilllatorischen Effekten sind naturgemäß im Vergleich zum Nullwert höhere Stromstärken erforderlich, um Kammerflimmern zu induzieren. Die Flimmerschwelle wird somit in mA angegeben und der Effekt in der prozentualen Änderung definiert.

Das Modell der Kammerflimmerschwelle kann nicht nur in Form von Einzelreizen angewandt werden. Nach SZEKERES und PAPP eignen sich in gleicher Weise serielle Schocks, progressiv gesteigerte Impulsfrequenzen und Applikation galvanischer Ströme über größere Zeiteinheiten. Alle Verfahren führen zu einer elektrischen Instabilität, die sich schließlich im Kammerflimmern manifestiert.

3.1.3. Die Bariumchlorid-Arrhythmie am wachen Kaninchen

Wachen Kaninchen wird eine Lösung von 4 mg/kg KM Bariumchlorid langsam in die Ohrvene appliziert und der Herzrhythmus vor, während und bis zu 15 Minuten nach der Applikation mittels Oszilloskop und EKG überwacht. Nach Gabe von Bariumchlorid entsteht eine ventrikuläre Arrhythmie fokaler Genese mit Extrasystolen, ventrikulärer Bigeminie, polymorphen ventrikulären Extrasystolen und kurzen Phasen ventrikulärer Tachykardien. Fatale Arrhythmien treten selten ein; der Effekt des Bariumchlorid hält für etwa 20 Minuten an und bildet sich spontan vollständig zurück, so daß die Versuchstiere bereits nach 72 Stunden erneut in einen Versuch genommen werden können.

Dieses Modell ist nicht nur an Kaninchen anwendbar. Es eignen sich in gleicher Weise Hunde, Katzen und Ratten. - Bariumchlorid hebt bedeutsam die Frequenz der spontanen diastolischen Depolarisation in Myokardregionen mit latenten oder manifesten Schrittmacherzellen, in Zellen des Arbeitsmyokards und Purkinjezellen und führt damit zu einer total chaotischen elektrischen Aktivität des Myokards. Somit ist die Bariumchloridarrhythmie besonders für die Vorhersage von Effekten auf Arrhythmien fokaler Genese, d.h. einer abnormen Automatie, geeignet (4,9,17,18).

Die Prüfung der Effekte einer Testsubstanz erfolgt kurativ, d.h. die Substanz wird nach Provokation einer stabilen fokalen Arrhythmie (etwa 2 Minuten nach Bariumchloridgabe) eingesetzt und der therapeutische Effekt gemessen.

3.1.4. Die Kalziumchloridarrhythmie an der Ratte

Die intravenöse Applikation hoher Dosen Kalziumchlorid erzeugt schwere Arrhythmien bei mehreren Modell-Tierarten (z.B. Hund, Ratte). Im allgemeinen werden Dosen zwischen 120 und 200 mg/kg KM eingesetzt. Nach einer schnellen intravenösen Applikation sind zwei Antworten möglich: Bei etwa 80% der Tiere entwickelt sich innerhalb von 60 bis 90 sec ein letal endendes Kammerflimmern. Bei den verbleibenden Fällen bildet sich neben ventrikulären Extrasystolen, einer Sinusbradykardie mit oder ohne av-Block eine ventrikuläre Tachykardie mit kurzen Runs oder ein spontan endendes Kammerflimmern heraus (4,18).

Diese Modellarrhythmie ist schwer zu beeinflussen und wird aus diesem Grunde und bei der hohen Letalitätsquote der Tiere nicht bevorzugt eingesetzt. Die Substanzapplikation erfolgt prophylaktisch. Als Schutzeffekt wird das Ausbleiben von längeranhaltendem Kammerflimmern (>1 sec Dauer) oder Asystolien gewertet.

Der Mechanismus der Kalziumchloridarrhythmie ist komplexer Natur und bislang nicht völlig aufgeklärt. Es muß jedoch neben extrakardialen Wirkungen auf das zentrale und vegetative Nervensystem auch ein direkter kardialer Angriffspunkt angenommen werden. So verursacht eine fünffache Steigerung des Kalziumspiegels einen deutlichen Abfall der Erregbarkeit der Purkinje-Fasern und erniedrigt die Reizschwelle beträchtlich. Ferner wird die Repolarisation beschleunigt. Da gleichzeitig eine Asynchronie der Erholungszeit nach einer Erregung einsetzt, sind die bestimmenden Bedingungen für die Provokation schwerer Arrhythmien erfüllt (18).

3.1.5. Die g-Strophanthinarrhythmie am Hund

Die durch Glykoside induzierten Arrhythmien sind ein häufig eingesetztes Modell. Die Gabe von 50 bis 60% der letalen Dosis eines Glykosids erzeugt in zeitlicher Sequenz folgende Ereignisse: Inversion der T-Welle, ventrikuläre Extrasystolen, eine Bigeminie, ventrikuläre Tachykardien mono- bzw. multifokalen Ursprungs und schließlich Kammerflimmern bzw. -flattern. Höhergradige Av-Leitungsstörungen können beobachtet werden.

Beim Hund ist im Regelfall eine intravenöse Injektion von 70 bis 80 μg/kg KM g-Strophanthin erforderlich. Herzglykoside inhibieren über die Transport-ATPase den Natrium-Kalium-Ionenaustausch (2,9,13,15,18) und bedingen einen Verlust an intrazellulärem Kalium bei einem gleichzeitigen Anstieg der intrazellulären Natriumionen-Konzentration. Damit erniedrigen sie die Reizschwelle für repetitive Extrasystolen. Ferner provozieren die Glykoside eine Beschleunigung der Repolarisation und verkürzen die ventrikuläre Refraktärzeit, die maligne Arrhythmien begünstigt. Die Beschleunigung der Automatie in den Purkinje-Fasern und die Hemmung der elektrischen Leitfähigkeit ermöglicht das glykosidinduzierte Kammerflimmern. - Neben diesen elektrophysiologischen Effekten der Glykoside sind weitere extrakardiale Wirkungen, so der Anstieg des vagalen Einflusses, nachweisbar. Dies kann, insbesondere unter dem Einfluß einer gesteigerten Katecholaminausschüttung, das Auftreten von Arrhythmien fokaler Genese begünstigen.

Im Modell am Hund wird das g-Strophanthin kumulativ bis zu toxischen Dosen von 80 bis 100 μg/kg KM appliziert. Bei Provokation supraventrikulärer oder ventrikulärer Tachykardien beginnt die Gabe der Testsubstanz.

Der kurative Effekt wird meßbar und kann in der prozentualen Verminderung der Arrhythmien ausgedrückt werden.

3.1.6. Die zweistufige Koronarokklusion nach Harris am Hund

Diese Modellarrhythmie entspricht bislang am besten den Verhältnissen am Menschen (5,9,20,21), wobei die provozierten Arrhythmien denen der 2. Arrhythmiephase (späte Phase) nach Myokardinfarkt sehr ähnlich sind. An diesem Modell liegen zahlreiche Erfahrungen mit vielen Antiarrhythmika vor. Es werden überwiegend Bastardhunde mit einem Gewicht zwischen 8 und 15 kg KM mit Pentobarbital-Na narkotisiert, beatmet und eine linksseitige Thorakotomie im 4. Intercostalraum ausgeführt. Der Ramus descendens der A. coronaria sin. wird aufgesucht, freipräpariert und in Höhe des Herzohres zwei Ligaturen gelegt. Hierbei wird parallel zur Arterienachse eine Injektionskanüle eingebunden und nach Unterbindung wieder herausgezogen, so daß eine definierte Stenose mit einer definierbaren Verringerung des Koronarflusses resultiert. Nach etwa 30 Minuten wird eine zweite komplette Unterbindung gesetzt. Es entwickelt sich ein umschriebener, reproduzierbarer Infarkt. Nach sterilem Wundverschluß wird die Narkose und Beatmung beendet.
Für die Effektivitätsprüfung von Antiarrhythmika werden nur solche Tiere ausgewählt, die sich in einem stabilen Kreislaufzustand (ohne kardiogenen Schock) befinden und die 24 Stunden nach der Koronarligatur signifikante Arrhythmien von >70% aufweisen. Es wird nach Applikation des Pharmakons in Abhängigkeit von der Zeit die prozentuale Verminderung von Arrhythmien gemessen; es handelt sich folglich um ein kuratives Modell.

Wie bereits eingangs betont, werden die **Modellarrhythmien** in einem Screening eingesetzt, um aus einer Vielzahl von Substanzen diejenigen auszuwählen, die sich für eine weitere und damit sehr aufwendige präklinische und klinische Prüfung eignen. In zahlreichen Laboratorien wird hierbei eine **Testhierarchie** (10) eingehalten, die auf jeder Stufe einen Abbruch ermöglicht.

In Stufe 1 wird häufig die Akonitinarrhythmie eingesetzt, um Hinweise auf eine antiarrhythmische Aktivität zu dokumentieren. In Stufe 2 folgt dann die Bestimmung der Flimmerschwelle, um antifibrillatorische Eigenschaften einer Substanz zu definieren und geeignete Substanzen auszuwählen. Die weiterführende Prüfung von selektierten Substanzen in Stufe 3 der Testhierarchie umfaßt chemische Arrhythmiemodelle mit g-Strophanthin, Bariumchlorid und gegebenenfalls erneut mit Akonitin an Hunden und Kaninchen, die lokale Ischämie durch Koronarokklusion an Katzen und Ratten sowie Verträglichkeitsprüfungen, Kreislaufnebenwirkungen und Toxizitätsbestimmungen. Es ist ferner ein Ziel dieser Stufe, die therapeutische Breite einer Substanz und ihre antiarrhythmische Aktivität an verschiedenen Modellarrhythmien und Tierspezies exakt zu definieren. Diese Stufe ist bereits sehr aufwenig an Zeit, Kosten und auch Tiermaterial. Es sollten daher nur solche Substanzen in diese Phase des Screening eingeschlossen werden, die Aussicht haben, auch beim Menschen eingesetzt zu werden.
Innerhalb der letzten pharmakologischen Phase, der Stufe 4, werden alle Befunde erhoben, die für die Einleitung der Erstanwendung am Menschen erforderlich sind. Sie enthält aufwendige Modelle, wie die 2-stufige Koronarokklusion am Hund nach Harris, die Messung von hämodynamischen Effekten an verschiedenen Tierspezies, vornehmlich an Hund und Katze, elektrophysiologische Untersuchungen, die Prüfung auf antiischämische Wirksamkeit und die Methoden der Sicherheitspharmakologie (siehe dort).

3.2. Pharmakologische Befunde von Tiracizin und seinen Metaboliten

Für die Pharmakologie trifft der gleiche Sachverhalt zu, der bereits im Kapitel Elektrophysiologie beschrieben wurde: Auch hier wurden nach Kenntnis der antiarrhythmischen Aktivität der Metabolite (11) alle wesentlichen pharmakologischen Experimente für die Hauptmetabolite 1 und 2 nachgeholt (19).

Bei der Anwendung von Pharmaka kann die Bildung von Metaboliten mit pharmakologischer Aktivität unerwartete Wirkungen oder Toxizität hervorrufen. Dies trifft insbesondere für den Einsatz von Arzneimitteln mit geringer therapeutischer Breite wie den Antiarrhythmika zu. Die Gegenwart von aktiven Metaboliten kann vermutet werden, wenn Abweichungen in den Beziehungen zwischen pharmakologischer Wirkung und steady-state-Plasmakonzentrationen der Muttersubstanz auftreten. Außerdem können Metabolite, die im Normalfall ohne Relevanz sind, bei pathologischen Zuständen, wie kongestiven Herzerkrankungen, Nieren- oder Leberinsuffizienz, zu einem therapeutischen oder gar toxischen Plasmaspiegel akkumulieren. Die Charakterisierung von aktiven Metaboliten verlangt eine direkte Wertbestimmung ihrer Pharmakologie und Toxikologie an Tiermodellarrhythmien und, falls erforderlich, auch beim Menschen. Für zahlreiche klinisch etablierte Antiarrhythmika wie Procainamid, Chinidin, Disopyramid, Encainid, Flecainid, Lorcainid, Propafenon und Verapamil wurden aktive Metabolite beschrieben und untersucht.

Die pharmakologischen Experimente erfolgten für Tiracizin und seine aktiven Hauptmetabolite an identischen Tiermodellen, deren Ergebnisse nachfolgend dargestellt werden sollen:

1. Die **Akonitinarrhythmie** an der Ratte (6,11):

Die Testsubstanzen wurden in diesem Arrhythmiemodell 2 Minuten vor der Akonitingabe intravenös appliziert. Als effektive Dosis wurde diejenige Dosis des Antiarrhythmikums gewertet, bei der nur noch vereinzelte ventrikuläre Extrasystolen auftraten.

	Akonitin ED_{73}i.v.	Ratte ED_{73}p.o.	ERP Kaninchen ED_{15} M/l	Elektrofibrill. Katze +%	mg/kg	Koronarokkl. Hund EDin mg/kg	g-Strophanthin Hund ED_{30}mg/kg	$_{max.Wirkg.}$ %
GS 015 (Tiracizin)	0,28	5,7	$6{,}4\cdot10^{-7}$	200 500	1,0 2,0	2,0	0,7	33
Ethacizin®	0,22	13,4	$2{,}5\cdot10^{-7}$	200	1,0	1,0–1,5	0,2	32
Maracizin®	1,1	112	$1{,}1\cdot10^{-7}$	40	3,0	3,0	1,4	40
Lidocain	9,2	-	$9\cdot10^{-7}$	150	5,0	10,0 Hashimoto u.a. (1982)	4,0 Baum u.a. (1971)	
Chinidin	4,87	127	$3{,}7\cdot10^{-6}$	100 ED_{50}	5,0 3,4 Szekeres (1968)	10,0 Mokler, v. Arman (1962)	15,0 Mokler u. v. Arman (1962)	
Detajmium (Tachmalcor®)	0,22	23	-	ED_{90} Terhaag u.a. (1976)	0,7	-	0,3	50

Abb. 3.1.: Synopische Darstellung der pharmakodynamischen Wirkungen von Tiracizin

Bei intravenöser Gabe besitzt Tiracizin eine Wirkungsstärke von 0,28, die mit den stark wirksamen Pharmaka wie Detajmium und Ethacizin vergleichbar ist. Propafenon, Moracizin und Disopyramid haben eine nur mittlere Wirkungsstärke, während Chinidin, Lidocain und Propranolol um mehr als eine Zehnerpotenz schwächer wirksam sind (Abb. 3.1.). Für Tiracizin ließ sich auch unter oraler Applikation (60 Minuten vor Akonitinexposition) eine effektive Dosis von 5,6 mg/kg bestimmen. Da es nicht möglich ist, für alle Antiarrhythmika mit dieser Methode eine oral wirksame Dosis zu bestimmen, können diese für Detajmium (22,6 mg/kg), Propafenon (86 mg/kg) und Moracizin (112 mg/kg) angegeben werden. Auf diese Weise kann für Tiracizin ein Quotient von intravenöser zu oraler Wirksamkeit von 1 : 20 berechnet werden, der für andere Antiarrhythmika in der Größenordnung 1 : 100 liegt.

Die Metabolite 1 und 2 sind bei intravenöser Applikation 14 bzw. 8fach und bei oraler Applikation 4,5 bzw. 12fach schwächer wirksam als die Muttersubstanz.

Die antiarrhythmische Wirkung von Tiracizin auf das durch **Akonitin ausgelöste Vorhofflattern bzw. -flimmern am Hund nach Scherf** wurde nur für die Muttersubstanz geprüft, da diese auch nur geringe Effekte zeigte. Bei kurativer Gabe liegt die ED 50 bei 2,6 mg/kg KM intravenös. Toxische Effekte beginnen jedoch schon bei 2 mg/kg KM. Das Referenzpräparat Detajmium ist stärker wirksam und weniger toxisch.

2. Die **elektrische Kammerflimmerschwelle** am Katzenherzen (6,11):

Werden im Ventrikel durch hochfrequente elektrische Stimulation Rhythmusstörungen ausgelöst, kommt es bei einer bestimmten Stromstärke und Reizfrequenz zum Kammerflimmern. Dieser Wert in mA und Hz wird als Flimmerschwelle bezeichnet.

Tiracizin bewirkt bei intravenöser Gabe von 0,5 bis 2 mg/kg KM eine ausgeprägte, dosisabhängige Erhöhung der Flimmerschwelle. Die Dosis 1 mg/kg KM i.v. bewirkt eine Erhöhung der Kammerflimmerschwelle um 200–250% bereits 10 Minuten nach Substanzgabe. Nach etwa 30 Minuten fällt der Effekt bis zum 2 Stundenwert auf ein Plateau von 180% Zunahme ab. Hierbei übertrifft die Tiracizinwirkung diejenige von Lidokain und Ethacizin. Der Vergleich der Wirkungsstärken von Tiracizin und Propafenon ergab, daß Propafenon in einem Dosisbereich ohne Kreislaufnebenwirkungen eine stärkere Erhöhung der Kammerflimmerschwelle bewirkt.

Die Metabolite 1 und 2 erhöhen die Kammerflimmerschwelle 3 bis 4mal schwächer im Vergleich zur Muttersubstanz. Die Schwellendosen betragen für Metabolit 1 2,0 mg/kg bzw. für Metabolit 2 4,0 mg/kg KM intravenös. Dosen mit maximaler Wirksamkeit liegen bei 6,0 bzw. 8,0 mg/kg KM intravenös.

Tiracizin erhöht signifikant die Flimmerschwelle. Dieser Effekt ist von therapeutischer Relevanz, zumal dieses Modell überzeugend die Bedingungen beim Menschen imitiert.

3. Die **Bariumchlorid-Arrhythmie** am wachen Kaninchen (4,11):

Durch die langsame Injektion von 4 mg/kg KM Bariumchlorid wird eine multifokale Arrhythmie erzeugt, die durch kurative Gabe der Testsubstanz durchbrochen werden soll. Als positiver therapeutischer Effekt wurde eine komplette Regularisierung zwischen der 6. und 10. Minute nach Antiarrhythmikagabe gewertet. Die Wirkung ist in einem Dosisbereich von 0,1 bis 1,0 mg/kg KM optimal.

Die Metabolite 1 und 2 sind bei intravenöser Applikation schwach antiarrhythmisch effektiv und weniger verträglich als die Muttersubstanz. Bei oraler Gabe ist ausschließlich der Metabolit 2 wirksam (9,5 mg/kg KM), jedoch damit 2,5fach schwächer als Tiracizin.

4. Die **Kalziumchlorid-Arrythmie** an der Ratte (4,11):

Diese Arrhythmie wird durch eine schnelle intravenöse Injektion von 10%iger Kalziumchloridlösung ausgelöst. 180 mg/kg KM bewirken bei mehr als 90% der Tiere ein Kammerflimmern. Die Testsubstanzen wurden 2 Minuten vor der Kalzium-Exposition intravenös appliziert. Die therapeutische Aktivität findet sich bei 0,14 mg/kg KM Tiracizin, bei 0,29 mg/kg KM Moracizin und bei 1,1 mg/kg Propafenon, während Detajmium an diesem Arrhythmiemodell unwirksam ist. Die gemessenen Effekte lassen den Schluß zu, daß **Tiracizin deutliche kalziumantagonistische Wirkungen** hat.

5. Die **g-Strophanthinarrhythmie** am Hund (4,11):

Durch intravenöse Gabe von g-Strophanthin wird am Hund eine ventrikuläre bzw. auch supraventrikuläre Tachykardie ausgelöst. Die Testsubstanzen wurden nach Ausbildung der Arrhythmie intravenös injiziert und der therapeutische Effekt quantitativ ausgewertet, wobei aus den Mittelwerten der kompletten Regularisierung der einzelnen Dosen eine ED 30 ermittelt wurde. In einer Dosierung von 0,5 mg/kg KM trat bei 33% der Tiere eine komplette Regularisierung ein, jedoch kam es schon in dieser Dosierung zum Exitus bei 1 von 6 Hunden. Die bereits im therapeutischen Bereich ab 0,5 mg/kg KM auftretende kurzzeitige Verstärkung der Arrhythmien bis zu Kammerflimmern unmittelbar nach der Substanzinjektion sind Zeichen der Interaktion des Tiracizin mit hohen Glykosiddosen.
Im Vergleich zu Tiracizin wird ein ähnlicher Effekt bei Detajmium bei 0,3 mg/kg in 50% der Fälle erreicht. Metabolit 1 ist an der g-Strophanthinarrhythmie wenig wirksam und ab 0,5 mg/kg intravenös toxisch. Metabolit 2 ist schwächer wirksam (1,5 mg/kg KM) und weniger toxisch als die Muttersubstanz.
Da dieses Arrhythmiemodell gleichfalls über eine intrazelluläre Kalziumüberladung wirkt, kann auch dieses Modell einen **kalziumantagonistischen Effekt bestätigen**.

6. Die **zweistufige Koronarokklusion nach Harris** (5,19):

Dieses Modell kommt den pathophysiologischen Entstehungsmechanismen von Arrhythmien des menschlichen Herzens in der subakuten Phase des Myokardinfarktes am nächsten. Viele Standard-Antiarrhythmika haben an diesem Modell eine signifikant nachweisbare Wirkung. Als Mechanismen der Wirkung werden Membranstabilisierung und Blockade des Natrium-Kanals angesehen, da eine enge Korrelation zwischen den minimal effektiven Plasmakonzentrationen am Modell und der Abnahme der maximalen Anstiegsgeschwindigkeit der Phase 0 des Aktionspotentials am isolierten Hunde-Ventrikelmyokard bestehen.
Tiracizin ist in einem Bereich von 0,5 bis 2,0 mg/kg KM intravenös dosisabhängig antiarrhythmisch effektiv. Die Wirkungsdauer beträgt 15 Minuten, wobei die Arrhythmien nur kurzzeitig komplett supprimiert werden (Abb 3.2.).
Die Metabolite 1 und 2 sind deutlich länger wirksam (60 bis 90 min). Sie unterdrücken die Arrhythmien nur um 50%. Vergleichsuntersuchungen zu Moracizin, Ethacizin und Lidokain bei intravenöser Gabe zeigen, daß Ethacizin deutlich stärker und länger, Moracizin schwächer aber anhaltend und Lidokain wesentlich schwächer und kürzer wirksam im Vergleich zu Tiracizin sind.
Die Ergebnisse an diesem Modell zeigen, daß sowohl **Tiracizin als auch seine Metabolite deutliche Effekte auf eine getriggerte Automatie haben**, wobei diese bei den Metaboliten schwächer, aber dafür länger anhaltend wirksam sind.

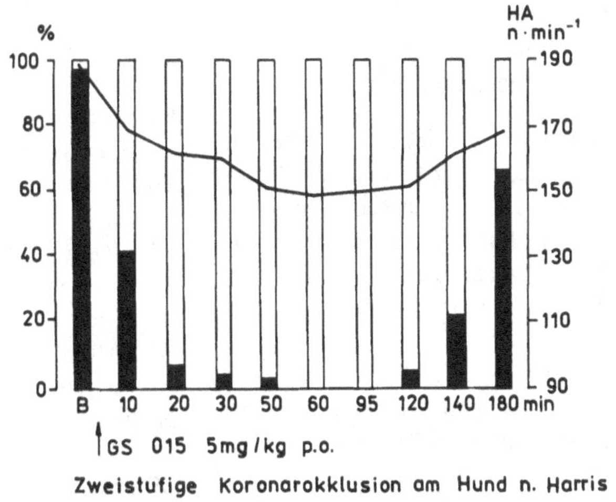

Abb. 3.2.: Antiarrhythmische Wirkung von Tiracizin am Modell der zweistufigen Koronarligatur am wachen Hund nach HARRIS

Zusammenfassend kann die Aussage getroffen werden, daß Tiracizin und seine Metabolite eine hohe antiarrhythmische Aktivität besitzen, die oftmals diejenige von **etablierten Antiarrhythmika der Klasse I übertrifft**.

3.3. Pharmakologische Untersuchungen zur Wirkung auf das Herz-Kreislaufsystem und die Verträglichkeit

unter Mitarbeit von H. POPPE

Hämodynamische Untersuchungen im Tierexperiment sind in der präklinischen Arzneimittelprüfung von Antiarrhythmika eine unerläßliche Voraussetzung, da alle bekannten Substanzen in mehr oder minder großem Maße negativ inotrope Effeke besitzen. Dies kann insbesondere bei Patienten mit latenter manifester Herzinsuffizienz nach Myokardinfarkt oder Kardiomyopathie therapielimitierend werden. Aus diesem Grunde müssen vor der Erstanwendung am Menschen Daten über die Beeinflussung von Kontraktilität und Pumpfunktion vorliegen. Es werden verschiedene Tiermodelle eingesetzt:

Wirkungen von Antiarrhythmika auf das Herz-Kreislauf-System bei narkotisiertem Hund oder Katze (12)

In der Methode nach FEMMER und POPPE werden die hämodynamischen Parameter Herzfrequenz (HR), Kontraktilitätsindex (dp/dt max), Herzminutenvolumen (HMV), Schlagvolumen (SV), Sauerstoffverbrauch des Myokards (O_2-Util), peripher Widerstand (p.W.), linksventrikulärer enddiastolischer Druck (LVEDP), systolischer und diastolischer Druck (RR syst. bzw. diast.) im großen und im Lungenkreislauf (PA syst. bzw. diast.) und die EKG-Parameter PQ-, QRS- und QT-Zeit vor und nach kumulativer Gabe der Testsubstanz registriert. Nach intravenöser Applikation über die V. brachialis werden zu den Zeiten 1, 3, 10, 30, 60 und 90 Minuten nach Injektion Messungen ausgeführt.

Für **Tiracizin wurden folgende hämodynamische Veränderungen nachgewiesen** (12): In einem Dosisbereich von 0,06 bis 0,54 mg/kg KM wurden am **narkotisierten Hund** keine signifikanten Veränderungen gemessen. Erst nach Gabe von 1,62 mg/kg KM bewirkt Tiracizin eine kurzzeitige Kontraktilitätsabnahme (dp/dt max: 3448 vs. 2404 mm Hg × s^{-1} (–30%) über etwa 10 Minuten, die nach weiteren 10 Minuten schwindet. Da sich gleichzeitig weder der enddiastolische Druck noch das Herzzeitvolumen ändert, kann nur eine leichte negativ inotrope Wirkung gefunden werden. Auch der Sauerstoffverbrauch und der periphere Widerstand ändern sich nicht.

Bei der **narkotisierten Katze** waren bei Gesamtdosen von 2 mg/kg KM i.v. deutlichere negativ inotrope Effekte meßbar. So findet sich eine dosisabhängige Abnahme der Kontraktilität (dp/dt max) um 40%, die sich allerdings nach 20 Minuten vollständig zurückbildet.
Zusätzlich fanden sich im Katzenexperiment schwere Arrhythmien ventrikulären Ursprungs als Extrasystolen oder Salven, schwere Reizleitungsstörungen in 4 von 5 Tieren und in einem Falle ein Vorhofflimmern mit av-Block.

Die **Wirkung auf den Koronarfluß wurde am Katzenherzen bestimmt** (12): Unter Pentobarbital-Narkose wurde bei künstlicher Beatmung der Thorax im 4. Intercostalraum links eröffnet, das Perikard abpräpariert und die V. coronaria circumflexa freigelegt. In diese und in den aufsteigenden Ast des Aortenbogens wurden Ultraschallgeber angelegt. Der Blutfluß konnte mit einem Ultraschalldoppler-Gerät registriert, das Schlag- und Minutenvolumen mit Elektrointegratoren bestimmt und die systemischen Drucke über einen in der A. femoralis liegenden Katheter dokumentiert werden.
In diesen Experimenten konnten für **Tiracizin keine hämodynamischen Veränderungen der Drucke, des Herzzeitvolumens und des Koronarflusses gesehen werden.**

Die Untersuchungen zur Verträglichkeit wurden an Hund und Katze ausgeführt. Tiracizin bedingt am Hund bei intravenöser Gabe von 2 mg/kg KM eine signifikante Verlängerung der PQ-Zeit, ab 3 mg/kg KM wurden abnormale QRS-Komplexe und pathologische ventrikuläre Rhythmen beobachtet und ab 4 mg/kg KM wird die letale Dosis erreicht.
Die **orale Verträglichkeitsprüfung** am Hund ergab erste Nebenwirkungen ab Dosen von 5 mg/kg KM; als Vorboten eines Erbrechens reagierten die Tiere mit Lecken und Schlukken. Ernsthafte Nebenwirkungen mit höhergradigen av-Leitungsstörungen traten bei Dosen von 10 mg/kg KM nach einer Latenz von 30 bis 60 Minuten auf.
Ähnliche Wirkungen wurden auch an der Katze gesehen: Ab 10 mg/kg KM traten Unruhe und Erbrechen, unter 12,5–15 mg/kg KM Atemkrämpfe, Hecheln und Ataxie sowie av-Leitungsstörungen und ventrikuläre Arrhythmien auf.

Mit diesen Ergebnissen konnte mit hinreichender Sicherheit die Vermutung ausgesprochen werden, daß Tiracizin **nur unwesentliche negativ inotrope Wirkungen** hat. Aufgrund der Verträglichkeitsstudie konnte auch eine ausreichend **große therapeutische Breite** vorausgesagt werden.

Literatur

1. Baum, T., D.K. Eckfeld, A.T. Shropsiire, G. Rowles u. L.L. Varner: Observations on models used for the evaluation of antiarrhythmic drugs. Arch. Int. Pharmacodyn. **193** (1971), 149–170

2. Duce, B.R., L. Garberg u. B. Johansson: The effect of propranolol and the dextro and laevo isomers of H 56/28 upon ouabain-induced ventricular tachycardia in unanaesthetized dogs. Acta Parmacol. Toxicol. **25** (1967), Supp. 2, 41–49

3. Femmer, K., G. Gabsch u. K. Braun: Struktur-Wirkungs-Beziehungen bei verschiedenen in 4-Stellung substituierten Ajmalinderivaten. Pharmazie **31** (1976), 36–38

4. Femmer, K., H. Poppe, S. Heer u. R. Bartsch: Zur antiarrhythmischen Wirkung von Bonnecor (ADW 19-166, GS 015) an der experimentellen Arrhythmie durch Akonitin, Ouabain, Calciumchlorid und Bariumchlorid. Pharmazie **40** (1985), 836–840

4a. Kaverina, N.V., Z.P. Senova, V.V. Lyskovzev, L.M. Demina, A,N. Grizenko, A.P. Skoldinov, K. Femmer, H. Poppe, A. Stark, H. Wunderlich u. E. Carsrens: Antiarrhythmische Wirksamkeit von 3-Carbethoxyamino-5-dimethylamino-acetyl-iminobenzylhydrochlorid. Pharmazie **40** (1985), 830–832

5. Kaverina, N.V., V.V. Lyskovzev, J.K. Grigoreva,

Z.P. SENOVA, M.T. SULAKVELIDZE u. A.N. GRIZENKO: Antifibrillatorische und antiarrhythmische Wirksamkeit von 3-Carbethoxyamino-5-dimethylamino-acetyl-iminodibenzylhydrochlorid (Bonnecor, AWD 19-166, GS 015) an Modellen der Myokardischämie. Pharmazie **40** (1985), 845-847

6. KAVERINA, N.V., S.J. BERDJAJEV u. N.V. DARINSKIJ: Besonderheiten der antiarrhythmischen Wirkung von Bonnecor (AWD 19-166, GS 015). Pharmazie **40** (1985), 840-844

7. MALINOW, M.R., F.F. BATLLE u. B. MALAMUD: The pharmacology of experimental ventricular arrhythmias in the rat. Arch. Int. Pharmacodyn. **102** (1955), 55-64

8. PEPER, K. u. W. TRAUTWEIN: The effect of aconitine on the membrane current in cardiac muscle. Pflügers Archiv **296** (1967), 328-336

9. MOORE, E.N. u. J.F. SPEAR: Acute and chronic models of cardiac arrhythmias. S, 69-86, In: VAUGHAN WILLIAMS, E.M. (Hrsg.): Antiarrhythmic drugs. Springer Verlag, Berlin, Heidelberg, New York, London, Paris, Tokyo 1989

10. POPPE, H.: Modelle und Methoden der pharmakologischen Wertbestimmung von Antiarrhythmika. Vortragsmanuskript der 5. Gemeinschaftsveranstaltung, Berlin am 05.04.1989

11. POPPE, H., S. HEER u. R. BARTSCH: Pharmakologische Studien zu Bonnecor und seinen Metaboliten. Vortragsmanuskript des Bonnecor-Symposium, Dresden am 25.-27.10.1988, Pharmacol. Toxicol. **53** (1990), 46-48

12. POPPE, H., K. FEMMER, N.V. KAVERINA, V.V. LYSKOVZEV, J.K. GRIGOREVA u. D.D. MAZIEVKIJ: Kreislaufwirkungen und Nebenwirkungen von Bonnecor (AWD 19-166, GS 015) an Hund und Katze. Pharmazie **40** (1985), 857-861

13. ROBERTS, J., G.J. KELLIHER u. C.M. LATHERS: Role of adrenergic influences in digitalis-induced ventricular arrhythmia. Life Sciences **18** (1976), 665-678

14. SCHERF, D.: Studies on auricular tachycardia caused by aconitine administration. Proc. Soc. Exper. Biol. Med. **64** (1947), 233-239

15. SEKIYA, A. u. E.M. VAUGHAN WILLIAMS: The effects of pronethalol, dichloroisoprenaline and disopyramide on the tocicity to the heart of ouabain and anaesthetics. Brit. J. Pharmacol. **21** (1963), 462-472

16. SINGH, B.N. u. E.M. VAUGHAN WILLIAMS: Local anaesthetic and antiarrhythmic actions of alprenolol relative to its effect on intracellular potentials and other properties of isolated cardiac muscle. Brit. J. Pharmacol. **38** (1970), 749-757

17. PAPP G., L. SZEKERES u. T. SZMOLESNZKY: The effects of quinidine, ajmaline, papaverine and adrenergic beta-receptor inhibitors in experimental $BaCl_2$-Arrhythmia developed for the quantitative assay of antiarrhythmic drugs. Acta Physiol. Acad. Sci.Hung. **32** (1967), 365-375

18. SZEKERES, L. u. G. PAPP: Experimental cardiac arrhythmias. S. 131-182, In: BORN, G.V.R., O. EICHLER, A. FARAH, H. HERKEN u. A.D. WELCH (Hrsg.): Handbuch der experimentellen Pharmakologie, Spriner Verlag, Berlin, Heidelberg, New York 1975

19. GRIGOREVA, J.K., H. POPPE, E.M. TOLMACHEVA u. L.M. KRASNYKA: Antiarrhythmic properties of Bonnecor metabolites. Pharmacol. Toxicol. **53** (1990), 48-50

20. HARRIS, A.S. u. R.H. KOKERNOT: Effects of diphenylhydantoin sodium (dilantin sodium) and phenobarbital upon ectopic ventricular tachycardia in acute myocardial infarction. Am. J. Physiol. **163** (1950), 505-516

21. MEESMANN, W. , K. STEPHAN, G. SCHLEY u. H. GÜLKER: Zur Problematik einer Differentialtherapie der Arrhythmien beim akuten Herzinfarkt. Dt. med. Wochenschr. **100** (1975), 954-960

4. Grundlagen der Pharmakokinetik von Antiarrhythmika

unter Mitarbeit von Gisela ROSTOCK

Pharmakokinetische Daten eines Antiarrhythmikums sind von bedeutendem Interesse, da es sich bei dieser Gruppe von Pharmaka um Medikamente mit geringer therapeutischer Breite handelt. So liegen die toxischen Plasmaspiegel im Durchschnitt nur um das zwei- bis vierfache über der therapeutischen Konzentration.

4.1. Theoretische Grundlagen

Die klinische Pharmakologie versucht, die **Vorgänge der Resorption, Verteilung, der Bindung an Plasmaproteine oder Körpergewebe, den Metabolismus und die Exkretion** von Medikamenten zu beschreiben und gibt Kenngrößen für eine wissenschaftlich begründete Pharmakotherapie. Aus diesen Daten sind Rückschlüsse auf von der Norm abweichende kinetische Prozesse bei Erkrankungen von Organen und Organsystemen möglich, die die Verteilung (z.B. bei Herzinsuffizienz), den Metabolismus und die Elimination (Leber- und Nierenfunktion) beeinflussen. Von Interesse sind ferner mögliche Interaktionen von Pharmaka durch Konkurrenz am Rezeptor oder bei der Metabolisierung durch identische Enzyme (28).

Die klinische Pharmakologie geht in der Theorie aller Vorgänge, die den therapeutischen effektiven Plasmaspiegel determinieren, von Denkmodellen aus (14,18). Obgleich diese dann bei der Berechnung der pharmakokinetischen Daten oftmals keine Berücksichtigung finden, ist es doch sinnvoll, sich mit diesen Modellvorstellungen zu beschäftigen, um alle Schlußfolgerungen richtig zu verstehen. Bei der Bestimmung der pharmakokinetischen Daten werden innerhalb des Organismus Kompartimente unterstellt, in denen sich die Verteilung und die Elimination in Abhängigkeit von der Zeit unterschiedlich vollziehen.

4.1.1. Das Ein-Kompartiment-Modell

Dieses Modell setzt voraus, daß sich der gesamte Organismus hinsichtlich der Verteilung, der Arzneimittelkonzentration und der Elimination eines Pharmakons als ein homogenes System verhält. Es wird unterstellt, daß nach intravenöser Gabe einer Substanz sich infolge Verteilung und Elimination ein Zeitpunkt einstellt, zu dem die Konzentration des Medikamentes um die Hälfte abgefallen ist (Halbwertszeit t ½). Sind die Gesetze des Ein-Kompartiment-Modells wirksam, muß nach einer weiteren Halbwertszeit die Konzentration auf 25%, nach einer weiteren t ½ auf 12,5% und so weiter abfallen. Einen Vorgang, bei dem die Konzentration eines Arzneimittels in einer gegebenen Zeiteinheit jeweils um einen identischen Anteil gesenkt wird, nennt man einen Prozeß 1. Ordnung. Die pro Zeiteinheit eliminierte Fraktion wird zunehmend kleiner. Die Kenntnis der Halbwertszeit eines Pharmakons wird zur Abschätzung der Häufigkeit und Menge erforderlicher erneuter Dosierungen notwendig. Der exakte Betrag einer im Organismus befindlichen Arzneimittelmenge kann nur indirekt über den Plasmaspiegel bei Kenntnis des Verteilungvolumens ermittelt werden. Das Verteilungsvolumen V_d ist im Normalfall für jeden Patienten und jedes Pharmakon konstant und kann bestimmt werden. Nach intravenöser Gabe eines Medikamentes und der Bestimmung des Plasmaspiegel c zu einem Zeitpunkt, an dem die Verteilung komplett ist und noch keine Elimination eingesetzt hat, berechnet sich V_d nach der Formel:

$$V_d = \frac{A_b}{c}$$

Dabei entspricht A_b der applizierten Dosis. Bei bekanntem Verteilungsvolumen läßt sich nach dieser Formel durch Bestimmung der Plasmakonzentration die im Organismus befindliche Arzneimittelmenge bestimmen.

Unmittelbar nach Applikation und Verteilung eines Pharmakons beginnt dessen Elimination. Diese ist charakterisiert durch Prozesse der Transformation (Metabolisierung, zumeist hepatisch) und der Exkretion (renal, biliär). Die renale Extration oder Clearance ist definiert durch den Quotienten der renal innerhalb einer gegebenen Zeiteinheit ausgeschiedenen Menge und der Plasmakonzentration und wird in l/min angegeben.

Die totale Körperclearance entspricht dem Plasmavolumen, aus dem eine Substanz in einem bestimmten Zeitraum eliminiert wird. Dieser Wert ist determiniert durch die Clearance der Eliminationsorgane. Sie beträgt maximal für die Leber etwa 1,5 l/min und für die Niere 1,2 l/min. Da im Regelfall die hepatische Clearance nicht bestimmbar ist, werden zumeist ausschließlich die renale und die totale Körperclearance angegeben. Neben Leber und Niere können jedoch auch weitere Organe und Organsysteme an der Elimination und Metabolisierung beteiligt sein. Im Regelfall entspricht aber die hepatische Clearance der totalen minus der renalen Clearance. Bei Substanzen, bei denen die Gesetze des Ein-Kompartiment-Modells unterstellt werdem können, kann die totale Körperclearance durch die Bestimmung der Plasmaspiegel zum Zeitpunkt 0 bis Unendlich als Fläche unter der Konzentrationszeitkurve („area under the curve“, AUC) nach der Formel (11,18,22):

$$Cl_T = \frac{\text{Dosis}}{\text{AUCo}^{\text{oo}}}$$

bestimmt werden.

Diese Verhältnisse sind bei intravenöser Gabe eines Pharmakons überschaubar. Komplizierter gestalten sich die pharmakokinetischen Abläufe bei oraler Gabe einer Substanz. Hier werden weitere Einflußgrößen wirksam. So kann der Inhaltsstoff einer galenischen Zubereitung nicht komplett freigesetzt werden, nur unvollständig in den Magen- oder Darmsäften lösbar sein, er kann durch gastrointestinale Enzyme teilweise verändert oder abgebaut und schließlich nur unvollständig resorbiert werden (3,9,13, 17,33). Anschließend gelangt das Pharmakon nicht unmittelbar zum erwünschten Erfolgsorgan. Bereits bei der ersten Leberpassage kann ein erheblicher Anteil eines Antiarrhythmikums metabolisiert werden. Dieser als „first pass metabolism“ bezeichnete Effekt ist insbesondere beim Propranolol erheblich wirksam und macht beim Lidokain sogar eine orale Anwendung unmöglich (18,28,23). Alle diese Faktoren beeinflussen die Verfügbarkeit eines Pharmakons am Erfolgsorgan und Rezeptor.

Die systemische **Verfügbarkeit** F (synonym: Bioverfügbarkeit) eines Medikamentes kann durch Plasmakonzentrationsbestimmungen nach intravenöser und oraler Gabe beim gleichen Patienten durch Berechnung der Fläche unter der Plasmaspiegelkurve bestimmt werden (3,9,26). Es gilt die Gleichung:

$$F = \frac{\text{AUC}_0^{\text{oo}}(\text{oral})}{\text{AUC}_0^{\text{oo}}(\text{i.v.})} \times \frac{\text{Dosis (i.v.)}}{\text{Dosis (oral)}}$$

Sehr häufig wird bei malignen Arrhythmien in der akuten Phase des Myokardinfarktes oder schweren supraventrikulären und ventrikulären Tachykardien eine Infusionstherapie mit Lidokain, Ajmalin, Disopyramid oder Mexiletin erforderlich. Hier ist gleichfalls die Kenntnis des kinetischen Verhaltens einer Substanz wichtig. In der Regel steigt die Plasmakonzentration unter einer kontinuierlichen Infusion in einer Zeiteinheit bis zu einem Plateau an, die durch die Halbwertszeit des Pharmakons determiniert ist. Nach Erreichen dieser Plateauphase innerhalb eines therapeutischen Bereiches ist eine Konstanz des Plasmaspiegels wünschenswert. Diese Plasmakonzentration kann unter gleichbleibenden Bedingungen gehalten werden, wenn innerhalb einer gegebenen Zeiteinheit applizierte und eliminierte Menge identisch sind. Bei Kenntnis der totalen Clearance (C_{tot}) einer Substanz, die naturgemäß interindividuellen Schwankungen unterliegt, kann durch Plasmakonzentrationsbestimmungen die erforderliche Infusionsgeschwindigkeit (R) ermittelt werden. Es gilt die Gleichung (18):

R = aktuelle Plasmakonzentration x C_{tot}

Auf dieser Basis lassen sich näherungsweise individuelle Dosierungen für eine Infusionstherapie berechnen, wenn man Einschränkungen der Elimination durch eine verminderte hepatische oder renale Perfusion (4,5, 12,18,31) im Schock oder bei Erkrankungen der Eliminationsorgane in die Kalkulation einbezieht.

4.1.2. Das Zwei-Kompartiment-Modell

Oftmals stellt sich erst allmählich ein Verteilungsgleichgewicht zwischen der Arzneimittelkonzentration im Plasma und den Körpergeweben ein. In diesem Falle sind andere pharmakokinetische Gesetze gültig. Zumeist gelingt es nicht, alle eingehenden Faktoren exakt zu definieren. Modellvorstellungen werden nur annäherungsweise alle Prozesse der Verteilung und Elimination widerspiegeln.

Die Geschwindigkeit, mit der ein Organ eine Substanz aufnimmt, ist abhängig von der Durchblutung und der Affinität der Substanz zu der Organzelle. So laufen in verschiedenen Organen unabhängig voneinander unterschiedliche Verteilungsprozesse ab. Sie können in schnelle und langsame Verteilungsvorgänge untergliedert werden. In den meisten Organen erfolgt die Verteilung eines Pharmakons im Vergleich zu dessen Elimination schneller. So kann eine Phase der Verteilung (alpha Phase) mit definierter Halbwertszeit (t 1/2 alpha) von einer Phase der Elimination (beta Phase) mit einer längeren Halbwertszeit (t1/2 beta) unterschieden werden.

Als Arbeitshypothese wird ein Zwei-Kompartiment-Modell unterstellt, wobei das erste oder zentrale Kompartiment (Plasma, Eingeweideorgane, Zentralnervensystem, Myokard) eine rasche Verteilung zeigt. In

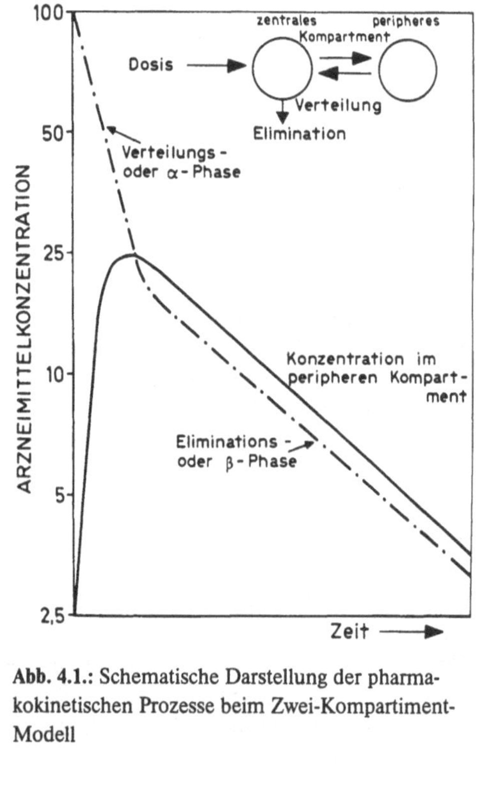

Abb. 4.1.: Schematische Darstellung der pharmakokinetischen Prozesse beim Zwei-Kompartiment-Modell

einer zweiten Phase erfolgt eine Umverteilung der Substanz aus dem zentralen Kompartiment in ein peripheres. Auf diese Weise fällt die Konzentration eines Pharmakons im zentralen Kompartiment rasch ab (Abb. 4.1). Zusätzlich beginnt die Metabolisierung und Elimination. Wird die Konzentration eines Medikamentes im zentralen Kompartiment geringer als im peripheren, setzt ein Rückstrom ein. Der reversible Transport eines Pharmakons zwischen den Kompartiments ist die Summe aus zwei Prozessen erster Ordnung (18,28).

Diese Vorgänge werden durch die Halbwertszeiten der Verteilung ($t_{1/2}$ alpha) und der Elimination infolge Metabolisierung und renaler und/oder biliärer Exkretion ($t_{1/2}$ beta) ausgedrückt. In der beta-Phase ist dann der Konzentrationsabfall eines Medikamentes im zentralen und peripheren Kompartiment identisch, d.h. die Konzentrations-Zeit-Kurven laufen abfallend parallel. Unter der Voraussetzung, daß in einer gegebenen Zeiteinheit ein konstanter Anteil eines Pharmakons eliminiert wird, d.h. ein Prozeß erster Ordnung unterstellt werden kann, liegt eine lineare Kinetik vor. Dies ist jedoch nicht immer der Fall. Die unterschiedlichen Vorgänge der Elimination durch hepatische Metabolisierung und renale Exkretion werden durch spezielle Enzyme vermittelt. Im Regelfall wird die maximale Kapazität des Enzymsystems durch die anfallenden Konzentrationen einer Substanz nicht überschritten. Ist jedoch die als Einzel- oder Mehrfachgabe eines Pharmakons vorliegende Konzentration ausreichend hoch oder die Kapazität des Enzymsystems der Metabolisierung sehr gering, kann deren maximale Leistung überschritten werden (1,18). In diesem Fall wird in einem bestimmten Zeitraum nur ein konstanter und definierbarer Anteil des Medikamentes durch das abgesättigte Enzymsystem umgesetzt. Dieses Verhalten wird als **nichtlineare Kinetik** bezeichnet. Dieses Phänomen hat klinisch 2 bedeutsame Konsequenzen:

1. Eine Dosissteigerung oder mehrfache Applikationen führen zu einem mehr als proportionalen Anstieg der Plasmakonzentration. Überdosierungen infolge Kumulation des Pharmakons können die Folge sein.
2. Die Halbwertszeit der Substanz steigt an. Auch dies kann zu einer Kumulation eines Medikamentes mit Erreichen toxischer Plasmakonzentrationen führen. Unter den gebräuchlichen Antiarrhythmika muß mit einem derartigen nichtlinearen kinetischen Verhalten ausschließlich beim Diphenylhydantoin, Lorcainid, Propafenon und Propranolol gerechnet werden. Eine Sättigung eines speziellen Enzymsystems kann jedoch auch dann eintreten, wenn mehrere Pharmaka appliziert werden, die durch identische Enzyme metabolisiert werden. Dies kann eine Ursache für Arzneimittelinteraktionen sein.

4.1.3. Einflußfaktoren auf pharmakokinetische Prozesse

Die Kinetik eines Pharmakons kann im Vergleich zum Gesunden durch zahlreiche Faktoren modifiziert werden:

- **Nierenerkrankungen** mit eingeschränkter Clearance beeinflussen die Elimination eines Pharmakons (12,18,31) ausschließlich dann, wenn dieses zu wesentlichen Anteilen renal ausgeschieden wird. Ist die renale Ausscheidung jedoch gering, sind auch bei Nierenkranken keine besonderen Dosierungsvorschriften erforderlich. Bei manchen Pharmaka wird die renale Elimination durch den pH-Wert des Glomerulumfiltrates beeinflußt. Die Kenntnis derartiger Zusammenhänge kann für eine vorbestehende alkalotische oder azidotische Stoffwechsellage von Wichtigkeit sein.
- Ein **kongestives Herzversagen oder akute Schockzustände** beeinflussen sowohl die Verteilung als auch die Funktion der Eli-

minationsorgane (4,18,28). So ist generell bei verminderter Herzfunktion mit der verzögerten Ausscheidung einer Substanz zu rechnen. Dies kann insbesondere für die stark vom Blutfluß abhängige Leber-Clearance (Lidokain, Propranolol) bedeutungsvoll werden.

- **Leberfunktion:** Die Leber ist das wichtigste Metabolisierungsorgan. Während orale oder intravenöse Einzelgaben kaum ins Gewicht fallen, ist eine Leberfunktionsstörung bei Dauerinfusion oder oraler Langzeittherapie in Rechnung zu stellen (5,18).
- **Plasma-Proteinbindung:** Alle Antiarrhythmika sind zu mehr oder weniger größeren Anteilen an Plasmaproteine gebunden. Allein der Anteil an freiem Wirkstoff spiegelt die tatsächliche Konzentration am Rezeptor wider. Da jedoch hinsichtlich eines Gleichgewichtszustandes innerhalb des Blutes nur geringe interindividuelle Schwankungen vorliegen, hat die Bestimmung der Plasmaspiegel eines Medikamentes ausreichend Aussagekraft. Eine Ausnahme bilden ausschließlich jene Antiarrhythmika, bei denen ein sehr großer Anteil in gebundener Form vorliegt. So kann z.B. ein Abfall der Plasmaproteinbindung um 5% beim Diphenylhydantoin eine Verdoppelung des freien Anteils nach sich ziehen, da die Substanz zu 90% in gebundener Form vorliegt. Hypoproteinämien bei Karzinomkranken, Systemerkrankungen oder schwerer Leberfunktionsstörung können in diesen Fällen große Auswirkungen haben, da der Anteil des freien Medikamentes rasch in einen toxischen Bereich gelangen kann (27,28).

4.1.4. Bedeutung der Pharmakokinetik für die antiarrhythmische Therapie

Wie bereits betont, beschreibt die Pharmakokinetik die Konzentrationsänderungen von Arzneistoffen im Organismus in ihrer Zeitabhängigkeit. Sie untersucht insbesondere die Prozesse von Absorption (Resorption), Verteilung, Metabolismus und Exkretion in ihren zeitlichen Abläufen und charakterisiert diese mit Hilfe von pharmakokinetischen Parametern. Zur Ermittlung dieser Parameter ist die Bestimmung der Konzentrationen der Wirkstoffe sowie möglicher Metabolite in den zugänglichen Kompartimenten des Organismus, am häufigsten im Blut und Harn, notwendig.

In den vergangenen Jahren ist es durch die Entwicklung spezifischer und sensitiver chemisch-analytischer Nachweisverfahren möglich geworden, die Konzentrationen einer Vielzahl von Arzneimitteln zu bestimmen. Auch für Antiarrhythmika wurden Bestimmungsmethoden erarbeitet, die ihren Nachweis in den verschiedenen Körperflüssigkeiten des Organismus ermöglichen. Dadurch konnte nachgewiesen werden, daß eine enge Korrelation zwischen Blutspiegel und antiarrhythmischer Effektivität besteht (10,15, 16,25,27,31,33).

Der Bereich zwischen der effektiven und der toxischen Konzentration wird als therapeutischer Bereich („therapeutic range“) eines Arzneimittels bezeichnet und wurde für fast alle Antiarrhythmika charakterisiert. Die meisten Antiarrhythmika besitzen nur eine geringe therapeutische Breite. So liegen die toxischen Konzentrationen der meisten Antiarrhythmika im Durchschnitt nur um das Zwei- bis Vierfache über den therapeutischen Plasmaspiegeln. Größere Variationen zwischen effektiven und toxischen Konzentrationen treten bei den Beta-Rezeptorenblockern auf.

Eine Überwachung der Blutspiegel („drug monitoring“), insbesondere bei Problempatienten, schien daher geeignet, die antiarrhythmische Therapie zu optimieren. Dies trifft insbesondere für neu eingeführte Pharmaka während der frühen Phasen der klinischen Wertbestimmung (Dosisfindung) zu. Jedoch zeigte sich, daß es nicht immer möglich ist, allein aus der Kenntnis der Konzentration im Plasma die Dosierung der Antiarrhythmika effektiv und sicher zu gestalten. Unsicherheiten bei der **Beurteilung der Konzentrations-Wirkungsbeziehungen** können entstehen durch (27):

- **Fehler in der Definition des therapeutischen Bereichs.** Diese können einerseits dadurch zustande kommen, daß für die Definition therapeutischer Bereiche nur Untersuchungen an einer kleinen Patientenpopulation herangezogen wurden. Andererseits hat sich im Ergebnis der Entwicklung spezifischer Nachweisverfahren für Antiarrhythmika herausgestellt, daß einige therapeutische Bereiche zu hoch festgelegt wurden, da eine „Überbestimmung" der Plasmakonzentrationen erfolgte. So mußte der ursprünglich für Chinidin definierte therapeutische Bereich von 3-7 auf 1-4 μg/ml korrigiert werden.
- Die Bedeutung von **Veränderungen von pharmakokinetischen Parametern durch Krankheitszustände** wurde bereits beschrieben.
- **Auftreten von aktiven Metaboliten.**

Die Bildung von pharmakologisch aktiven Metaboliten (1,12,13,27,32) kann ebenfalls zu Fehlinterpretationen des therapeutischen Bereichs führen. Mit dem Auftreten von derartigen Metaboliten ist immer dann zu rechnen, wenn eine deutliche Diskrepanz zwischen beobachteter Wirkungsdauer und Eliminationshalbwertszeit des unveränderten Pharmakons besteht. Von Bedeutung ist die Bildung aktiver Metabolite, insbesondere bei Pharmaka mit geringer therapeutischer Breite, wie sie für die meisten Antiarrhythmika bekannt ist. Zu diesen Antiarrhythmika gehören neben Chinidin vor allem neuere antiarrhythmisch wirksame Pharmaka wie Amiodaron, Encainid und Propafenon.

Einige Metabolite besitzen teilweise die gleiche pharmakologische Aktivität wie das unveränderte Pharmakon, treten jedoch in geringeren Konzentrationen auf. Da sie häufig langsamer als die Muttersubstanz aus dem Organismus ausgeschieden werden, ist insbesondere im steady state mit einer Akkumulation zu rechnen.

Zu einer Anhäufung von aktiven Metaboliten mit gleichzeitigem Auftreten von toxischen Reaktionen kann es auch bei Funktionseinschränkungen der eliminierenden Organe kommen. Davon sind nicht nur Patienten mit gestörter Leberfunktion betroffen, sondern auch Niereninsuffiziente, wenn die Exkretion den Haupteliminationsort für die aktiven Metabolite darstellt. Zu diesen Antiarrhythmika gehören Procainamid, Lidokain, Flecainid und Encainid, deren aktive Metabolite bei Patienten mit Niereninsuffizienz kumulieren können.

Schließlich können auch Patienten mit einem **genetisch bedingten Polymorphismus der Enzyme,** die für die hepatische Biotransformation verantwortlich sind, einen veränderten Metabolismus aufweisen.

Ausgehend von den genannten Besonderheiten der Pharmakokinetik von Antiarrhythmika wird die **Bestimmung von Plasmakonzentration** sowohl des unveränderten Arzneimittels als auch in einigen Fällen seiner Metabolite unter folgenden Gesichtspunkten als sinnvoll erachtet (2,6,10,16,18,25,27,31):

1. bei geringer therapeutischer Breite, wie sie von den meisten Antiarrhythmika bekannt ist,
2. bei Patienten mit therapeutisch schwer einstellbaren Arrhythmien bzw. Resistenz gegenüber Antiarrhythmika zur Optimierung der Therapie,
3. bei krankheitsbedingten Veränderungen der Pharmakokinetik, die Absorption, Verteilung, Metabolismus und Elimination der Antiarrhythmika entscheidend beeinflussen,
4. bei malignen lebensbedrohlichen Formen der Arrhythmie,
5. bei Antiarrhythmika mit nichtlinearer Kinetik,

6. bei Verdacht auf mangelnde Therapietreue („Non-Compliance“),
7. bei Untersuchungen im Rahmen der klinischen Wertbestimmung neuer antiarrhythmisch wirksamer Pharmaka zur Charakterisierung der absoluten Bioverfügbarkeit sowie
8. bei vergleichenden Untersuchungen von Antiarrhythmika in verschiedenen galenischen Zubereitungsformen zur Ermittlung der relativen Bioverfügbarkeit.

4.1.5. Bioverfügbarkeit

Der Parameter „Bioverfügbarkeit“ wird seit nunmehr über 20 Jahren als Qualitätskriterium für Arzneimittel angewandt. Ausgangspunkt waren die Arbeiten von OSER et al. aus dem Jahre 1945 (24), die für das Verhältnis der über einen bestimmten Zeitraum ausgeschiedenen Wirkstoffkonzentration einer Testdosis im Vergleich zu einer Standarddosis den Terminus „Verträglichkeit“ prägten. In den nachfolgenden Jahren wurde dieser Begriff durch zahlreiche neue Erkenntnisse weiterentwickelt. Zum gegenwärtigen Zeitpunkt wird in vielen Ländern die Definition der FDA (Food and Drug Administration des Department of Health, Education and Welfare, USA) akzeptiert, die die Bioverfügbarkeit als „die Geschwindigkeit und das Ausmaß der Absorption eines Arzneimittels aus seiner Applikationsform in die systemische Zirkulation oder den Ort der Wirkung“ definiert. Diese Definition bezieht auch die Bildung pharmakologisch aktiver Metabolite mit ein. Der in der anglo-amerikanischen Literatur verwendete Begriff der „absorption“ ist dabei synonym mit dem Begriff der Resorption. Als Maß für die Bioverfügbarkeit gilt die Fläche unter der Plasmakonzentrations-Zeit-Kurve („area under the curve“ AUC).

Die Bioverfügbarkeit wird in eine absolute und relative Bioverfügbarkeit unterschieden: Die **absolute Bioverfügbarkeit** („availability“) beschreibt die Geschwindigkeit und das Ausmaß der Absorption eines extravasal applizierten Arzneimittels im Vergleich mit derselben Menge des Pharmakons, intravasal angewandt (3,9,11,22,26,27,33). Dabei wird die Bioverfügbarkeit des intravasal applizierten Arzneimittels gleich 100% gesetzt.

Die **relative Bioverfügbarkeit** („bioequivalency“) ist als die Geschwindigkeit und das Ausmaß zweier extravasal angewandter Arzneimittelzubereitungen definiert, die in verschiedenen galenischen Zubereitungen vorliegen. Dabei werden die relative Menge eines applizierten Wirkstoffs, der die systemische Zirkulation erreicht, und die relative Geschwindigkeit, mit der dies geschieht, gemessen, wenn der gleiche Wirkstoff dem gleichen Probanden oder Patienten in zwei oder mehreren Dosierungsformen appliziert wird.

Die Bestimmung der Bioverfügbarkeit ist entweder als Plasmakonzentrations-Zeit-Kurve oder aus kumulativen Harnausscheidungskurven nach Einzeldosis oder wiederholter Anwendung im steady state möglich. Aus den Blutspiegelkurven werden 3 Parameter ermittelt, die die Bioverfügbarkeit charakterisieren:

- die Fläche unter der Konzentrationszeit-Kurve AUC,
- die Konzentration maximaler Plasmaspiegel (Cmax) und
- die Zeit bis zum Erreichen maximaler Plasmakonzentrationen (tmax).

Für die Ermittlung der Bioverfügbarkeit aus kumulativen Harnausscheidungskurven sind folgende Parameter aussagekräftig:

- die Gesamtmenge des unverändert ausgeschiedenen Arzneimittels bis zum Zeitpunkt Unendlich,
- die maximale Konzentration des unverändert ausgeschiedenen Arzneistoffes und
- der Zeit des Auftretens maximaler Konzentrationen des Wirkstoffs im Urin.

4.2. Pharmakokinetik von Tiracizin und seinen Metaboliten

4.2.1. Bestimmungsmethode

Das neue antiarrhythmisch wirksame Pharmakon Tiracizin wurde im Rahmen der klinischen Wertbestimmung erstmals hinsichtlich seines pharmakokinetischen Verhaltens am Menschen untersucht. Aus tierexperimentellen Untersuchungen zur Pharmakokinetik und Metabolisierung an der Ratte (21a) lagen Hinweise vor, daß vom Tiracizin Metabolite gebildet werden. Die mittels ^{14}C-Markierung peroral durchgeführten Studien ergaben nach rascher und umfassender Absorption von Tiracizin eine frühzeitige Metabolisierung zum Metabolit 1. Diese war geschlechtsabhängig und führte bei weiblichen Ratten zu deutlich höheren Konzentrationen. Das renale Exkretionsmuster wies neben der unveränderten Muttersubstanz (3-5% der oralen Dosis) die als Hauptmetabolite klassifizierten Metabolite 1 (14-29% der oralen Dosis) und 2 (13-14% der oralen Dosis) auf.
In den Arbeiten von Kaverina et al. (20,21) zur Pharmakokinetik und Pharmakodynamik an Katzen und Hunden wurde nur das kinetische Verhalten der Muttersubstanz Tiracizin beschrieben. Metabolite wurden nicht nachgewiesen.
Die **Bestimmungen der Plasmaspiegel** von Tiracizin erfolgten mittels einer von Kaverina et al. entwickelten HPLC-Methode (20.21). Als innerer Standard diente Moracizin, ein dem Tiracizin strukturähnliches Antiarrhythmikum.
In den durchgeführten pharmakokinetischen Untersuchungen (G. Rostock et al., 1989) (27) wurde anfangs die von Kaverina et al. inaugurierte Methode eingesetzt. Jedoch ergaben sich bald Hinweise, daß auch beim Menschen Metabolite gebildet werden. Daher wurde die Bestimmungsmethode dahingegehend weiterentwickelt, daß es gelang, außer der unveränderten Muttersubstanz gleichzeitig die Metabolite 1 bis 3 quantitativ nachzuweisen. Die Struktur der Metabolite ist in der Abb. 4.2. dargestellt.

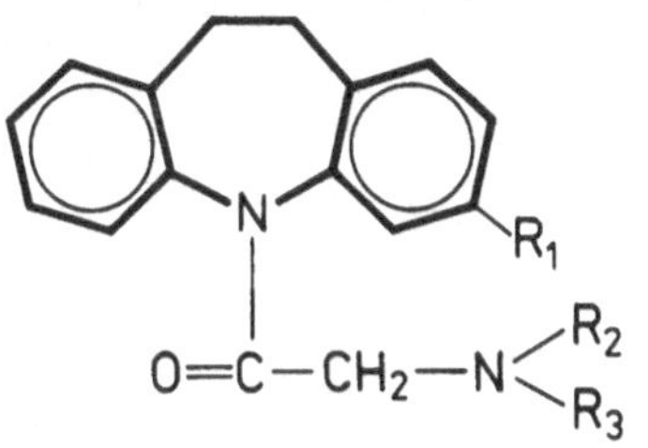

R_1	R_2	R_3	
$NH-COOC_2H_5$	CH_3	CH_3	Tiracizin®
NH_2	CH_3	CH_3	M1
$NH-COOC_2H_5$	CH_3	H	M3
NH_2	CH_3	H	M2

Abb. 4.2.: Chemische Struktur von Tiracizin und seinen Hauptmetaboliten

Es konnte durch G. Rostock (27) der Nachweis erbracht werden, daß diese analytische Bestimmungsmethode ein hochspezifisches Verfahren zum gleichzeitigen Nachweis von Tiracizin und seinen Metaboliten ist. Die Spezifität ist durch die für die einzelnen Substanzen charakteristischen Retentionszeiten gewährleistet. Das Verfahren erlaubt den sicheren Nachweis von Konzentrationen bis zu 5 ng/ml Plasma oder Urin. Die Präzision mit durchschnittlichen Abweichungen von 3-7% ist gut. Alle nachfolgenden Ergebnisse wurden mit dieser Methode erarbeitet.

4.2.2. Plasmakonzentrationen von Tiracizin

Bislang liegen Ergebnisse (27) an 3 verschiedenen Zubereitungen des Tiracizin (Ampulle, Kapsel, Tablette) vor. Dabei wurden die oralen Applikationsformen nicht nur als einmalige Dosis eingesetzt, sondern auch über einen längeren Zeitraum (steady state, minimal 10 Tage) angewandt.

Bereits aus den Untersuchungen zur Synthese von Tiracizin und Analoga durch Wunderlich et al. (34) lagen Hinweise zur Bio-

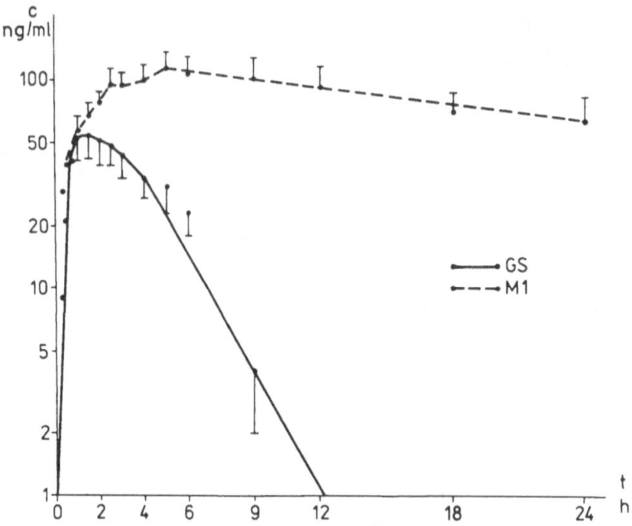

Abb. 4.3.: Konzentration von Tiracizin und Metabolit 1 im Plasma bei 12 Patienten nach oraler Gabe von 50 mg ($\bar{x} \pm s_{\bar{x}}$)

transformation in potentielle Metabolite, vor allem durch Abbaureaktionen an den Substituenten in 3- und 5-Stellung, vor. Dadurch war insbesondere die Bildung von Hauptmetaboliten durch Hydrolyse am Substituenten in Position 3 sowie durch Desmethylierungen am 5-Substituenten zu erwarten. Durch Biotransformation werden - mit großer Wahrscheinlichkeit in der Leber als Ort der Metabolisierung - 3 Metabolite gebildet, deren Struktur in Abb. 4.2. dargestellt ist.

Die **Bestimmung der Plasmakonzentrationen** ergab, daß Tiracizin auch beim Menschen metabolisiert wird. Nach **oraler Applikation von Einzeldosen** von 50 mg werden bereits nach 15 bis 30 Minuten neben der unveränderten Muttersubstanz Metabolite nachweisbar (Abb. 4.3.). Dabei können im allgemeinen die höchsten Konzentrationen für den Metabolit 1 gemessen werden. Peakkonzentrationen treten nach 1 bis 5 Stunden auf. Es finden sich jedoch deutliche interindividuelle Schwankungen der Konzentrationen, ohne daß bislang Veränderungen des hepatischen Metabolismus erkennbar waren. Möglicherweise kommen als Ursache hierfür Veränderungen in der hepatischen Extraktionsrate, der Leberperfusion oder dem Enzymmuster in Frage.

Im Gegensatz zum Metabolit 1 wird der Metabolit 2 bei Einmalgabe nur inkonstant gefunden. Auch der Metabolit 3 kann nur vereinzelt nachgewiesen werden, so daß dieser für die antiarrhythmische Aktivität ohne Relevanz sein dürfte.

Die unveränderte Muttersubstanz Tiracizin wird nach Einzelgabe nur in geringen Konzentrationen nachgewiesen. Sie erreicht nach 1 bis 1,5 Stunden ihr Maximum von durchschnittlich 50–70 ng/ml. Nach 9-12 Stunden kann überwiegend keine Muttersubstanz mehr gefunden werden.

Bei **wiederholter oraler Applikation von Tiracizin** finden sich andere Bedingungen: Während die Konzentrationen für Tiracizin wiederum nur bis zu 6–9 Stunden nachweisbar sind und vergleichweise geringere Werte in Relation zur Akutanwendung erreichen, werden die Metabolite 1 und 2 immer gefunden und liegen deutlich über den nach Einzelapplikation gemessenen Werten. Dies trifft insbesondere für den Metabolit 2 zu, der bis zu 10fach höhere Konzentrationen im steady state erreicht. Jedoch liegen die Blutspiegel dieses Metabolits unter denen des Metabolit 1 (430–560 ng/ml).

Die in Abb. 4.4. dargestellten Blutspiegelverläufe als Mittelwertskurve zeigen, daß beide Metabolite bis zu 24 Stunden einen relativ konstanten Plasmakonzentrationsverlauf zeigen, so daß auch nach 24 Stunden noch durchschnittliche Spiegel von 230 ng/ml für Metabolit 1 und 180 ng/ml für Metabolit 2 vorliegen.

Nach **intravenöser Applikation** von 0,3 mg/kg KM können gleichfalls die Muttersubstanz und Metabolite nachgewiesen werden. Für Tiracizin kann überwiegend ein zweiphasiger Verlauf der Plasma-Konzentrations-Zeit-Kurve gefunden werden. Nach einer Phase der schnellen Abnahme der Blutspiegel bis zu etwa 15 Minuten folgt eine Phase der langsamen Elimination. Nach 3 Stunden sind dann im Mittel noch Konzentrationen von 50 ng/ml nachweisbar. Auch bei intravenöser Applikation finden sich interindividuelle Unterschiede.

Auch der Metabolit 1 zeigt häufig in Abhängigkeit von der Zeit 2 Peaks der Plasmakonzentration, die zumeist nach 15 bzw. 60 Minuten vorliegen. Die Konzentrationen steigen noch über den 3-Stundenwert an (Abb. 4. 5.).
Metabolit 2 ist inkonstant nachweisbar, dann jedoch in hohen Konzentrationen. Er findet sich häufig dann, wenn kein Metabolit 1 vorliegt. - Metabolit 3 findet sich nach intravenöser Gabe selten und in geringen Konzentrationen.

4.2.3. Bestimmung der absoluten Bioverfügbarkeit

Nach intravenöser und oraler Akutanwendung am gleichen Patienten können aus den Plasma-Konzentrations-Zeit-Kurven die Flächen unter der Blutspiegelkurve vom Zeitpunkt Null bis Unendlich ($AUC^{0\to\infty}$) für jeden einzelnen Patienten berechnet werden und hieraus, wie oben dagestellt, die absolute Bioverfügbarkeit bestimmt werden. Diese wurde für Tiracizin mit 34% ermittelt (Schwankungen zwischen 18 und 68%).

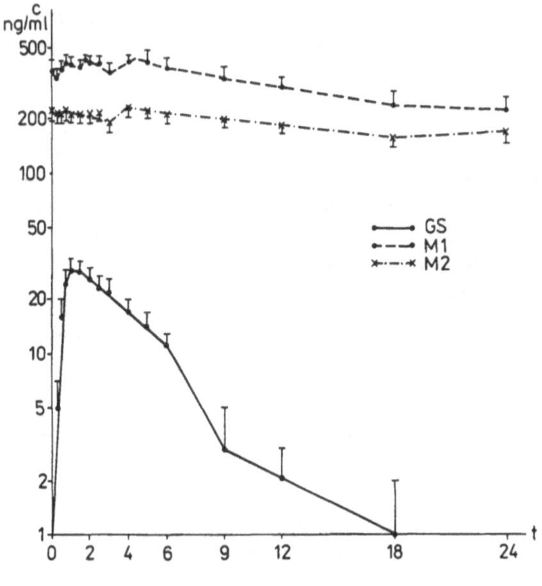

Abb. 4.4.: Konzentration von Tiracizin und der Metabolite 1 und 2 im Plasma bei 12 Patienten im steady state ($\bar{x} \pm s_{\bar{x}}$)

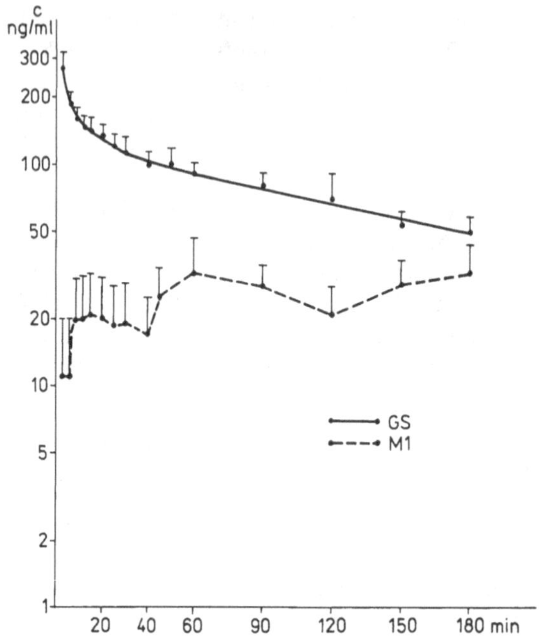

Abb. 4.5.: Konzentration von Tiracizin und Metabolit 1 im Plasma bei 12 Patienten nach 0,3 mg/kg KM i.v. ($\bar{x} \pm s_{\bar{x}}$)

Um festzustellen, ob eine verminderte Bioverfügbarkeit durch einen **„first pass"-Metabolismus** oder durch inkomplette Absorption verursacht wird, können die Verhältnisse der $AUC^{0 \to \infty}$ für das unveränderte Pharmakon und die Gesamtsumme der gebildeten Metabolite nach oraler und intraveöser Gabe verglichen werden. Dabei ergab sich für Tiracizin, entsprechend der absoluten Bioverfügbarkeit, ein Quotient von 0,34 und von 3 für die Summe der Metabolite (27).

Es ist bekannt, daß bei Vorliegen der Konstellation: Flächen-Verhältnis des unveränderten Pharmakons > 1 und dem Flächenverhältnis der Metabolite von gleich oder ungefähr 1 eine komplette Absorption und ein „first pass"-Metabolismus vorliegen. - Somit kann für Tiracizin geschlußfolgert werden, daß die verminderte Bioverfügbarkeit nicht durch eine inkomplette Absorption, sondern durch einen ausgeprägten „first pass"-Metabolismus zustandekommt.

Der Begriff „first pass"-Effekt wurde 1969 von Harris und Riegelmann (17) geprägt und zunächst nur die Metabolisierung eines Arzneistoffes bei der ersten Leberpassage verstanden. Später wurde gefunden, daß es auch im Lumen und in der Wand des Gastrointestinaltraktes zu metabolischen Veränderungen kommen kann. Der Begriff wurde daher erweitert und beinhaltet den Metabolismus oder Zerfall eines Arzneimittels kurz vor, während oder kurz nach seiner enteralen Absorption. Somit ist die Menge des unveränderten Pharmakons, das den großen Kreislauf erreicht und damit systemisch verfügbar ist, durch eine präsystemische Pharmakaelimination - wie dieses Phänomen von Routledge und Shand bezeichnet wurde - reduziert.

Die pharmakokinetische Bedeutung eines „first pass"-Metabolismus ist nicht gleichbedeutend mit seiner klinisch-therapeutischen Relevanz. Letztere kann erst durch das Ausmaß und die Steilheit der Dosis-Wirkungs-Kurve sowie die therapeutische Breite des Pharmakons beurteilt werden. Der „first pass"-Metabolismus erreicht bei wiederholter Anwendung und bei Dosissteigerung einen Sättigungspunkt und stellt damit einen kapazitätslimitierenden Prozeß dar. Ob dies auch für die Metabolisierung des Tiracizins zutrifft, kann gegenwärtig noch nicht beantwortet werden.

Neue Erkenntnisse zum **Metabolisierungsmuster des Tiracizins** konnten auf der Basis von Verträglichkeitsuntersuchungen an wachen Hunden (24a) gewonnen werden. Es wurden nach wiederholten Applikationen von subtoxischen Dosen Blutspiegelbestimmungen durchgeführt. Hierbei wurde im Vergleich zu den pharmakokinetischen Ergebnissen am Menschen dasselbe Metabolisierungsmuster in ähnlichen Konzentrationen gefunden. Nach tierexperimentellen Untersuchungen, vor allem an der Ratte, ergibt sich folgendes Schema der Biotransformation von Tiracizin, das hypothetisch auch für andere Spezies und für den Menschen zu diskutieren ist (27):

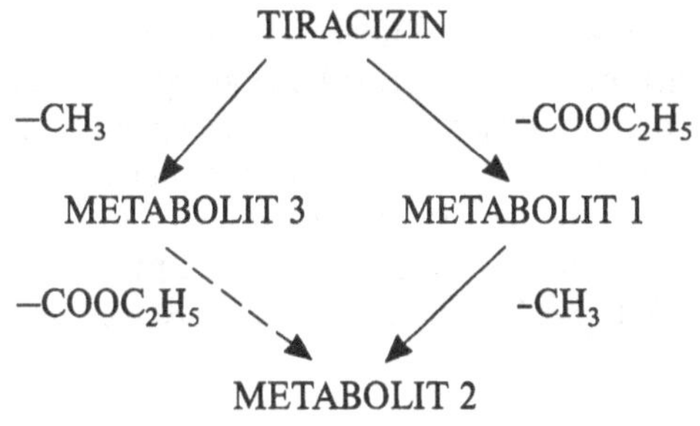

Während die Biotransformation des Tiracizin über die Bildung des Metabolit 1 zum Metabolit 2 als der wichtigste Schritt der Elimination anzusehen ist, gilt der Abbau über die Bildung von Metabolit 3 zu Metabolit 2 als hypothetisch bzw. stellt einen Nebenweg des Metabolismus dar.

Die bei einigen Patienten nachgewiesenen starken Schwankungen in den Konzentrationen der Metabolite sowie die geringeren Blutspiegel von Tiracizin im steady state bis zum völligen Verschwinden der Muttersubstanz lassen an die Möglichkeit einer **Enzyminduktion des Abbaus** von Tiracizin denken. Unterschiede in der Metabolisierungsrate können durch genetisch determinierte „extensive“ und „poor metabolizer“ zustandekommen. Beweise für ein derartiges Verhalten liegen für Tiracizin nicht vor. Jedoch sind die Antiarrhythmika Encainid und Propafenon als Pharmaka mit phänotypabhängigem Metabolismus in der Literatur charakterisiert worden, wobei in der überwiegenden Mehrheit der Population ein „extensive metabolizer“-Verhalten vorherrscht (31,33).

Bei wiederholten peroralen Applikationen von Tiracizin können für die Metabolite 1 und 2 fast immer 2 Peakkonzentrationen gefunden werden. Ein derartiges Verhalten wird für Pharmaka mit **enterohepatischem Kreislauf** beschrieben (13). Der enterohepatische Kreislauf ist durch die Sekretion einer Substanz in die Galle mit nachfolgender Reabsorption aus dem Darm und Rücktransport über den Pfortaderkreislauf in die Leber definiert. - Als therapeutische Konsequenz ist daraus die Notwendigkeit einer wiederholten Magenspülung bei Intoxikationen mit Tiracizin zur Giftelemination abzuleiten.

Renale Exkretion von Tiracizin

Neben der biliären Exkretion des Tiracizin und seinen Metaboliten erfolgt eine renale Ausscheidung. In Bezug auf die eingenommene Tagesdosis ergibt sich im Mittel eine Exkretionsrate von 0,5% für Tiracizin, 12% für Metabolit 1 und 9% für Metabolit 2.
In tierexperimentellen Untersuchungen an der Ratte konnte eine Geschlechtsspezifität der Ausscheidung der Metabolite gefunden (21a). Dies ließ sich für den Menschen nicht nachvollziehen.

4.2.4. Pharmakokinetische Parameter von Tiracizin und seinen Metaboliten

Aus den Plasmakonzentrationsbestimmungen nach intravenöser und oraler Applikation lassen sich mittels spezieller Computer-Soft-ware-Programme (in diesem Falle PKCALC-Kinetik) (30) zahlreiche pharmakokinetische Parameter errechnen, die für die Therapie von besonderer Bedeutung sind (27,29).

Für die **Halbwertszeit der Absorption** wurde ein Mittelwert von 0,66 Stunden berechnet. Bei einer nicht unerheblichen Zahl der Fälle (75%) findet sich eine verzögerte Absorption mit einer „lag time" von 0,27 Stunden im Mittel.
Die Muttersubstanz Tiracizin wird mit einer **Eliminationshalbwertszeit** von 2 Stunden aus dem Organismus ausgeschieden. Die mittlere Verweildauer („mean residence time", MRT), die einen weitgehend kompartimentunabhängigen Parameter darstellt, ist die Zeit, in der 63,2% des Pharmakons bzw. der Metabolite aus dem Organismus entfernt sind (7,8). Diese betrug für Tiracizin im Mittel 4 Stunden. Die **totale Clearance** kann mit 60–80 l/h nach Akutanwendung und mit 120 l/h im steady state angegeben werden. Dieser Anstieg der Clearance bei chronischer Anwendung steht in Übereinstimmung mit der Abnahme der Plasmaspiegel von Tiracizin im steady state gegenüber Akutanwendung.
Das errechnete „scheinbare" **Verteilungsvolumen V_d** beträgt im Mittel 190-325 l. Obgleich das Verteilungsvolumen nur einen fiktiven Wert darstellt, ist dieser Parameter geeignet, Aussagen über den Verteilungsraum der Pharmaka zu geben. Wie die für Tiracizin bestimmten großen Verteilungsvolumina zeigen, verteilt sich diese Substanz in „tiefe" Kompartimente oder wird in spezifischen Geweben, wie z.B. im Fettgewebe, gespeichert. Die weiterhin in Frage kommende Möglichkeit einer verstärkten Bindung an Plasmaproteine konnte durch die Untersuchungen von Haustein (19) geklärt werden. Danach wird Tiracizin nur zu etwa 60% an Albumine gebunden. Diese **Plasmaproteinbindung** ist ohne klinische Relevanz.

Für Metabolit 1 wird im Vergleich mit Tiracizin eine deutlich längere Halbwertszeit der Elimination von 14–15 Stunden bestimmt. Die mittlere Verweildauer beträgt 20–23 Stunden im Mittel. Unter Akutanwendung wird der Metabolit 1 mit einer Clearance von 5 l/h aus dem Organismus eliminiert, während im steady state eine Abnahme der Clearance auf 1 l/h vorliegt. Entsprechend werden unter steady state-Bedingungen höhere Plasmakonzentrationen gegenüber Aktuanwendung nachweisbar. Das Verteilungsvolumen beträgt unter Akutanwendung 90 l, im steady state verteilte sich der Metabolit 1 nur in einem Volumen von 25 l.

Der Metabolit 2 findet sich fast ausschließlich unter steady state-Bedingungen. Daher sollen nur diese Daten betrachtet werden: Die Eliminationshalbwertszeit beträgt 17 Stunden, die mittlere Verweildauer 25 Stunden. Für die totale Clearance finden sich Werte von 2 l/h und das Verteilungsvolumen wird mit 40 l angegeben.

Tiracizin verfügt über einen ausgeprägten „first pass"-Metabolismus. Die beim Menschen nachgewiesenen Metabolite 1 und 2 besitzen nach pharmakologischen Untersuchungen antiarrhythmische Aktivität. Die Befunde einer kurzen Halbwertszeit von 2 Stunden für Tiracizin sowie die klinische Wirkungsdauer von im Mittel 9 Stunden (6–19 Std.) führen zu der Aussage, daß ein Teil der antiarrhythmischen Wirksamkeit durch die Bildung pharmakologisch aktiver Metabolite, insbesondere unter Langzeitbehandlung, zustandekommt.

4.2.5. Beziehungen zwischen Plasmaspiegel von Tiracizin und seinen Metaboliten und antiarrhythmischer Aktivität

Nach **intravenöser Applikation** von 0,3 mg/kg KM kann bei der überwiegenden Zahl der Patienten mit ventrikulärer Extrasystolie eine antiarrhythmische Aktivität nachgewiesen werden, wobei der Wirkungseintritt im Mittel 9-12 min post injectionem erfolgt.
Zu diesem Zeitpunkt finden sich hohe Konzentrationen des Tiracizin (im Mittel 150 ng/ml), während die Metabolite nur selten nachweisbar sind; lediglich der Metabolit 1 ist in 75% der Untersuchten nachweisbar (20 ng/ml). - Die Wirkung hält im allgemeinen 45 bis 60 min an. Während die Plasmaspiegel für Tiracizin noch 90-100 ng/ml betragen, liegen sie für den Metaboliten 1 um 20-30 ng/ml (27).

Nach einer **einmaligen oralen Anwendung** wird - trotz teilweise hoher Plasmaspiegel von Tiracizin und Maximakonzentrationen von 100 ng/ml für den Metabolit 1 - keine therapeutisch relevante antiarrhythmische Aktivität gefunden. Überwiegend erfolgt der Wirkungseintritt nach der 5. bis 6. oralen Dosis am 3. Behandlungstag (27).

Unter der **oralen Langzeitbehandlung** können überwiegend (siehe klinische Prüfung) gute

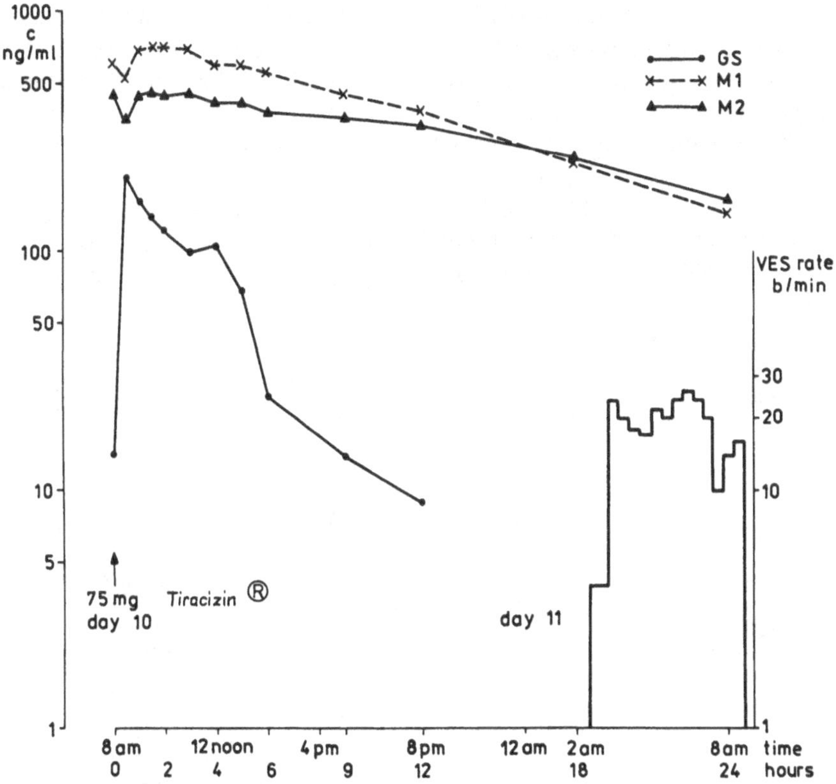

Abb. 4.6.: Kasuistische Darstellung der Beziehungen zwischen Plasmakonzentrationen von Tiracizin und seinen Metaboliten und der antiarrhythmischen Aktivität. Nach einer einmaligen morgendlichen oralen Gabe von 75 mg Tiracizin treten unter steady-state-Bedingungen nach 17 Stunden erneut massiv ventrikuläre Extrasystolen auf.

antiarrhythmische Effekte von Tiracizin nachgewiesen werden. Es finden sich unter steady state-Bedingungen niedrige Plasmaspiegel für Tiracizin und hohe für die Metabolite.
Unter steady state-Bedingungen kommt es nach einer nur einmaligen oralen Dosis zum Wiederauftreten der Arrhythmien. Die durchschnittliche klinische Wirkungsdauer beträgt 9,1 +/– 2,0 Stunden (6–17 Stunden). Die Blutspiegel zum Zeitpunkt des Auftretens der Arrhythmien lagen für Tiracizin im Mittel bei 6 +/– 3 ng/ml, während die Konzentration des Metabolit 1 durchschnittlich 323 +/– 54 ng/ml und des Metabolit 2 im Mittel 240 +/– 33 ng/ml betrug (27).
Der Zusammenhang zwischen den gemessenen Blutspiegeln von Tiracizin sowie seinen Metaboliten und der mittels Holter-EKG ermittelten Rate ventrikulärer Extrasystolen in Abhängigkeit von der Zeit nach Einnahme von 1 x 75 mg kann durch eine Kasuistik (Abb. 4.6.) belegt werden (29). Zum Zeitpunkt des Wiedereintritts der Arrhythmie war kein Tiracizin nachweisbar, die Konzentrationen der Metabolite 1 und 2 lagen dagegen zwischen 220 und 190 ng/ml. Diese bei Wiederbeginn der Arrhythmien nachgewiesenen Konzentrationen können als minimal effektive Blutspiegel angesehen werden.

Die Bedeutung der Metabolite 1 und 2 an der Gesamtwirkung des Pharmakons kann gleichfalls durch die Bestimmung der **therapeutischen Plasmakonzentrationen** von Tiracizin und der Metabolite bei Patienten im steady state (27) nachgewiesen werden (Abb. 4.7.). Diese als Minima- und Maximawerte angegebenen Blutkonzentrationen wurden an 65 Patienten ermittelt, bei denen eine gute bis sehr gute antiarrhythmische Aktivität bestand. Für die unveränderte Muttersubstanz konnte ein mittlerer therapeutischer Bereich von 20 bis 100 ng/ml festgelegt werden. Für die Metabolite 1 und 2 wurden mittlere therapeutische Bereiche zwischen 300 und 600 ng/ml bzw. 100 und 300 ng/ml nachgewiesen.

Literatur

1. ATKINSON, A.J. u. J.M. STRONG: Effect of active drug metabolites on plasma level-response correlations. J. Pharmacokin. Biopharm. 5 (1977), 95–109

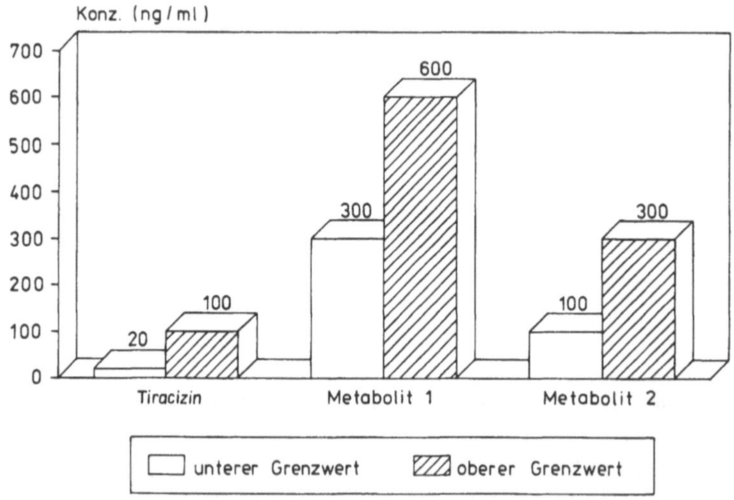

Abb. 4.7.: Therapeutische Blutkonzentrationen von Tiracizin und seinen Metaboliten im steady state einer oralen Behandlung

2. BARRE, J., F. DIDEY, F. DELION u. J.P. TILLEMENT: Problems in therapeutic drug monitoring: Free drug level monitoring. Ther. Drug Monit. **10** (1988), 133-143

3. BEKEMEIER, H. u. R. HIRSCHELMANN: Bioverfügbarkeit von Arzneimitteln - Begriffe und Probleme. Pharmazie **39** (1984), 59-62

4. BENOWITZ, N.L. u. W. MEISTER: Pharmacokinetics in patients with cardiac failure. Clin. Pharmacokin. **1** (1976), 389-405

5. BOND, W.S.: Clinical relevance of the effect of hepatic disease on drug disposition. Am. J. Hosp. Pharm. **35** (1978), 406-414

6. BROWN, J.E. u. D.G. SHAND: Therapeutic drug monitoring of antiarrhythmic agents. Clin. Pharmacokin, **7** (1982), 125-148

7. CHANTER, D.O.: The determination of mean residence time using statistical moments: Is it correct? J. Pharmacokin. Biopharm. **13** (1985), 93-100

8. CHENG, H. u. W.J. JUSKO: Mean residence time concepts for pharmacokinetic systems with nonlinear drug elimination described by the Michaelis-Menten equation. Pharm Res. **5** (1988), 156-164

9. CUTLER, D.J.: Theory of the mean absorption time, an adjunct to conventional bioavailability studies. J. Pharm. Pharmacol. **30** (1978), 476-478

10. DENGLER, H.J.: Die Bedeutung der Pharmakokinetik für die Arzneimitteltherapie. Internist **71** (1977), 597-606

11. DOST, F.H.: Grundlagen der Pharmakokinetik. G. Thieme Verlag, Stuttgart 1968

12. DRAYER, D,E.: Active drug metabolites and renal failure. Am. J. Med. **62** (1977), 486-489

13. DUGGAN, D.E. u. K.C. KWAN: Enterohepatic recirculation of drugs as a determinant of therapeutic ration. Drug Metab. Rev. **9** (1979), 21-41

14. FLEISHAKER, J.C. u. R.B. Smith: Compartmental model analysis in pharmacokinetics. J. clin. Pharmacol. **27** (1987), 922-926

15. FOLLATH, F.: Beziehungen zwischen Serumkonzentration und klinischer Wirksamkeit von Antiarrhythmika. Cardiology **70** (1983), Suppl. 1, 108-113

16. GUGLER, R. u. D.L. AZARNOFF: Die klinische Bedeutung der Plasmaspiegelbestimmung von Medikamenten. Internist **18** (1977), 498-503

17. HARRIS, P.A. u. S. RIEGELMAN: Influence of the route of administration on the area under the plasma concentration time curve. J. Pharm. Sci. **58** (1969), 71-75

18. HARRISON, D.C., P.J. MEFFIN u. R.A. WINKLE: Clinical pharmacology of antiarrhythmic drugs. Prog. Cardiovasc. Dis. **20** (1977), 217-242

19. HAUSTEIN, K.-O.: Bericht zur Bindung von Bonnecor an Plasmaproteine und zur Penetration in Erythrozyten. Erfurt 1987

20. KAVERINA, N.V., A.P. RODIONOV, S.J. BERDJAJEV, A.W. DARINSKIJ, M.T. SULAKVELIDZE u. W. KLEMM: Pharmakokinetik und Pharmakodynamik von Bonnecor (AWD 19-166, GS 015) an der Katze. Pharmazie **40** (1985), 868-869

21. KAVERINA, N.V., A.P. RODIONOV, V.V. LYSKOVZEV, J.K. GRIGOREVA, M.T. SULAKVELIDZE, H. POPPE, W. KLEMM u. U. MORGENROTH: Pharmakokinetik und Pharmakodynamik von Bonnecor (AWD 19-166, GS 015) am Hund. Pharmazie **40** (1985), 869-870

21a. KLEMM, W., U. MORGENROTH, U. JORAM u. A.P. RODIONOV: Pharmakokinetik und Metabolisierung von 3-Carbethoxyamino-5-dimethylamino-acetyliminobenzyl-hydrochlorid (Bonnecor, AWD 19-166, GS 015) an der Ratte. Pharmazie **40** (1985), 864-867

22. KOCH-WESER, J.: Pharmacokinetics of antiarrhythmic drugs. Cardiovasc. Clin. **7** (1975), 191-202

23. LEOPOLD, G.: First-pass-Effekt. Arzneimittelforschung **27** (1977), 241-249

24. OSER, B.L., D. MELNICK u. M. HOCHBERG: Physiological availability of vitamins. Ind. Eng. Anal. Chem. Educ. **17** (1945), 405-411, zit. nach (26)

24a. POPPE, H., G. ROSTOCK, J. VOGEL u. K.-D. RÖMER: Verträglichkeitsprüfung von GS 015-Tabletten an wachen Hunden nach wiederholter oraler Gabe in Verbindung mit Kinetik (1. und 2. Teil). Berichte vom 02.03.1987 und vom 08.11.1988 aus dem VEB Arzneimittelwerk Dresden.

25. RICHENS, A. u. S. WARRINGTON: When should plasma durg levels be monitored? Drugs **17** (1979), 488-500

26. RITSCHEL, W.A.: What is bioavailability? Philosophy of bioavailability testing. Methods Find. exp. clin. Pharmacol. **6** (1984), 777-786

27. ROSTOCK, G.: Klinisch-pharmakologische Untersuchungen der Antiarrhythmika Tiracizin und Disopyramid. Promotionsschrift B, Akademie der Wissenschaften der DDR 1989

28. ROSTOCK, K.J.: Herzrhythmusstörungen in Theorie und Praxis. Akademie-Verlag Berlin 1988

29. ROSTOCK, K.J., G. ROSTOCK, K. RATHGEN u. D. PFEIFFER: Bonnecor^{R} - ein neues Antiarrhythmikum. Med. aktuell **16** (1990), 352-354

30. SHUMAKER, L.A.: PKCALC: A basic interactive computer program for statistical and pharmacokinetic

analysis of data. Drug Metab. Rev. **17** (1986), 331-348

31. WOOSLEY, R.L. Role of plasma concentration monitoring in the evaluation of response to antiarrhythmic drugs. Am. J. Cardiol. **62** (1988), 9H-17H

32. WOOSLEY, R.L. u. D.M. RODEN: Importance of metabolites in antiarrhythmic therapy. Am. J. Cardiol. **52** (1983), 3C-7C

33. WOOSLEY, R.L. u. D.G. SHAND: Pharmacokinetic of antiarrhythmic drugs. Am. J. Cardiol. **41** (1978), 986-995

34. WUNDERLICH, H., A. STARK, E. CARSTENS, D. LOHMANN, A.N. GRIZENKO u. A.P. SKOLDINOV: Neue Derivate des 10,11-Dihyro-5H-dibenz/b,f/azepins mit antiarrhythmischer Wirkung. Pharmazie **40** (1985), 827-830

5. Klinische Erstanwendung am Menschen

unter Mitarbeit von Gisela Rostock

Wie bereits dargestellt, geht die Entwicklung von Antiarrhythmika über die Prüfung von Substanzen, von denen aufgrund der Struktur eine Wirkung vermutet wird, über elektrophysiologische Untersuchungen an isolierten Herzen bzw. Herzmuskelfasern oder -zellen und Modellarrhythmien im Tierexperiment zum Menschen. Die Erstanwendung am Menschen erfolgt häufig unter der alleinigen Zielstellung einer **Verträglichkeitsstudie** an gesunden und freiwilligen Probanden. Dies ist aber bei zahlreichen Pharmaka mit einschneidenden und auch zum Teil toxischen pharmakodynamischen Effekten - wie zum Beispiel im Extremfall bei Zytostatika - ethisch nicht vertretbar. Auch die Antiarrhythmika gehören aus unserer Sicht zu einer derartigen Gruppe, da sie infolge möglicher arrhythmogener Wirkungen schädigen können. Aus diesem Grunde ist man mehr und mehr von Untersuchungen an Probanden abgekommen und nutzt ein derartiges Vorgehen lediglich zu orientierenden pharmakokinetischen Untersuchungen.

Als Bindeglied zur klinischen Erprobung hat sich in den vergangenen Jahren die **His-Bündel-Elektrographie in Verbindung mit verschiedenen Stimulationstechniken** bewährt. Mit einem ethisch vertretbaren Kunstgriff ist man gleichfalls in die Lage versetzt, kardial Gesunde zu untersuchen, bei denen dieses invasive elektrokardiologische Verfahren indiziert ist (14). Kranke mit hämodynamisch intolerablen supraventrikulären Tachykardien (Synkopen, Schock) und bei Therapierefraktärität der Attacken sollten mittels His-Bündel-Elektrographie untersucht werden (13). Bei dieser Patientengruppe liegt eine zumeist kongenitale Anomalie des Erregungsleitungssystems mit akzessorischer, das physiologische atrio-ventrikuläre Leitungssystems umgehenden Bahn vor (Wolff-Parkinson-White Syndrom, Lown-Ganong-Levine Syndrom) oder es findet sich eine Anomalie des Av-Knotens (funktionelle Längsdissoziation); beide prädisponieren zu Tachykardieattacken infolge Erregungskreisen (14). Trotz dieser „Anomalie der elektrischen Verkabelung“ haben diese Patienten ein normales Arbeitsmyokard mit regelrechter Kontraktilität und Pumpfunktion. Diese Vorbedingung erlaubt unter den Bedingungen des Katheterlabors - mit allen Möglichkeiten der Notfallversorgung und der kardiopulmonalen Reanimation - einen weitgehend gefahrlosen Einsatz auch hochwirksamer Substanzen mit zumeist negativ-inotropen Nebenwirkungen (6,7,8,16).

Mittels His-Bündel-Elektrographie und verschiedenen Stimulationstechniken gelingt es, die **Wirkung einer Substanz auf die klinisch-elektrophysiologischen Parameter** (Automatie, Leitungsgeschwindigkeit, Refraktärität) der verschiedenen Kompartimente des spezifischen Myokards zu prüfen (1,2,4,5,9, 10,12,18,19). Auf diese Weise können bereits vor der klinischen Anwendung mit gebotener Vorsicht mögliche Indikationen erwartet und Kontraindikationen erkannt werden (12). Die eigentliche Bewährungsprobe muß jedoch jede Substanz in einer klinischen Testung bestehen.

Es ist das Ziel dieses Kapitels, die elektrophysiologische Methodik darzustellen sowie Probleme, Möglichkeiten und Grenzen der Interpretation klinisch-elektrophysiologischer Parameter zu diskutieren. Dies erfolgt zum Teil über die Darstellung von Ergebnissen der Testung unterschiedlicher Antiarrhythmika.

5.1. Erstellung eines Prüfplans („study design“)

Die Durchführung von klinischen Untersuchungen am Menschen setzt die Einhaltung verschiedender Bedingungen voraus:

- Einhaltung der Richtlinien der **Deklaration von Helsinki** zur Durchführung von Arzneimittel-Prüfungen am Menschen sowie die Einhaltung der gesetzlichen Bestimmungen des entsprechendes Landes (Arzneimittelgesetz).
  Hierzu sind neben einer Nutzen-Risiko-Abwägung für die Probanden bzw. Patienten eine exakte Information über Art, Umfang und Risiken einer geplanten Untersuchung durch den Prüfer notwendig. Neben der möglichst aktenkundigen Bestätigung des Einverständnisses der Testperson ist diese über alle Risiken aufzuklären und auch darüber, daß zu jedem Zeitpunkt ein Rücktritt von der Teilnahme an der Studie möglich ist.

- Exakte **Formulierung des Ziels einer Studie** unter Einbeziehung aller bisher erarbeiteten Ergebnisse zur pharmakologischen, pharmazeutischen, pharmakokinetischen sowie toxikologischen (Sicherheitspharmakologie) Charakterisierung der oder des zu prüfenden Arzneimittels.

- Die **Erstellung eines Prüfplans** muß Aussagen zur **Applikationsform und Dosis** des zu prüfenden Arzneimittels sowie Angaben über eine einmalige oder wiederholte Anwendung beeinhalten.

In den ersten Phasen einer klinischen Prüfung ist es besonders schwierig, die exakte **therapeutische Dosis** und die **therapeutische Breite** zu definieren. Auch wenn anfänglich zumeist versucht wird, sich durch kumulative Dosierungen nach kurzen, eingeschalteten Intervallen zur Bestimmung der elektrokardiologischen und hämodynamischen Effekte der eingesetzten Dosis an den therapeutischen Bereich heranzutasten, werden in der Konsequenz zumeist zu geringe Dosen angewandt. Können Effekte gemessen werden, bleibt eine Dosissteigerung - zumeist aus Furcht vor intolerablen Nebenwirkungen - aus. So lehrt die eigene Erfahrung bei der Prüfung zahlreicher Antiarrhythmika, daß in Pilotstudien die therapeutische Dosis um etwa 50% zu tief angesetzt wird. Dies traf insbesondere für Untersuchungen des selektiven Beta-Rezeptorenblockers Talinolol und des Klasse I-Antiarrhythmikums Barucainid zu. Auch bei der Prüfung von Tiracizin hätten höhere Dosen eingesetzt werden können. Die Problematik basiert vor allem auch auf fehlenden Informationen zum therapeutischen Plasmaspiegel, da Ergebnisse aus dem Tierexperiment nur selten auf den Menschen übertragen werden können. Der einzige Ausweg besteht in der Anwendung von 2 bis 3 kumulativen Dosierungen an kleinen Probanden- bzw. Patientengruppen (3 bis 5 Fälle), wobei in jedem Schritt die kleinste Dosisstufe ausgelassen und dafür eine höhere hinzugefügt wird. Auf diese Weise ist es möglich, sich bei etwa 15 bis 20 Probanden auch an einen Bereich mit subjektiven bzw. objektiven Nebenwirkungen heranzutasten und so den therapeutischen Bereich auszuloten. Wird dies unterlassen, sind oftmals im nachhinein zahlreiche Untersuchungsergebnisse infolge subtherapeutischer Dosierungen wertlos. Der Untersucher muß ausreichende Erfahrungen auf dem Gebiet der Arzneimittelprüfungen haben, um die Hemmschwelle der Furcht vor Komplikationen zu überwinden um sich mit der gegebenen Vorsicht an maximale therapeutische Dosen (Nebenwirkungen) heranzutasten. Hier hilft die Beachtung der gruppeneigenen Nebenwirkungen weiter.

Eine besondere Problematik findet sich, wenn das untersuchte Pharmakon eine nichtlineare Kinetik aufweist und die therapeutischen Effekte erst nach mehreren Dosierungen (Sättigungskinetik - s. Grundlagen der Pharmakokinetik) komplett vorliegen oder wenn an der antiarrhythmischen Aktivität Metabolite beteilt sind. Sind die Metabolite überwiegend für die Langzeiteffekte verantwortlich und differiert die antiarrhythmische Aktivität (Gruppenzugehörigkeit) zwischen Muttersubstanz und Metaboliten, können aufgrund der klinisch-elektrophysiologischen Methodik der intravenösen Akuttestung sogar völlig verfälschte Ergebnisse gewonnen werden. Aus diesem Grunde sind sehr rasch Erkenntnisse zur Pharmakokinetik und Metabolisierung erforderlich. Muß ein oben geschildertes Verhalten unterstellt werden, sind brauchbare und aussagekräftige Ergebnisse ausschließlich unter steady state-Bedingungen zu gewinnen. Dies ist dann jedoch methodisch aufwendiger und für die Testperson belästigender, da eine invasive Methodik als Kontrolle ohne Pharmakon und nach mehreren Tagen unter steady state-Bedingungen wiederholt werden muß. Die Entscheidung für ein derartiges Vorgehen liegt im ethischen Ermessensspielraum des Untersuchers bzw. der beratenden Ethik-Kommission und kann gleichfalls nur nach sorgfältiger Abwägung von Nutzen und Risiko erfolgen.

Im Prüfplan sind neben der Festlegung der zu untersuchenden Anzahl der Probanden bzw. Patienten auch deren **Einschluß- und Ausschlußkriterien** für die Aufnahme in die Studie festzulegen. Um Komplikationen zu vermeiden, sind im Regelfall in den frühen Pilotstudien Patienten mit kardialer Grundkrankheit, insbesondere bei Herzinsuffizienz, in der frühen Phase des Myokardinfarktes, im nicht-rhythmogen bedingten Schock und mit dilatativer Kardiomyopathie auszuschließen. Zusätzlich sollten keine Kranken mit eingeschränkter Leber- und Nierenfunktion (Eliminationsorgane), Störungen der Hämato- und Leukopoese und obstruktiven und restriktiven Ventilationsstörungen, einschließlich Asthma bronchiale, in eine frühe Prüfphase einbezogen werden. Selbstverständlich ist eine Schwangerschaft bzw. die Laktationsperiode eine Kontraindikation für eine Arzneimittelprüfung.

Sind aufgrund der pharmakologischen Untersuchungen negativ chrono- bzw. dromotrope Effekte auf Reizbildung und Erregungsleitung zu erwarten, müssen auch Patienten mit Sinusknoten-Syndrom, manifestem, zumindest höhergradigem av-Block und „bifaszikulärem" bzw. Linksschenkelblock aus der Pilotstudie eliminiert werden.

Weiterhin muß der Prüfplan im Zusammenhang mit der Zielstellung der Studie auch detaillierte Angaben zu den eingesetzten Verfahren und Methoden sowie den zu erhebenden **klinisch-elektrophysiologischen und hämodynamischen Parametern** beeinhalten. Es müssen **Kriterien für eine Effektivitätsbeurteilung** definiert werden. Diese müssen entsprechend international akzeptierten Kriterien (möglichst durch Task Forces) aussagekräftig sein und einer statistischen Analyse standhalten. Diese Frage ist bei der hohen Spontanvariabilität zahlreicher Rhythmusstörungen besonders bedeutungsvoll (siehe unten). - Die statistischen Methoden zur

Auswertung und das Signifikanzniveau sind festzulegen.

Zur Patienten- bzw. Probandensicherheit muß der Prüfplan auch Angaben zum Auftreten von **Nebenwirkungen** oder unerwünschten Begleiteffekten beinhalten, die zu beachten sind und möglicherweise als **Abbruchkriterium** für die Prüfung zu gelten haben. Ferner ist die apparative Sicherstellung sowie die Bereitstellung von Notfallpharmaka zur Einleitung von **Gegenmaßnahmen bei bedrohlichen Komplikationen** verbindlich zu formulieren.

Das **study design ist ein Dokument, dessen Einhaltung stetig abzusichern ist,** so daß sowohl der Prüfungsleiter als auch der Patient vor dem Gesetzgeber bei eintretenden Schädigungen - soweit sie nicht auf Verletzungen der ärztlichen Sorgfaltspflicht basieren - auf der Grundlage der Arzneimittelgesetzgebung geschützt sind.

5.2. Methodik der klinisch-elektrophysiologischen Prüfung von Antiarrhythmika

Die Zielstellung der Methode und die Vorteile des frühen Einsatzes klinisch-elektrophysiologischer Verfahren in den frühen Pilotstudien wurden bereits dargestellt. Sie ist jedoch einem erfahrenen Kardiologen vorbehalten. Die Interpretation der intrakardialen Stromkurven mit und ohne Provokationsmanöver setzt jahrelange Erfahrungen und Fertigkeiten voraus (7). Die Methode erfordert ferner ein modern ausgerüstetes elektrophysiologisches Katheterlabor sowie trainiertes ärztliches Hilfspersonal sowie alle Möglichkeiten zur kardio-pulmonalen Reanimation (6,7). Unter diesen Vorbedingungen handelt es sich bei diesem invasiven Untersuchungsverfahren um eine risikoarme diagnostische Methode (8,16).

Das **methodische Vorgehen** entspricht im wesentlichen dem von SCHERLAG et al. (17) angegebenen Verfahren: Nach Lokalanästhesie werden durch Punktion der V. femoralis dext. in der Regio inguinalis mittels Seldinger-Technik minimal zwei Katheterschleusen eingeführt. Durch die liegenden Hülsen können wahlweise multipolare Elektrodenkatheter appliziert und im Herzen plaziert werden. Üblicherweise wird ein quadri- bzw. hexapolarer Katheter im rechten oberen Vorhof unmittelbar in Sinusknotennähe gelagert, dessen oberes Elektrodenpaar zur Stimulation, das distale bzw. mittlere Elektrodenpaar zur Ableitung des hohen bipolaren atrialen Elektrogrammes (HRA) dienen. Ein zweiter bi- bzw. tripolarer Katheter wird am septalen Segel der Valvula tricuspidalis zur Ableitung des His-Bündel-Elektrogrammes (HBE) plaziert (12). Zur Registrierung der ventrikulären Refraktärzeit ist ein weiterer Katheter in der Spitze des rechten Ventrikels erforderlich; es kann hierzu auch wahlweise der bipolare Elektrodenkatheter genutzt werden, der aber dann zur erneuten Registrierung in die

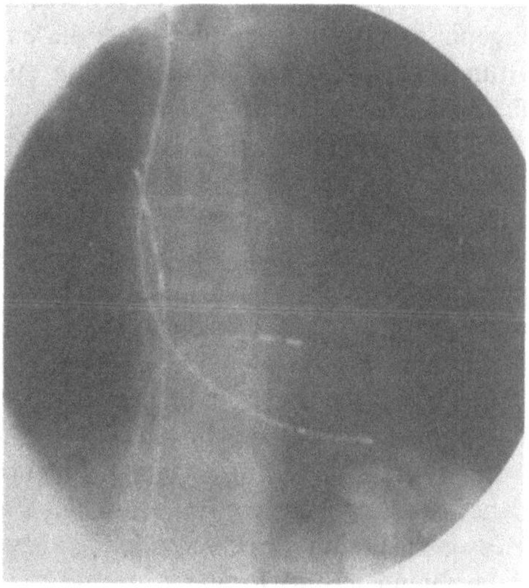

Abb. 5.1.: Röntgenaufnahme der Katheterpositionen während der His-Bündel-Elektrographie

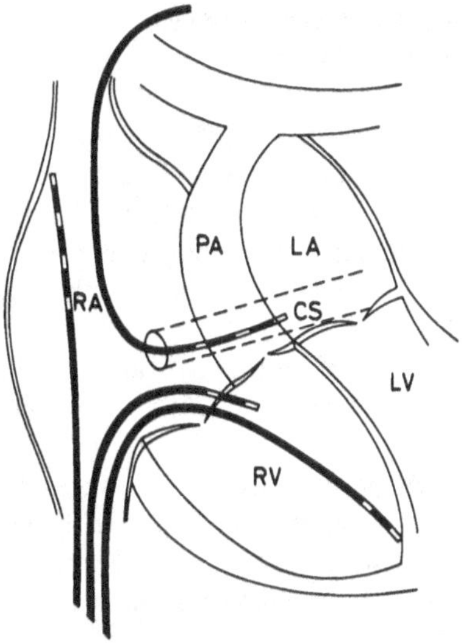

Abb. 5.2.: Schematische Darstellung der Katheterpositionen während der His-Bündel-Elektrographie (Erläuterungen siehe Text)

Ausgangsposition zurückgeführt werden muß (Abb. 5.1 und 5.2).

Zur Elektrostimulation wird üblicherweise ein Universalstimulator genutzt. Die Reizung erfolgt übereinstimmend mit Rechteckimpulsen einer Impulsbreite von 1 ms bei doppelter Reizschwellenspannung. Um exakte Auswertungen zu erhalten, ist eine minimale Papiergeschwindigkeit von 100 mm/sec des Registriergerätes erforderlich.

Zur Bestimmung der elektrophysiologischen Parameter werden folgende **Stimulationstechniken** in zeitlicher Reihenfolge eingesetzt:

- Programmierte vorzeitige atriale Einzelstimulation mit konsekutiver Verkürzung des Kupplungsintervalles in Stufen von 10 ms nach jeder achten Spontanaktion,
- hochfrequente atriale Elektrostimulation mit ansteigenden Frequenzen in Stufen von 20 Impulsen/min ausgehend von einer Rate unmittelbar oberhalb der Sinusfrequenz über 30 sec auf jeder Stufe,
- vorzeitige Stimulation bei einem aufgezwungenem Grundrhythmus von 90 und 110 Impulsen/min in Vorhof und Kammer.

Auf der Grundlage der genannten Registrierungen werden folgende **elektrophysiologische Parameter** gemessen bzw. errechnet:

1. **Sinusknotenfunktion:**

1.1. Spontanperiodendauer des Sinusknotens: Sie wird als Mittelwert aus 25 Einzelmessungen errechnet (12).

1.2. Maximale Sinusknotenerholungszeit (9,10): Hierunter wird die längste Poststimulationspause nach Abschalten einer Vorhofstimulation von 70, 90, 110, 130 und 150 Impulsen/min unabhängig von der Frequenz, bei der sie beobachtet wird, verstanden. Sie wird als absoluter und korrigierter Wert angegeben. Letzterer ergibt sich aus der Differenz zwischen Sinusknotenerholungszeit (SKEZ) und Spontanperiodendauer (Normwerte: absolute SKEZ < 1400 ms; korrigierte SKEZ < 530 ms).

1.3. Kalkulierte sinu-atriale Leitungszeit (1,3,18): Sie wird bestimmt als halbe Differenz aus postextrasystolischer Pause und Spontanperiodendauer bei vorzeitiger Vorhofeinzelreizung in der Phase des „reset" des Sinusknotens (Abb. 5.3). Sie wird als Mittelwert aus allen Einzelbestimmungen in dieser Phase errechnet (Normwert: < 120 ms).

2. **Vorhoffunktion:**

2.1. Intraatriale Erregungsleitungszeit, PA-Intervall: Frühester Beginn der Vorhofaktion im HRA bzw. Oberflächen-EKG bis Beginn der Depolarisation des basalen Vorhofseptums A im HBE (Abb. 4.5.) (Normwert: 27 +/– 18 ms).

2.2. Funktionelle Refraktärzeit des Vorhofes (4,5)(ERP/A): Das kürzeste gemessene A_1 A_2-Intervall
bei programmierter vorzeitiger Vorhofstimulation (Normwert: 305 +/– 35 ms).

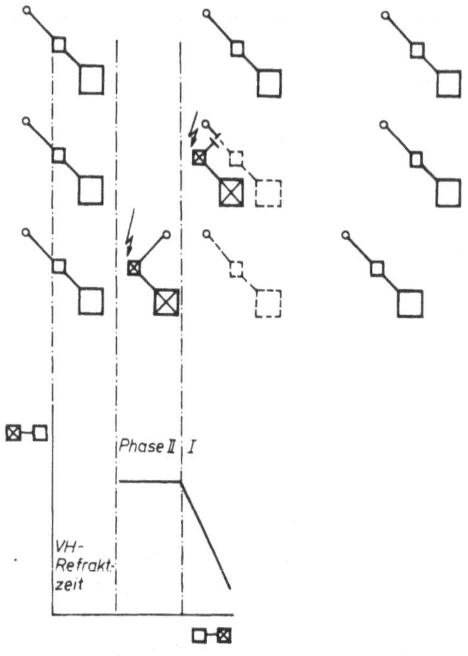

Abb. 5.3.: Schematische Darstellung der Kalkulation der sinu-atrialen Leitungszeit durch programmierte Vorhofstimulation

2.3. Effektive Refraktärzeit des Vorhofes (ERP/A): Längstes S_1S_2 bei Vorhofdoppelstimulation, bei dem S_2 nicht beantwortet wird (Normwert: 242 +/– 49ms).

3. **Av-Knotenfunktion:**

3.1. Av-Knotenleitungszeit, AH-Intervall (4,5,14,19): Beginn der Depolarisation des basalen Vorhofseptums A bis Beginn des Bündelpotentials H im HBE bei Sinusrhythmus und Vorhofstimulation (Abb. 5.4) (Normwert: 92 +/–27 ms bei Sinusrhythmus).
3.2. Funktionelle Refraktärzeit des Av-Knotens (4,5) (FRP/AVN): Kürzestes H_1H_2-Intervall bei programmierter vorzeitiger Vorhofstimulation (Normwert: 420 +/– 41 ms).
3.3. Effektive Refraktärzeit des Av-Knotens (4,5) (ERP/AVN): Längstes A_1A_2-Intervall, bei dem trotz atrialer Depolarisation keine Überleitung auf das His-Bündel nachweisbar ist (Normwert: 280 +/– 47 ms).

4. **Intraventrikuläre Leitung, Ventrikelrefraktärität:**

4.1. Bündelstamm-Faszikel-Leitungszeit, HV-Intervall (4,5,19): Beginn der Bündeldepolarisation im HBE bis frühester Beginn des QRS-Komplexes in allen Ableitungen als Maß der Erregungsleitung durch distales Bündel, Schenkel und Faszikel bis zum zuerst erregten Kammermyokard bei Sinusrhythmus (Normwert: 43 +/– 12 ms bei Sinusrhythmus).
4.2. Intraventrikuläre Erregungsausbreitung, ORS-Dauer: Maß für die zeitliche Differenz zwischen Erregung des Septums und den zuletzt erregten basalen Kammerabschnitten.
4.3. Effektive Refraktärzeit des rechten Ventrikels (ERP/V): Längstes S_1S_2-Intervall bei ventrikulärer Doppelstimulation, bei dem S_2 nicht zu einer Depolarisation der Kammer führt.

5. **Globale maximale Leitungskapazität des atrio-ventrikulären Leitungssystems, „Wenkebach-point" (2):** Maximale atriale Stimulationsfrequenz mit 1:1 Überleitung auf die Kammern (Normwert: > 130 Impulse/min).

6. **Refraktärität paraspezifischer Bahnen:**

6.1. Effektive Refraktärzeit einer paraspezifischen Faser in anterograder Richtung (ERP/AP/A): Längstes A_1A_2-Intervall bei vorzeitiger Vorhofstimulation, bei dem keine Überleitung über die paraspezifische Bahn nachweisbar ist.
6.2. Effektive Refraktärzeit einer paraspezifischen Bahn in retrograder Richtung (ERP/AP/R): Längestes S_1S_2-Intervall bei vorzeitiger Kammerstimulation, bei dem keine Überleitung über die akzessorische Bahn zum Vorhof nachweisbar ist (4,11).

Die **Bestimmung der elektrophysiologischen Parameter** erfolgt als Kontrolle und nach intravenöser bzw. ausnahmsweise oraler Gabe

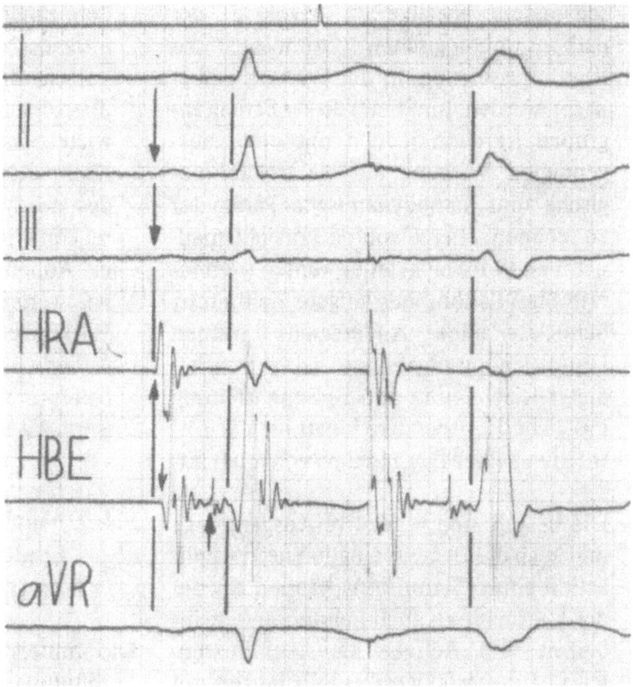

Abb. 5.4.: His-Bündel-Elektrogramm mit Markierung der messbaren Leitungsparameter

des Antiarrhythmikums. Um eine Konstanz der Plasmaspiegel der zu prüfenden Substanz abzusichern, sollte bei intravenöser Applikation eine Dauerinfusion entsprechend der Abklingquote der Substanz eingesetzt werden. Die Prüfung der Wirkung muß daher zu einem Zeitpunkt erfolgen, zu dem ein steady state der Plasmakonzentration gesichert ist. Da die Verteilung im Gewebe bei verschiedenen Pharmaka nicht zu identischen Zeiten vorliegt, ist dieser Zeitpunkt exakt zu ermitteln (12).

Für die Berechnung und den statistischen Vergleich der Meßwerte sollten jeweils die stärksten Abweichungen unabhängig vom Zeitpunkt ihres Auftretens herangezogen werden. - Die Angaben erfolgen im Regelfall als Mittelwert und Standardabweichung (nur in Ausnahmefällen bei sehr starker Streuung, wie z.B. bei Sinusknotenerholungszeiten als Standardfehler). Für die statistische Sicherung wird überwiegend der t-Test nach STUDENT für gepaarte Beobachtungen eingesetzt.

5.3. Probleme der klinisch-elektrophysiologischen Antiarrhythmikatestung

Methodische Probleme hinsichtlich der Vergleichbarkeit von Patient zu Patient als auch in unterschiedlichen Untersuchungsreihen können sich aufgrund der Patientenauswahl, der vegetativen Ausgangslage des Probanden, der Gegenregulation nach Applikation des Pharmakons, der Dosierung der Substanz und des Zeitpunktes der Messung ergeben:

- Um nicht vorausschaubare Komplikationen zu vermeiden, sollten bei orientierenden elektrophysiologischen Untersuchungen Probanden bzw. Patienten mit weitgehend normalem Reizbildungs- und Erregungsleitungssystems sowie regelrechter Kontraktilität und Pumpfunktion ausgewählt werden. Erst nach Kenntnis zu Wirkungen und Nebeneffekten können auch Patienten mit mehr oder weniger geschädigtem spezifischen Myokard, der pathomorphologischen Grundlage der Rhythmusstörung, in die Prüfung einbezogen werden. Innerhalb dieser Patientengruppe ist dann jedoch mit einer ausgeprägten Wirkung auf elektrokardiologische und hämodynamische Parameter zu rechnen. Hierzu sollten Vorsichtsmaßnahmen (8,16) eingeleitet werden (temporäre Stimulation über längere Zeiträume, Schocktherapie). Andererseits können Untersuchungsergebnisse bei vorgeschädigter Reizbildung und Erregungsleitung mögliche Kontraindikationen für die Anwendung eines Pharmakons erkennen lassen.

- Die nervale und vegetative Ausgangslage und auch die Gegenregulation nach Applikation eines Pharmakons können sowohl die Automatie als auch Leitungsgeschwindigkeit und Refraktärität beeinflussen. Dies ist insbesondere bei Substanzen mit kalziumantagonistischen Wirkungen aufgrund der konsekutiven sympathischen Gegenregulation auf eine periphere Vasodilatation zu beobachten. Aus diesem Grunde wurden in Ausnahmefällen Pharmakaeffekte vor und nach medikamentöser vegetativer Blockade untersucht. Diese ist jedoch, da mit Eigenwirkungen des Atropin und Propranolol zu rechnen ist, nicht ohne Probleme (12). Die Möglichkeit zu Untersuchungen am operativ denervierten Herzen (Zustand nach Herztransplantation) ist Ausnahmefällen vorbehalten.
- Die bislang vorliegenden Ergebnisse zeigen, daß die Beeinflussung der verschiedenen elektrokardiologischen Parameter dosisabhängig sind, wobei die Dosisabhängigkeit der einzelnen Parameter - in Übereinstimmung mit dem Angriffspunkt am spezifischen Myokard - starke Schwankungen zeigen kann.
- Wesentliche Differenzen können sich aufgrund des Zeitpunktes der Messung ergeben. Einer kurzen Phase der Latenz nach intravenöser Applikation bis zum Wirkungseintritt folgt zumeist eine Periode überschießender Effekte bis zur Gleichgewichtseinstellung der Verteilung im Zwei-Kompartimentsystem. Nach Erreichen des steady state über eine für jedes Pharmakon typische Zeit besteht anschließend in Abhängigkeit von der Eliminationshalbwertszeit eine Phase gleichbleibender Wirkungen. Um diese Phase über den erforderlichen Meßzeitraum konstant zu halten, sind insbesondere bei kurzer Halbwertszeit Dauerinfusionen zu geben.

5.4. Möglichkeiten und Grenzen der klinisch-elektrophysiologischen Methodik

Die mittels His-Bündel-Elektrographie in Verbindung mit unterschiedlichen Stimulationstechniken gewonnen Befunde gestatten in gewissen Grenzen **Aussagen zum Wirkungsmechanismus** einer Substanz und ihre Beeinflussung der verschiedenen Kompartimente des Reizbildungs- und Erregungsleitungssystems. Aussagen zur Indikation sind nur mit großer Vorsicht möglich, da der Mechanismus einer Rhythmusstörung bei identischem Erscheinungsbild sehr unterschiedlich sein kann. Daher kann ein Antiarrhythmikum je nach Ausgangssituation eine Rhythmusstörung beseitigen, unbeeinflußt lassen oder sogar verstärken (12). Dennoch kann die Kenntnis der Wirkungen auf Automatie, Erregungsleitung und Refraktärität eine Indikationshilfe sein. Differenzierte Aussagen sind jedoch in Fällen therapierefraktärer Arrhythmien nach Testung des Antiarrhythmikums im Einzelfall möglich.

Entscheidende Bedeutung hat die elektrokardiologische Prüfung jedoch für die Abschätzung zu erwartender Nebenwirkungen und die Erstellung eines Kataloges von **Kontraindikationen.**

Die **Grenzen der Methode** basieren neben den schon dargestellten Problemen auf der unterschiedlichen Wichtung und Aussagekraft der einzelnen Parameter:
Schwer interpretierbar ist insbesondere die Beurteilung der Wirkung von Antiarrhythmika auf die Sinusknotenfunktion. Sowohl die Automatiefunktion des Sinusknotens als auch die sinu-atriale Leitung werden, da eine direkte Ableitung elektrischer Potentiale vom Sinusknoten nur inkonstant gelingt, indirekt ermittelt. Auf den Funktionszustand der Automatie wird mittels des Phänomens der „overdrive suppression", d.h. der Poststimulationspause nach höherfrequenter Vorhofstimulation geschlossen. Die sinu-atriale Leitungszeit wird aufgrund der Poststimulationspause nach vorzeitiger Vorhofeinzelreizung in der Phase des „reset" rechnerisch bestimmt. Ihre Kalkulation setzt voraus, daß weder die Automatie, noch die Leitung über die sinu-atriale Grenzregion durch die zunehmende Vorzeitigkeit des Extrareizes beeinfluß werden und daß anterograde und retrograde Leitung zeitlich identisch sind. Diese Voraussetzungen dürften, wie aus tierexperimentellen Befunden ersichtlich und bei Patienten mit Sinusknoten-Syndrom bekannt, nicht immer zutreffen. Ferner ist die maximale Sinusknotenerholungszeit von der Funktion der sinu-atrialen Leitung abhängig. Die Problematik der maximalen Sinusknotenerholungszeit als Maß der Automatie des Sinusknotens veranschaulicht Abb. 5.5. (12). Nach intravenöser Applikation von 0,01 mg/kg KM Atropin reagierten 20 Probanden mit einer zu erwartenden Verkürzung der SKEZ als Ausdruck der nach Vagusblockade eintretenden Steigerung der Sinusknotenautomatie. 20 Patienten reagierten mit einer paradoxen Verlängerung der SKEZ nach Atropinmedikation. Es zeigte sich eine Abhängigkeit dieses unterschiedlichen Verhaltens von der sinu-atrialen Leitungszeit. Die paradoxe Atropinwirkung ist folglich durch die Verbesserung der sinu-atrialen Leitung bedingt,

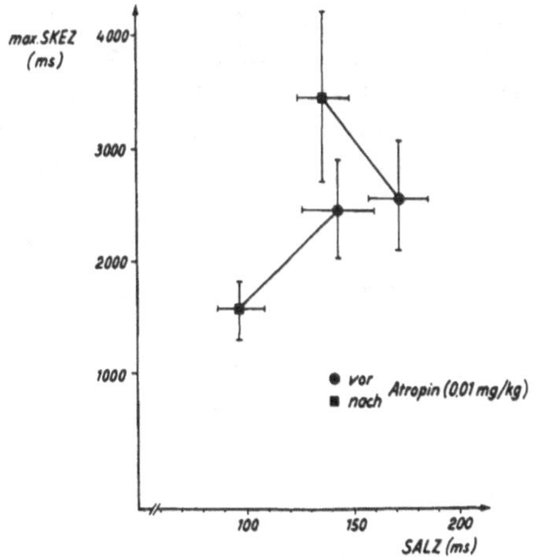

Abb. 5.5.: Abhängigkeit der bestimmbaren Sinusknotenerholungszeit von der Länge der sinu-atrialen Leitungszeit vor und nach Gabe von Atropin

welche bei hochfrequenter Stimulation des Vorhofes eine höhere Depolarisationsfrequenz des Sinusknotens ermöglicht.
Bei Testung eines Pharmakons, das die sinuatriale Leitungszeit verlängert, könnte somit, obgleich die Automatie negativ beeinflußt wird, theoretisch eine kürzere Sinusknotenerholungszeit gemessen werden. Dieses Verhalten konnten wir gelegentlich bei Beta-Rezeptorenblockern beobachten, die sowohl zu einer Depression der sinu-atrialen Leitung als auch der Automatie führen. - Hinsichtlich der Beeinflussung der Automatiefunktion des Sinusknotens hat somit die Bestimmung der maximalen SKEZ nur einen begrenzten Wert. Sie muß daher immer unter gleichzeitiger Berücksichtigung des Verhaltens der Spontanperiodendauer gewertet und interpretiert werden. Jedes gegensinnige Verhalten beider Parameter ist zu registrieren, dem Verhalten der Spontanperiodendauer in diesen Fällen größere Aussagekraft beizumessen.

Die Beurteilung von Änderungen der Refraktäreigenschaften von Vorhof- und Kammermyokard nach Applikation eines Antiarrhythmikums ist von vordergründigem Interesse, da sowohl supraventrikuläre als auch ventrikuläre Extrasystolien und Tachykardien auf einem Erregungskreisen (Mikro- bzw. Makro-Reentry) basieren können. Dieser Mechanismus wird insbesondere bei malignen Kammerarrhythmien nach Myokardinfarkt bedeutungsvoll. Begünstigende Faktoren für das Ingangsetzen eines Reentry finden sich in einem kritischen Verhältnis von Leitungsgeschwindigkeit und Refraktärität in miteinander kommunizierenden erregungsleitenden Strukturen. Die wirksame Beeinflussung eines oder beider Faktoren durch ein Antiarrhythmikum, die zu einer Störung des kritischen Verhältnisses führen, kann sich therapeutisch als effektiv erweisen.

Erhebliche klinische Relevanz hat die Beurteilung von Pharmakaeffekten auf die elektrophysiologischen Eigenschaften der nodalen und paranodalen Leitungsbahnen bei Patienten mit Präexzitations-Syndrom (12). Die therapeutischen Forderungen beziehen sich in diesen Fällen auf die Unterdrückung der Auslösemechanismen des Reentry zur Anfallsprophylaxe als auch auf die Beeinflussung der Faktoren, die das Erregungskreisen unterhalten (Leitungsgeschwindigkeit und Refraktärität der nodalen und paranodalen Bahn in antero- und retrograder Richtung) zur Unterbrechung der Tachykardie. Ferner kann in Fällen mit Vorhofflimmern eine negativ dromotrope Wirkung auf die akzessorische Bahn für die Vorwärtsleitung zur Senkung der Kammerfrequenz therapeutisches Ziel sein. Generell kann jedoch ausgesagt werden, daß bei Patienten mit Präexzitations-Syndrom die Antiarrhythmikaeffekte interindividuell sehr stark differieren können, so daß im Resultat der Therapieentscheidung im Einzelfall doch eine individuelle Testung erforderlich ist.

Zusammenfassend kann festgestellt werden, daß bei Kenntnis der methodischen Grenzen die elektrokardiologische Testung mittels His-Bündel-Elektrographie zur Kenntnis von Wirkungen und Nebenwirkungen sowie zu erwartenden Kontraindikationen beiträgt und damit wertvolle Hinweise vor Einführung in die klinische Praxis geben kann. Auch im Einzelfall ist bei therapierefraktären Arrhythmien eine elektrophysiologische Testung sinnvoll.

Über das methodische Vorgehen, insbesondere bei supraventrikulären und ventrikulären Tachykardien, wird an anderer Stelle eingegangen, da sie insgesamt innerhalb der klinischen Prüfung ein ausgefeiltes study design erfordern.

5.5. Elektrophysiologische Testung von Tiracizin

Nach Vorlage der experimentell-elektrophysiologischen und pharmakolgischen Untersuchungen war nach kritischer Durchsicht eine Erstanwendung am Menschen möglich. Es konnten gute antiarrhythmische Effekte vorausgesagt werden, denen jedoch im Tierexperiment nachgewiesene negativ inotrope Wirkungen und eine geringe therapeutische Breite limitierend gegenüberstanden. Die im Vordergrund stehenden Klasse IA- und IV-Wirkungen ließen vordergründig eine Wirksamkeit bei ventrikulären Arrhythmien erwarten. Dieses Indikationsgebiet unterstellten wir auch aufgrund der Erhöhung des Membranruhepotentials in ischämischen Zellen, obgleich klinisch zu diesem erstmals beobachteten Effekt keine Erfahrungen vorliegen.

Patientengut: Unter Einsatz der im vorausgehenden Abschnitt beschriebenen klinisch-elektrophysiologischen Methodik wurden insgesamt 11 Patienten (mittleres Alter: 33,8 +/– 8 Jahre) ohne kardiale Grundkrankheit mit kongenitalen Anomalien des Erregungsleitungssystems und paroxysmalen supraventrikulären Tachykardien und klinischer Indikation zu einer invasiven elektrokardiologischen Diagnostik untersucht. Es handelte sich um 6 Patienten mit Wolff-Parkinson-White Syndrom und 5 Fälle mit funktioneller Längsdissoziation des Av-Knotens.

Dosierungsregime: Nach Erfassung der Kontrollwerte erfolgte eine Applikation von Tiracizin in kumulativen Einzeldosen von 0,03, 0,06 und 0,12 mg/kg KM bzw. 0,06, 0,12 und 0,24 mg/kg KM bei je 4 Patienten sowie 0,12, 0,24 und 0,36 mg/kg KM bei 2 Patienten. In einem weiteren Falle applizierten wir eine Einzeldosis von 0,24 mg/kg KM. Die Infusionsgeschwindigkeit betrug für jede Einzelgabe 10 min. Die elektrokardiologischen Messungen wurden unmittelbar nach Abschluß der Infusion gewonnen (Dauer des Meßprogrammes etwa 15 min).

Ergebnisse (15): Bereits bei Dosen von 0,06 mg/kg KM sind Effekte von Tiracizin auf alle Kompartimente des Reizbildungs- und Erregungsleitungssystems meßbar. Eine antiarrhythmisch effektive Wirkung ist jedoch erst unter 0,12 mg/kg KM Tiracizin registrierbar. Aus diesem Grunde werden ausschließlich die Meßdaten nach 0,12 und 0,24 mg/kg KM ausführlich dargestellt (Tab. 5.1.).

Sinusknotenfunktion: Nach Gabe von Tiracizin findet sich bei allen Patienten eine Beschleunigung der Automatiefunktion des Sinusknotens. Dies ist in einer Verkürzung der Periodendauer um 51 ms im Mittel (0,24 mg/kg KM Tiracizin: 7%) und der maximalen Sinusknotenerholungszeit um 57 ms für den korrigierten (0,12 mg/kg KM: 18%) bzw. 89 ms für den absoluten Wert meßbar (0,24 mg/ kg KM: 9%). Die sinu-atriale Leitungszeit zeigt nach Tiracizin eine dosisabhängige Verlängerung um maximal 18 ms (0,24 mg/kg KM: 20%).

Vorhoffunktion: Auf Vorhofebene werden sowohl die Erregungsleitung als auch die Refraktärität verzögert. Der negativ dromotrope

Tabelle 5.1.: Klinisch-elektrophysiologische Effekte von Tiracizin auf Reizbildung und Erregungsleitung bei Dosen von 0,12 mg/kg KM intravenös (n = 10)

Parameter	Kontrolle	Tiracizin
Sinusknotenfunktion:		
Periodendauer (ms)	800 +/- 149	772 +/- 152
max. Sinusknoten-erholungszeit (ms)		
- absolut	1170 +/- 245	1086 +/- 224
- korrigiert	371 +/- 208	314 +/- 97
sinu-atriale Leitungs-zeit (ms)	88 +/- 19	100 +/- 19
Vorhoffunktion:		
P-Wellen-Dauer (ms)	120 +/- 16	122 +/- 17
PA-Zeit (ms)	29 +/- 10	37 +/- 6
FRP/A (ms)	283 +/- 38	281 +/- 47
ERP/A (ms)	234 +/- 19	254 +/- 23
Av-Knotenfunktion:		
AH-Zeit (ms)	85 +/- 13	91 +/- 17
AH-Zeit 90/min (ms)	146 +/- 97	182 +/- 84
AH-Zeit 110/min (ms)	184 +/- 122	212 +/- 132
FRP/AVN (ms)	469 +/- 79	501 +/- 125
ERP/AVN (ms)	310 +/- 147	316 +/- 152
His-Purkinje-Ventrikel-Funktion:		
HV-Zeit (ms)	43 +/- 14	39 +/- 17
QRS-Dauer (ms)	106 +/- 19	118 +/- 28
QT-Zeit (ms)	402 +/- 34	388 +/- 19
ERP/V (ms)	207 +/- 9	213 +/- 14

Effekt ist in einer Verlängerung der atrialen Leitungszeit PA um maximal 8 ms (0,12 mg/kg KM: 28%) und der P-Wellendauer um maximal 3 ms (o24 mg/kg KM: 2%). Die negativ bathmotropen Wirkungen des Tiracizin sind dosisabhängig und betragen im Mittel Verzögerungen um maximal 10 ms (3%) für die funktionelle und 22 ms (9%) für die effektive atriale Refraktärperiode bei Gabe von 0,24 mg/kg KM Tiracizin.

Av-Knotenfunktion: Tiracizin bewirkt eine dosisabhängige Verlängerung der Erregungsleitung durch den Av-Knoten. So ist im Mittel eine maximale Verlängerung der AH-Zeit während Sinusrhythmus um 14 ms (16%) und unter atrialer Reizung von 110 Impulsen/min um 30 ms (20%) nach Applikation von 0,24 mg/kg KM Tiracizin meßbar. Die Refraktärzeiten des Av-Knotens zeigen ein unterschiedliches Verhalten. Sie werden sowohl verkürzt (n=5) als auch verlängert (n=6). Diese Effekte stehen in Abhängigkeit vom Patientengut. So fand sich in der Gruppe der Patienten mit einer funktionellen Längsdissoziation des Av-Knotens mit einer Ausnahme stets eine Verlängerung der Refraktärperioden.

His-Bündel-Faszikel-Purkinje-Funktion: Die Erregungsleitung über His-Bündelstamm, Schenkel und Faszikel wird durch Tiracizin verzögert. Es ist eine Verlängerung des HV-Intervalles im Mittel um 7 ms (0,24 mg/kg KM: 16%) meßbar; die QRS-Dauer zeigt eine Verlängerung um im Mittel 12 ms (0,12 mg/kg KM: 11%). Die Repolarisationsgeschwindigkeit wird nicht beeinflußt. Die Verkürzung der QT-Zeit steht in Relation zur Verringerung der mittleren Periodendauer. Wie auch auf Vorhofebene bewirkt Tiracizin am Kammermyokard eine Verlängerung der Refraktärzeit; dieser Effekt beträgt im Mittel 31 ms (0,24 mg/kg KM: 15%).

Effekt des Tiracizin auf die Tachykardiemechanismen: Bei 5 Patienten konnte die Effektivität des Tiracizin auf die Prävention artifiziell induzierbarer Av-Knoten-Reentry-Tachykardien geprüft werden: Vor Gabe der Substanz waren in allen Fällen typische supraventrikuläre Tachykardien durch Elektrostimuilation auslösbar. Die Periodendauer der Tachykardien betrug im Mittel 386 +/– 59 ms. Bereits nach Gabe von 0,12 mg/kg KM gelang eine derartige Induktion der Tachykardie nicht mehr. Dieser antiarrhythmische Effekt kann

Tabelle 5.2.: Klinisch-elektrophysiologische Effekte von Tiracizin auf Reizbildung und Erregungsleitung bei Dosen von 0,24 mg/kg KM intravenös (n = 7)

Parameter	**Kontrolle**	**Tiracizin**
Sinusknotenfunktion:		
Periodendauer (ms)	770 +/- 98	719 +/- 120
max. Sinusknotenerholungszeit (ms)		
- absolut	1105 +/- 155	1016 +/- 197
- korrigiert	335 +/- 94	297 +/- 84
sinu-atriale Leitungszeit (ms)	91 +/- 9	109 +/- 18
Vorhoffunktion:		
P-Wellen-Dauer (ms)	122 +/- 18	125 +/- 21
PA-Zeit (ms)	31 +/- 10	36 +/- 6
FRP/A (ms)	295 +/- 16	305 +/- 11
ERP/A (ms)	242 +/- 16	264 +/- 11
Av-Knotenfunktion:		
AH-Zeit (ms)	88 +/- 12	102 +/- 15
AH-Zeit 90/min (ms)	99 +/- 26	110 +/- 16
AH-Zeit 110/min (ms)	151 +/- 85	181 +/- 84
FRP/AVN (ms)	417 +/- 48	411 +/- 32
ERP/AVN (ms)	330 +/- 48	310 +/- 28
His-Purkinje-Ventrikel-Funktion:		
HV-Zeit (ms)	43 +/- 14	50 +/- 9
QRS-Dauer (ms)	108 +/- 22	116 +/- 24
QT-Zeit (ms)	399 +/- 34	241 +/- 64
ERP/V (ms)	210 +/- 9	241 +/- 64

auf eine Verlängerung der funktionellen und effektiven Refraktärperioden sowohl der anterograd schnell als auch langsam leitfähigen Bahnen (funktionelle Längsdissoziation) zurückgeführt werden. So waren vor Gabe von Tiracizin funktionelle Refraktärzeiten von 474 +/– 64 ms bzw. 519 +/– 107 ms und nach Applikation Zeiten von 505 +/– 108 ms bzw. 555 +/– 116 ms meßbar. Die effektiven Refraktärzeiten beider Bahnen betrugen vor

Medikation 390 +/– 101 ms bzw. 306 +/– 54 ms und nach Tiracizingabe 432 +/– 158 ms bzw. 305 +/– 44 ms.

Bei allen Patienten mit supraventrikulären Tachykardien beim Wolff-Parkinson-White Syndrom gelang durch Gabe von Tiracizin keine Prävention induzierbarer Tachykardien. Die Zyklusdauer der Tachykardie wurde lediglich geringfügig verlängert (363 +/– 51 ms vs. 380 +/– 31 ms). Die Refraktärzeiten der akzessorischen Bahnen wurden mit einer Ausnahme nur unwesentlich durch Tiracizin verändert.

Die **Verträglichkeit** von Tiracizin war bei intravenöser Gabe gut. Kein Patient berichtete bei der vorgegebenen Dosierung über unangenehme subjektive Sensationen. Die objektiven Befunde - einschließlich Blutdruck - blieben stabil und zeigten keine bedeutsamen Änderungen.

Zusammenfassend kann ausgesagt werden, daß die invasive elektrokardiologische Prüfung der Effekte des Tiracizin die bereits experimentell gewonnenen Schlußfolgerungen bestätigt. Ferner konnte der Nachweis erbracht werden, daß Tiracizin in der eingesetzten Dosis bis maximal 0,36 mg/kg KM antiarrhythmische Effekte zeigt.

Die **positiv chronotropen Wirkungen auf die Sinusknotenautomatie** werden von uns als vegetative Gegenregulation auf eine periphere Vasodilatation infolge der kalziumantagonistischen Effekte zurückgeführt. Derartige Reaktionen mit einer Verkürzung der Spontanperiodendauer des Sinusknotens (Frequenzanstieg) konnten wir dann auch bei oraler Anwendung beobachten. Ähnliche Veränderungen wurden auch bei anderen Substanzen mit Kalziumantagonismus, wie Verapamil, Barucainid und Trapidil gesehen. Oftmals korrelieren diese Wirkungen auch mit einer Verkürzung der Refraktärzeiten des Av-Knotens, die wir mit Ausnahme der Patienten mit Av-Knotenanomalie bei allen anderen Probanden nachweisen konnten. Die Effekte der vegetativen Gegenregulation manifestieren sich an allen Strukturen, die stark vagal bzw. sympathisch innerviert sind, folglich vor allem an Sinus- und Av-Knoten.

Die **negativ dromotropen Effekte** auf die atriale, Av-Knoten-, His-Bündel-Faszikel-Purkinje-Leitung sowie die intraventrikuläre Erregungsausbreitung liegen gleichfalls in der Größenordnung des Verapamil auf die supraventrikulären Kompartimente bzw. von Disopyramid auf die distalen Abschnitte der Erregungsleitung. Aufgrund dieser Wirkungen können die elektrophysiologischen Effekte im Experiment bestätigt werden und auf eine Kombination der Effekte eines Klasse I- und Klasse IV-Antiarrhythmikums nach VAUGHAN WILLIAMS geschlossen werden.
In welchem Maße die netativ dromotrope Wirkung auf die Av-Knotenleitung von klinischer Relevanz ist, konnte zum Zeitpunkt dieser Pilotstudie keine Aussage gemacht werden, da die sympathische Gegenregulation diese Wirkungen zum großen Teil aufhob. Es kann jedoch vermutet werden, daß im Falle eines manifesten bzw. höhergradigen av-Blocks, d.h. beim geschädigten spezifischen Myokard, eine gewisse Vorsicht geboten ist. Dies würde Beobachtungen beim Disopyramid entsprechen, bei dem die anticholinergen Effekte am gesunden Myokard auf die Sinusknotenautomatie positiv chronotrope und auf den Av-Knoten positiv dromotrope Auswirkungen haben. Auch beim Disopyramid machen sich die hemmenden Wirkungen auf Automatie und Leitung erst beim geschädigten spezifischen Myokard bemerkbar.

Von therapeutisch großer Relevanz sind die **negativ bathmotropen Wirkungen auf Vorhof- und Kammerebene**. Sie liegen bei Akutan-

wendung in einer Größenordnung wie bei anderen Natriumkanalblockern.
Nach den erst kürzlich publizierten Erkenntnissen der Effekte der Metabolite müssen diese Untersuchungen jedoch in Frage gestellt werden: NILIUS et al. klassifizierten die Muttersubstanz Tiracizin in die Klasse IA und IB. Diese Effekte wurden gemessen und sind hier dargestellt. Es fiel jedoch bereits zu diesem Zeitpunkt auf, daß die Wirkungen auf die Bathmotropie sehr starken Streuungen unterlegen waren und in Einzelfällen sogar eine Verkürzung der Refraktärzeiten von Vorhof und Kammer gemessen wurde. Nachdem nun eindeutig belegt ist, daß die Effekte des Tiracizin im steady state überwiegend durch antiarrhythmisch aktive Metabolite bedingt sind, die nach NILIUS et al. Klasse IB-Effekte haben, wurden die Untersuchungsprotokolle erneut durchgesehen. Es stellte sich überraschend heraus, daß bei denjenigen Patienten, bei denen sich die Katheterplazierung technisch schwierig gestaltete und die Untersuchungsdauer dadurch herausgezögert wurde, verkürzte Refraktärzeiten gemessen wurden. Dies steht in Übereinstimmung mit den pharmakokinetischen Untersuchungsergebnissen von G. ROSTOCK, die belegen, daß Konzentrationen des Metaboliten 1 - bei einem insgesamt biphasischen Verlauf der Metabolitenkonzentrationen - bereits nach 15 Minuten im Plasma nachweisbar sind. - Es erscheint, daher möglich, daß sich im steady state die negativ bathmotropen Wirkungen der Muttersubstanz und die positiv bathmotropen Effekte der Metabolite überlagern und unter Umständen sogar aufheben. Um diesen Sachverhalt eindeutig zu belegen, wären theoretisch nach einer Kontrolle ohne Medikation Untersuchungen im steady state nach 3 bis 6 Tagen erforderlich. Diese erscheinen uns ethisch nur in Ausnahmefällen vertretbar. Dieser Fall wäre ausschließlich gegeben, wenn Patienten mit hämodynamisch intolerablen Tachykardien nach einem vergeblichen Behandlungsversuch mit Tiracizin erneut untersucht werden müßten. Derartige Untersuchungen sollen unter Beachtung dieser Ausnahmeindikation nachgeholt werden.

Am Beispiel artifiziell durch Elektrostimulation induzierbarer paroxysmaler supraventrikulärer Tachykardien bei funktioneller Längsdissoziation des Av-Knotens kann eine Wirksamkeit des Tiracizin zur Prävention und Rezidivprophylaxe von Tachykardieattacken nicht nur bei dieser spezifischen Tachykardieform nachgewiesen werden, sondern auch für andere Formen der Reentry-Tachykardie unterstellt werden. Dies trifft unseres Erachtens für atriale Formen und alle supraventrikulären Tachykardien zu, bei denen der Av-Knoten in die Kreiserregung einbezogen ist. - Für das Wolff-Parkinson-White Syndrom konnte in dieser Studie keine Wirksamkeit nachgewiesen werden, jedoch wurde in einem Fall eine erhebliche Verlängerung der Refraktärzeit der akzessorischen Bahn für die antero- und retrograde Leitung nachgewiesen. Somit sind, wie auch bei allen anderen Antiarrhythmika Ausnahmen, wie sie für das WPW-Syndrom typisch sind, zu erwarten. Daher sollten weitere Untersuchungen folgen, die inzwischen vorliegen und später in den klinischen Studien unter dem Indikationsgebiet der paroxysmalen supraventrikulären Tachykardien vorgestellt werden.

Aufgrund der dargestellten klinisch-elektrophysiologischen Untersuchungen konnte für das Tiracizin ein **breites Indikationsspektrum** mit einer Effektivität

- bei supraventrikulärer und ventrikulärer Extrasystolie,
- bei paroxysmalen supraventrikulären und ventrikulären Tachykardien vorausgesagt werden.

Aufgrund der negativ dromotropen Effekte auf die sinu-atriale, Av-Knoten- und His-

Bündel-Faszikel-Leitung wurde als **mögliche relative Kontraindikation** des Einsatzes
- das symptomatische Sinusknoten-Syndrom,
- der höhergradige av-Block und
- der bifaszikuläre und Linksschenkelblock

für die weitere klinische Prüfung betrachtet.

Insgesamt bestätigen die vorgelegten elektrokardiologischen Untersuchungsergebnisse eine gute antiarrhythmische Aktivität bei geringer Nebenwirkungsrate. Somit konnte zu einer klinischen Prüfung der oralen Applikationsform geraten werden.

Literatur

1. BIGGER, J.T.: A simple, rapid method for the diagnosis of first degree sinoatrial block in man. Am. Heart J. **87** (1974), 731-733

2. BISSETT, J.K., J.J. KANE, N. DE SOYZA u. M.L. MURPHY: Electrophysiological significance of rapid atrial pacing as a test for atrioventricular conduction. Cardiovasc. Res. **9** (1975) 593-599

3. BREITHARDT, G. u. L. SEIPEL: The effect of premature atrial depolarisation on sinus node automaticity in man. Circulation **53** (1976), 920-925

4. CASTELLANOS, A., C.A. CASTILLO, A.S. AGHA, B. BEFELER u. R.J. MYERBURG: Functional properties of accessory AV pathways during premature atrial stimulation. Br. Heart J. **35** (1973), 578-584

5. DENES, P, D. WU, R. DHINGRA, R.J. PIETRAS u. K.M. ROSEN: The effects of cycle length on cardiac refractory periods in man. Circulation **44** (1974), 32-41

6. FISCH, C., R.W. DE SANCTIS, H.T. DODGE, H.P. DUSTAN, J.W. KENNEDY, T.J. REEVES, u. S.L. WEINBERG: Guidelines for clinical intracardiac electrophysiologic studies. J. Am. Coll. Cardiol. **14** (1989), 1827-1842

7. GETTES, L.S., D.P. ZIPES, P.C. GILLETTE, M.E. JOSEPHSON, M.M. LAKS, D.M. MIRVIS, M.M. SCHEINMAN, L.T. SHEFFIELD u. D. WU: Personnel and equipment required for electrophysiologic testing. Am. Heart J. **108** (1985), 1219A-1221A

8. HOROWITZ, L.N.: Safety of electrophysiologc studies. Circulation **73** (1986), Suppl. II, 28-31

9. MANDEL, W. H. HAYAKAWA, R. DANZIG u. H.S. MARCUS: Evaluation of sinoatrial node function in man by overdrive suppression. Circulation **44** (1971), 59-66

10. NARULA, O.S., P. SAMET u. R.P. JAVIER: Significance of the sinus node recovery time. Circulation **45** (1972), 140-155

11. NEUSS, H., H.F. SPIES u. M. SCHLEPPER: Herzfrequenz und Refraktärzeitverhalten akzessorischer Leitungsbahmen. Z. Kardiol. **66** (1977), 231-237

12. ROSTOCK, K.J., A. SCHIRDEWAN u. U. KRÜNES: Klinisch-elektrophysiologische Untersuchungen zur Wirkung neuer Antiarrhythmia. Methodik, Probleme, Grenzen und Möglichkeiten. Dt. Gesundh.-Wesen **35** (1980), 1337-1342

13. ROSTOCK, K.J., K. RATHGEN, U. KRÜNES u. J. LEMBCKE: Zum Pathomechanismus paroxysmaler Tachykardien als Grundlage einer Differentialtherapie. Differentialdiagnostik paroxysmaler Tachykardien. Dt. Gesundh.-Wesen **36** (1981), 1376-1382

14. ROSTOCK, K.J.: Herzrhythmusstörungen in Theorie und Praxis. Akademie-Verlag Berlin 1988

15. ROSTOCK, K.J., K. RATHGEN, D. PFEIFFER u. G. ROSTOCK: Klinisch-elektrophysiologische Untersuchungen zur Wirkung der antiarrhythmischen Substanz Bonnecor (AWD 19-166, GS 015). Pharmazie **40** (1985), 862-864

16. SAKSENA, S., E. GREENBERG u. D. FERGUSON: Prospective reimbursement for state-of-the-art medical practice: The case for invasive electrophysiologic evaluation. Am. J. Cardiol. **55** (1985), 963-967

17. SCHERLAG, B.J., S.H. LAU, R.H. HELFANT, W.D. BERKOWITZ, E. STEIN u. A.N. DAMATO: Catheter technique for recording His bundle activity in man. Circulation **34** (1969), 13-18

18. STRAUSS, H.C., A.L. SAROFF, J.T. BIGGER u. E.G.V. GIARDINA: Premature atrial stimulation as a key to the understanding of sinoatrial conduction in man. Circulation **42** (1973), 86-93

19. WIT A.L., M.B. WEISS, M.D. BERKOWITZ, K.M. ROSEN, C. STEINER u. A.N. DAMATO: Patterns of atrioventricular conduction in the human heart. Circul. Res. **27** (1970), 345-359

6. Klinische Studien zur therapeutischen Wertbestimmung bei Antiarrhythmika

unter Mitarbeit von Gisela ROSTOCK

Für die Anlage klinischer Studien zur Wertbestimmung von Pharmaka gelten für jede Arzneimittelgruppe eigene Gesetzmäßgkeiten des study design und der Beurteilung von Effektivität und Nebenwirkungsrate. Neben den pharmakaspezifischen Gesichtspunkten wie therapeutische Aktivität, Toxizität, therapeutische Breite, Pharmakokinetik, Metabolismus und möglichen Interaktionen mit anderen Pharmaka sind die Spezifika der zu behandelnden Grundkrankheit und ihrer Symptomatik zu berücksichtigen.

6.1. Methodische Grundlagen

Für die Arzneimittelgruppe der Antiarrhythmika sind folgende Besonderheiten zu beachten:

- die Therapie ist auf ein **Symptom unterschiedlicher kardialer Ausgangssituation** (20) gerichtet. Neben einer völlig normalen Herzfunktion und Morphologie müssen Kranke mit allen Leistungsgraden der Herzfunktion (entsprechend der Klassifikation der New York Heart Association) bei den unterschiedlichen Grundkrankheiten (koronare Herzkrankheit, Myokarditiden, Kardiomyopathien) behandelt werden.

- Von wenigen Ausnahmen abgesehen (z.B. chronisches Vorhofflimmern) treten **unterschiedlichste Symptome**, wie Extrasystolen, Tachykardien und chaotische Erregungsabläufe (Flimmern, Flattern), in Vorhöfen und Kammern auf.

- Die Häufigkeit der Symptomatik ist äußerst unterschiedlich. Während Extrasystolen im zirkadianen Rhythmus bereits innerhalb von 24 Stunden erheblichen Schwankungen unterliegen können, nimmt diese bei dieser Arrhythmie oftmals zusätzlich innerhalb von Tagen, Wochen und Monaten zu (z.B. nach Myokardinfarkt). Daher ist die **Spontanvariabilität** ein wesentlicher Faktor, (18,26,27) der die Beurteilung der Therapieeffektivität erschwert. Tachykarde Rhythmusstörungen, sowohl auf Vorhof- und Kammerebene, können zwischen mehrmaligen täglichen Attacken und einem einmaligen Auftreten pro Jahr schwanken. Für eine Effektivitätskontrolle wären im letztgenannten Falle mehrere Jahre erforderlich. Daher müssen für derartige klinische Prüfungen geeignete Patienten ausgewählt werden, bei denen die Arrhythmiehäufigkeit Aussagen zum Therapieeffekt zulassen.

- Die Symptome haben einen **unterschiedlichen Krankheitswert**, die sogar vom Patienten unbemerkt auftreten können, subjektiv und/oder objektiv belästigen und keine absolute Indikation zur Therapie darstellen bis hin zur bedrohlichen Arrhythmie mit einem gesteigerten Risiko für einen plötzlichen Herztod (28). Aus diesem Grunde ist die Indikation zur Behandlung nicht immer einfach zu stellen und bedarf einer umfassenden Diagnostik, in welcher die Frage der Nutzen-Risiko-Relation zu klären ist.

- Es besteht jedoch - zumeist bei malignen und behandlungsbedürftigen Arrhythmien - ein direkter **Zusammenhang zwischen Symptom und Schwere der kardialen Grundkrankheit**. So müssen die therapeutischen Bemühungen überwiegend nicht nur auf das Symptom, sondern auch auf eine kardiale oder extrakardiale Grundkrankheit gerichtet sein.

- Die **pathogenetischen Mechanismen der Arrhythmien sind äußerst unterschiedlich** (1,2,10,11,16) und können oftmals durch die konservativen diagnostischen Methoden und in vielen Fällen durch invasive elektrokardiologische Methoden (His-Bündel-Elektrographie, programmierte Stimulation) nicht eindeutig geklärt werden. Auf diese Weise bleibt das Behandlungskonzept überwiegend empirisch und zielt nur in Ausnahmefällen auf erkannte pathogenetische Mechanismen gestörter elektrophysiologischer Vorgänge bzw. gestörter Membranfunktionen kranker Herzzellen.

- Da der Mechanismus einer Arrhythmie bei identischem klinischen und elektrokardiologischen Erscheinungsbild sehr unterschiedlich sein kann, ist der **Effekt des Eingriffs eines Antiarrhythmikums in das pathogenetische Bedingungsgefüge nicht vorausschaubar**. Daher kann ein Antiarrhythmikum je nach Ausgangssituation eine Rhythmusstörung beseitigen, völlig unbeeinflußt lassen oder sogar verstärken (Aggravation, Arrhythmogenität).

Antiarrhythmika sind Substanzen, die durch überwiegend uniforme Eigenschaften charakterisiert sind:

- Die Substanzgruppe kann klassifiziert werden durch ihren **Wirkort an den Natrium-, Kalium- und Kalzium-Ionenkanälen bzw. am beta-adrenergen Rezeptor**. Sie verändern hierdurch spezifische Zustände und Toreigenschaften der Kanäle (7) und in deren Konsequenz den Ablauf des Aktionspotentials (Grundlage der Klassifikation nach VAUGHAN WILLIAMS).

- Durch diese Effekte verändern sie am spezifischen Myokard und an der Zelle des Arbeitsmyokards spezifische **Eigenschaften der Automatie, Erregungsleitung und Refraktärität**, die dann durch eine Veränderung der zur Herzrhythmusstörung führenden kritischen Konstellation dieser elektrophysiologischen Vorgänge eine antiarrhythmische Aktivität entfalten können (1).

- Antiarrhythmika greifen fundamental in die Ionen-Transportmechanismen ein und verändern die Eigenschaften der Herzzellmembranen (8). Sie wirken daher überwiegend auf die Kontraktilität und Pumpfunktion des Arbeitsmyokards und haben **negativ inotrope Begleiteffekte** (28).

- Auf der Grundlage der bereits genannten Wirkungen sind Antiarrhythmika hinsichtlich ihrer gesamten pharmakodynamischen Aktivität nicht indifferent. Die Differenz zwischen therapeutischen und toxischen Plasmaspiegeln ist überwiegend klein (Faktor 2 bis 4); d.h. sie haben eine **geringe therapeutische Breite**.

- Diese geringe therapeutische Breite bedingt eine **hohe Rate an subjektiven und objektiven Nebenwirkungen**, die innerhalb der Wertbestimmung einer Substanz im study design der klinischen Prüfung Berücksichtigung finden müssen.

- Alle Faktoren dieser besonderen Wirkungen und Nebenwirkungen machen für die

Gruppe der Antiarrhythmika ganz besonders exakte und detaillierte **Kenntnisse zum pharmakokinetischen Verhalten**, d.h. der Absorption, Verteilung, Metabolisierung und Exkretion erforderlich. Da diese Substanzgruppe überwiegend bei älteren Menschen eingesetzt werden, müssen Erkrankungen, die zu Veränderungen der Pharmakokinetik führen, berücksichtigt werden (Erkrankungen der Eliminationsorgane). Ferner ist eine Veränderung von Verteilung und Exkretion bei kongestiven Herzerkrankungen in Rechnung zu stellen.

- Zahlreiche Antiarrhythmika werden über **pharmakodynamisch aktive Metabolite eliminiert**, die kumulieren können und nicht nur für die antiarrhythmische Aktivität, sondern auch für Nebenwirkungen verantwortlich zu machen sind. Derartige Wirkprinzipien müssen frühzeitig in der klinischen Prüfung untersucht werden.

- Bei der Differenziertheit der Effekte sind gleichfalls **Arzneimittelinteraktionen** zu untersuchen, hierbei insbesondere mit Herzglykosiden, Beta-Rezeptorenblockern, Kalziumantagonisten, anderen Antiarrhythmika und Thrombolytika.
  Alle genannten Faktoren müssen im study design ausgewiesen werden und so berücksichtigt sein, daß sie für eine klinische Auswertung zugängig sind.

6.1.1. Richtlinien für die Erstellung eines Prüfplanes

In den Anfangsphasen einer klinischen Prüfung sollten ausschließlich Patienten in eine Studie eingeschlossen werden, die hinsichtlich Kontraktilität und Pumpfunktion noch keine Insuffizienzkonstellation aufweisen, da überwiegend negativ inotrope Effekte von Antiarrhythmika zu erwarten sind. Erst wenn ausreichend **Informationen über die Beeinflussung der Herzfunktion** durch das Pharmakon vorliegen, können auch Herzkranke mit latenter Insuffizienzkonstellation in die Studie aufgenommen werden. Dies ist insbesondere im Zusammenhang mit Untersuchungen zu Veränderungen der Pharmakokinetik (Absorption, Verteilung, Metabolismus und Elimination) zu beachten, da diese Patientengruppe zumeist eine verzögerte Absorption (Stauungsorgane), eine veränderte Verteilung (vergrößertes Volumen), eine verminderte Leberperfusion (Eliminationsorgan) und mitunter auch eine verzögerte Exkretion aufweisen.
Um exakt meßbare Daten zu erhalten, sollten Belastungsuntersuchungen mit Messung hämodynamischer Parameter (Pulmonalarteriendruck, Herzminutenvolumen, peripherer Widerstand) vor und nach intravenöser Gabe des Pharmakons geplant werden. In späteren Phasen sind dann auch Untersuchungen unter invasiver Diagnostik (LVEDP, EF, Koronarfluß) sinnvoll.
In der Endbegutachtung muß zur Beeinflussung der Hämodynamik und Pumpfunktion eindeutig Stellung genommen werden.
Die verschiedenen Formen der Arrhythmien sollten in getrennten Gruppen untersucht werden. In diesem Zusammenhang soll das **Indikationsspektrum** einer Substanz eindeutig definiert und durch Angaben zur antiarrhythmischen Aktivität bei den verschiedenen Herzrhythmusstörungen ausgewiesen werden.
Ferner erfordern die unterschiedlichen Arrhythmien auch **methodisch ein differentes Vorgehen** zur Sicherung der Effektivität (z.B. Holter-Monitoring, programmierte Stimulation).

Ein Problem besonderer Art bietet die **Spontanvariabilität** von Herzrhythmusstörungen, dem sowohl bei der Studienplanung als auch bei der Auswertung und Beurteilung der Effektivität Rechnung zu tragen ist (2,6,12, 13,15,17):

Sowohl bei supraventrikulären als auch ventrikulären Extrasystolien müssen bei der Auswahl des Patientenkollektivs besondere Anforderungen gestellt werden. Bei einer niedrigen Rate der Ektopien ist naturgemäß der Behandlungseffekt nur schwer nachweisbar, wenn der Aufwand an Speicherzeiten nicht mehr als 24 Stunden während der Kontroll- bzw. Therapiephase betragen soll. Da auch eine geringe Häufung nur selten eine Indikation zur Therapie ist (Ausnahme Trigger maligner Arrhythmien), bevorzugen wir Patienten mit einer Häufigkeit von mehr als 1, besser noch 5 Extrasystolen pro Minute. Eine noch größere Sicherheit gibt eine Methodik, bei der zur Kontrolle zweimalige Holter-Kontrollen über je 24 Stunden (23) erfolgen und nur solche Patienten in die Untersuchung eingeschlossen werden, bei denen bei Vergleich beider Kontrollen die Spontanvariabilität weniger als 30% beträgt. Beide Anforderungen kombiniert haben wir bei Vergleichstudien von Tiracizin gegenüber Flecainid, Propafenon und Verapamil (siehe S. 100 ff.) eingesetzt. Bei diesem Vorgehen haben wir die Bedeutung der Spontanvariabilität erfahren müssen, da fast nur die Hälfte aller Patienten unter diesen strengen Auswahlkriterien in die klinische Prüfung eingeschlossen werden konnten.

Für die Auswertung der Ergebnisse wurden zahlreiche Kriterien zum Nachweis einer antiarrhythmischen Effektivität vorgeschlagen, die das Phänomen der Spontanvariabilität berücksichtigen. Von BREITHARDT et al. (2) wurde zum Nachweis einer antiarrhythmischen Wirksamkeit eine prozentuale Senkung der Ektopierate in Abhängigkeit von der Speicherzeit des Langzeit-EKG gefordert (siehe Tabelle 6.1.). So muß hierfür bei einer Speicherdauer von 12 Stunden eine Reduktion der Ektopien um 89% und bei einem 24-Stunden-Holter-Monitoring eine Suppression um 83,4% nachgewiesen werden. MORGANROTH (13) fordert zum Effektivitätsnachweis eine Senkung der Häufigkeit ventrikulärer Extrasystolen (Häufigkeit > 5/min) um 75% bzw. um 90% bei spontan endenden Kammertachykardien. RAEDER et al. (18) fordern unter diesem Aspekt eine Suppressionsrate um 64% bei singulären ventrikulären Extrasystolen, um 83% für Couplets, 90% für ventrikuläre Salven und 93% für spontan endende ventrikuläre Tachykardien.

Tabelle 6.1.: Erforderliche Reduktion der Extrasystolierate und erforderliche Speicherzeiten des Langzeit-EKG zur Sicherung eines signifikanten Antiarrhythmikaeffektes (nach BREITHARDT et al. (2)

Speicherzeit	zur Signifikanz erforderliche Reduktion der Extrasystolierate
8 Std.	– 90,3%
12 Std.	– 89,0%
24 Std.	– 83,4%
36 Std.	– 74,0%
72 Std.	– 64,6%

Nach SCHMIDT et al. (26,28) treffen alle diese Aussagen aber nur für Untersuchungszeiträume von einer Woche zu. Bei größeren Zeitintervallen nimmt die Spontanvariabilität um ein Vielfaches zu, so daß bei einem Intervall von einer Woche bis zu 3 Monaten eine Suppressionsrate von 81%, bei einem Zeitraum zwischen 3 Monaten bis zu einem Jahr um 93% und bei Intervallen von mehr als einem Jahr um 98% für ventrikuläre Extrasystolen nachgewiesen werden müssen. Dies spielt sicher bei klinischen Studien keine so entscheidende Rolle, da die Therapiekontrolle zumeist kurz nach Einsetzen der Arzneimittelsättigung erfolgt. Werden jedoch Langzeitstudien geplant, müssen diese Anforderungen erfüllt sein.

Das Problem der Spontanvariabilität ist aber auch noch unter einem anderen Aspekt von gravierender Bedeutung. Alle Antiarrhythmika haben die Potenz, eine Arrhythmie zu verschlechtern (14,15,30) (**Aggravation**) oder sogar maligne Arrhythmien zu provozieren

(14,1718,28) (**Arrhythmogenität**). Bei der Auswertung von Therapiestudien werden immer wieder Fälle beobachtet, bei denen im Therapieintervall eine höhrere Rate an Extrasystolen, Couplets, Salven und spontan endenden Kammertachykardien im Vergleich zur Kontrolle beobachtet werden. Für derartige Fälle sind statistisch abgesicherte Festlegungen erforderlich, die eine Zunahme von Arrhythmien als **arrhythmogenen Effekt des Antiarrhythmikums** definieren lassen. RAEDER et al. (18) fordern hierfür eine Zunahme ventrikulärer Extrasystolen um 400% und für spontan endende Kammertachykardien um 2400%. SCHMIDT et al. (26,27) kommen in ihrer statistischen Analyse zu folgenden Zahlen: Eine Arrhythmogenität kann bei singulären Extrasystolen bei einer Zunahme um 370%, bei Couplets um 1100%, bei Salven um 2200% unter Therapie unterstellt werden. Diese Anforderungen treffen gleichfalls nur für Beobachtungsintervalle von kleiner als einer Woche zu und erhöhen sich bei großen Zeitintervallen beträchtlich.

Bei **paroxysmalen Tachykardien** infolge Vorhofflimmerns oder -flatterns sowie supraventrikulären und ventrikulären Ursprungs muß gleichfalls eine Patientenselektion für klinische Studien einsetzen. Da die Attacken zumeist in größeren Intervallen (Wochen, Monaten) einsetzen, sind Holter-Kontrollen sinnlos (19,20,21). Es sollten daher Patienten mit zumindest wöchentlichen Anfällen ausgewählt werden, die ihre Attacken eindeutig definieren können. In derartigen Fällen kann man sich dann, eine Kooperation und Compliance des Patienten vorausgesetzt, auf die anamnestischen Angaben bei Therapieintervallen zwischen 4 Monaten und einem Jahr verlassen.

Nach den spektakulären Folgen der CAST-Studie (Cooperative Arrhythmia Suppression Trial), in der Patienten nach Myokardinfarkt in einer randomisierten Studie mit den Antiarrhythmika Encainid, Flecainid, Imipramin und Moracizin im Vergleich zu Placebogruppen behandelt wurden (3,4,5), ist die Frage nach der Indikation einer antiarrhythmischen Therapie wieder mit Nachdruck in den Vordergrund des Interesses gerückt (8,11,16,28). In dieser Studie sollte die Hypothese geprüft werden, daß eine Suppression der Extrasystolierate durch die o.g. Pharmaka die Häufigkeit eines plötzlichen Herztodes senkt. Nachdem in einer Zwischenauswertung festgestellt wurde, daß im Vergleich zu den mit Placebo behandelten Patienten unter Encainid und Flecainid eine deutlich höhere Mortalitätsrate bestand (siehe Abb. 6.1.), wurde die Studie abgebrochen und nur mit Moracizin weitergeführt. Für die Antiarrhythmika Encainid und Flecainid wurden durch die FDA Indikationseinschränkungen angeordnet.

Obgleich auch weitere Mängel im study design festzustellen sind (mangelnde Nachkontrolle der Therapieeffekte und der kardialen Situation), wirkt auf alle Beobachter besonders die Tatsache schockierend, daß in dieser Studie überwiegend Patienten behandelt wurden, bei denen zur Therapie keine absolute Indikation bestand. Dieses Schicksal teilt die CAST-Studie nun mit bereits anderen 11 Studien, bei denen gleichfalls bei präventiver Antiarrhythmikagabe in den mit Placebo behandelten Gruppen eine geringere, wenn auch nicht statistisch signifikante Mortalitätsrate nachgewiesen werden mußte. Es wird als Warnung erneut sichtbar, daß die Therapie mit Antiarrhythmika nicht ungefährlich ist und daher einer fortlaufenden ambulanten Überwachung bedarf.

Als Lehre aus der CAST-Studie (11,28) ist der Schluß zu ziehen, daß die Indikation zur Antiarrhythmikatherapie sehr streng und unter Abwägung von Nutzen und Risiko zu erfolgen hat. Diese Aussage trifft selbstverständlich auch für Prüfungen von Antiarrhythmika in klinischen Studien zu.

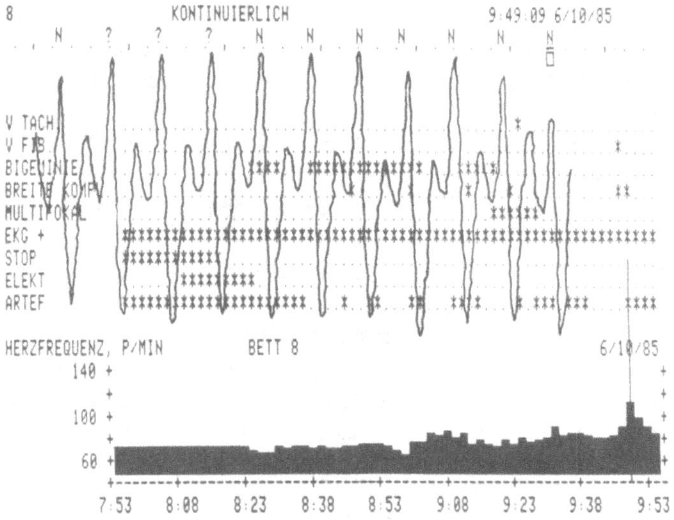

Abb. 6.1.: Kasuistische Darstellung eines arrhythmogenen Effektes unter oraler Therapie mit Tiracizin

Der bereits betonte Zusammenhang zwischen Symptom und Schwere der Grundkrankheit beeinflußt auch ein Prüfprotokoll und die Auswertung der Effektivität und Nebenwirkungen: Es besteht nicht selten ein gesteigertes Interesse daran, die Therapiestudie unter einer Monotherapie mit einem Antiarrhythmikum durchzuführen. Diese Forderung soll ausschließen, daß andere therapeutische Effekte sich mit dem zu kontrollierenden Therapieregime überlagern und die Ergebnisse angefochten werden könnten. Hiermit werden jedoch ethische Probleme berührt. Da es sich zumeist um kardial Kranke handelt, ist ihnen unter der Studie eine indizierte Therapie mit Koronartherapeutika (Nitrate, Nifedipin), Herzglykosiden und Diuretika bei bestehender latenter oder manifester Herzinsuffizienz nicht vorzuenthalten. Unter diesem Aspekt ist es oftmals Streitpunkt einer Diskussion, daß auch antiarrhythmisch aktive Substanzgruppen wie Beta-Rezeptorenblocker und Kalziumantagonisten als Begleitmedikation verboten sind. In allen Fällen, in denen z.B. bei einer stabilen Angina pectoris und Nitrattoleranz eine Dringlichkeit zur Behandlung mit den o.g. Substanzklassen besteht, sollten derartige Kranke von einer Studie ausgeschlossen werden, da das Risiko einer Unterbrechung der Behandlung nicht tragbar ist.

Ein weiteres Problem findet sich bei der **Effektivitätsbeurteilung** (13): Mitunter finden sich Angaben, daß sich unter Antiarrhythmikatherapie eine Verbesserung einer Herzinsuffizienz einstellt. Dieser Effekt, der tatsächlich durch eine Ökonomisierung der Herzarbeit infolge eines stabilen Herzrhythmus eintreten kann, darf nicht als Primäreffekt sondern ausschließlich als Folge einer effektiven Therapie gewertet werden.

Es wurde bereits betont, daß die Antiarrhythmikatherapie überwiegend empirisch erfolgt. Aus diesem Grunde ist auch aus den klinisch-elektrophysiologischen Untersuchungsergebnissen nur mit großer Zurückhaltung eine Stellungnahme zur Vorhersage von möglichen **Indikationen** gerechtfertigt. In den klinischen Studien ist daher eine Prüfsubstanz auf Effektivität bei allen Arrhythmieformen zu testen. Hierbei werden sich immer Schwerpunkte mit einer großen Effektivität auffinden lassen. Diese sind dann in den fortgeschrittenen Stufen einer klini-

schen Prüfung an möglichst großen Kollektiven sowie im Vergleich mit etablierten Referenzsubstanzen und gegenüber Placebo zu erhärten.
Die breite Vielfalt von Mechanismen, die sich hinter einem identischen klinischen Erscheinungsbild einer Arrhythmie verbergen kann, erklärt aber auf der anderen Seite, daß eine Rhythmusstörung im Einzelfall entgegen allen Indikationsvoraussagen doch erfolgreich mit einem Antiarrhythmikum behandelbar wird. Aus diesem Grunde sind neben den Prüfungen an großen Gruppen auch Einzelbeobachtungen wichtig und sollten sorgfältig dokumentiert werden.

Von großer Wichtigkeit für die Sicherheit einer Behandlungsform ist die **Erfassung von subjektiven und objektiven Nebenwirkungen**: Die subjektiven Nebenwirkungen, die zumeist klassenspezifisch sind, müssen sorgfältig dokumentiert werden. Um suggestive Antworten zu vermeiden, sollten die Patienten nicht nach einem „Nebenwirkungsbogen" abgefragt werden oder diesen sogar selbst ausfüllen. Bei diesem Vorgehen geht die Häufigkeit von angegebenen Nebenwirkungen in die Höhe. Der Patient sollte in einem Interview nach Veränderungen des Befindens unter der Behandlung befragt werden.
Zur Erfassung von objektiven Nebenwirkungen hilft eine gründliche ärztliche Untersuchung, die wiederholte Registrierung von EKG und zur Dokumentation von Nebenwirkungen auf andere Organe und Organsysteme die Kontrolle der Laborparameter für das **hämatopoetische** (Hb, Hämatokrit, Erythrozyten), das **leukopoetische** (Leukozyten, Differentialblutbild), das **thrombopoetische** und **thrombolytische System** (Thrombozyten, Fibrinogen, Quick-Test, PTT), die **Leber-** (ASAT, ALAT, LDH, Bilirubin, alk. Phosphatase) und **Nierenfunktion** (Harnstoff, Kreatinin, Clearance) und die Lungenventilation (Spirometrie).

Die Bedeutung pharmakokinetischer Untersuchungen und deren Aussagekraft wurde bereits an anderer Stelle dargestellt.

6.1.2. Ablaufplan einer klinischen Prüfung

Obgleich im Arzneimittelgesetz nicht vorgeschrieben, wird eine klinische Prüfung zur Wertbestimmung eines Pharmakons in mehreren Stufen geplant:

- Innerhalb der Phase I sollen, zumeist an gesunden Probanden, Erfahrungen zur **Verträglichkeit** gesammelt werden. Gelegentlich gelingt es auch, bereits in dieser frühen Phase Dosierungsrichtlinien vorzubereiten. Die Studie erfolgt in der Regel sowohl für die intravenöse als auch orale Applikationsform an Gruppen von 10 bis 20 Probanden. Es soll erneut darauf hingewiesen werden, daß es nützlich ist, die intravenöse Anwendung mit einer invasiven, klinisch-elektrophysiologischen Untersuchung zu kombinieren (siehe S. 55).

- Durch die Phase II sollen die **Dosierungsrichtlinien** (29) erarbeitet werden. An kleinen Gruppen, gleichfalls 10 bis 20 möglichst kardial Gesunden (keine latente oder manifeste Herzinsuffizienz) erfolgen erste Untersuchungen zur **Eingrenzung der Indikation** (supraventrikuläre und ventrikuläre Extrasystolie, Vorhofflimmern und -flattern, paroxysmale supraventrikuläre und ventrikuläre Tachykardien).

- In der klinischen Breitenprüfung, der Phase III, sollen die antiarrhythmische Aktivität und Effektivität erhärtet und durch die Erfassung aller subjektiven und objektiven Nebenwirkungen die Nutzen-Risiko-Relation einer Therapieform dokumentiert werden. Da es sich in dieser Phase um eine **klinische Wertbestimmung** einer Substanz handelt, sollten an größeren Kollektiven von 50 bis 100 Patienten alle wesentlichen Indikationsgebiete kon-

trolliert behandelt werden. Die pharmakokinetischen Untersuchungen sind unter Einschluß von Risikogruppen (Herzinsuffizienz, Leber- und Nierenfunktionsstörungen) fortzuführen.
Zur klinischen Wertbestimmung sind ferner randomisierte und auch **Doppelblind-Studien** gegenüber etablierten Referenzpräparaten und Placebo erforderlich. Nach Abschluß dieser Phasen liegen zumeist ausreichend Daten und Erfahrungen vor, um die Registrierung eines Pharmakons beantragen zu können.

- Auch nach der klinischen Zulassung sind weitere Studien und Nachbeobachtungen erforderlich. Diese sollten überwiegend weitere Sicherheiten für Therapie und Beherrschung von Nebenwirkungen geben.

6.2. Klinische Studien zur therapeutischen Wertbestimmung von Tiracizin

6.2.1. Klinische Prüfung von Tiracizin bei oraler Applikation in Stufe I

unter Mitarbeit von Gisela ROSTOCK

Diese Studie (22) war nach Vorlage der Ergebnisse der intravenösen Anwendung in Verbindung mit invasiver klinisch-elektrophysiologischer Testung (siehe S. 55) als **Verträglichkeits- und Dosisfindungsstudie** konzipiert. Ferner wurden Hinweise zu eventuell auftretenden Kumulationseffekten, Kontraindikationen und zur Differentialtherapie mit Tiracizin erwartet.

Methodik: Die klinische Prüfung erfolgte an 9 Patienten mit ausgeprägten supraventrikulären und ventrikulären Extrasystolien und Therapierefraktärität gegenüber mehreren Antiarrhythmika (7 Männer, 2 Frauen, mittleres Alter: 43,0 +/– 6,1 Jahre). Als klinische Diagnose fand sich in 4 Fällen eine chronische Myokarditis, bei 2 Patienten eine koronare Herzkrankheit, bei 2 weiteren Kranken eine dilatative Kardiomyopathie; in einem Falle konnte keine organische Herzerkrankung nachgewiesen werden.

Alle Patienten wurden auf einer kardiologischen Intensivstation mittels Monitor und Computerspeicherung des EKG überwacht. Ein Holter-Monitoring über 24 Stunden erfolgte vor Beginn der Therapie, 2 Tage nach Erreichen der maximalen Dosis sowie am 10. Behandlungstag nach Gabe einer einmaligen Dosis (in der Regel 75 mg)
Die Auswahl der Patienten für die orale Prüfung erfolgte nach einer Testung der Reaktion auf eine einmalige intravenöse Gabe von 0,3 mg/kg KM Tiracizin. Hierbei wurde die Zahl der Extrasystolen pro Minute über 10 Minuten vor Injektion und 10 Minuten unter der Applikation sowie bis zur 40. Minute nach Abschluß der Infusion (Papiervorschub des EKG: 10 mm/sec) gemessen.

Bei den ersten 3 Patienten wurde das folgende Dosierungsregime festgelegt:
1. Tag: 25 mg Einzeldosis,
2. Tag: 2 x 25 mg/die,
3. Tag: 3 x 25 mg/die,
4. Tag: 3 x 50 mg/die,
ab 5. Tag: 3 x 75 mg/die.
Alle folgenden Patienten erhielten folgende Dosen Tiracizin:
1. Tag: 50 mg Einzeldosis,
2. Tag: 3 x 50 mg/die,
ab 3. Tag: 3 x 75 mg/die.
Zur Sicherung objektiver Nebenwirkungen wurden die o.g. Laborparameter kontrolliert; die subjektiven Nebenwirkungen wurden erfragt.

Ergebnisse der Studie: Die während der Kontrolle und unter Therapie erhobenen Befunde sind in der nachfolgenden Tabelle 6.2. zusammengestellt.
Unter insgesamt 14 Patienten mit einer massiven Extrasystolie in einer Häufigkeit von > 5 Ektopien/min erschienen 9 Kranke auf-

Tabelle 6.2.: Kasuistische Darstellung der Effekte von Tiracizin unter intravenöser und oraler Applikation

Pat.Nr.	**i.v. Testung** Extrasystole n/min **Kontrolle:**	**i.v. Testung** Extrasystole n/min **Therapie**	**orale Therapie** Extrasystole n/24 Std. **Kontrolle**	**orale Therapie** Extrasystole n/24 Std. **Therapie**	**Wirkungs-dauer**
1	29,2	12,1	35.756	8.299	7 Std.
2	25,1	11,5	22.675	2.290	6 Std.
3	22,9	0	28.871	0	17 Std.
4	45,2	36,3	18.872	555	6 Std.
5	9,6	0	2.405	0	10 Std.
6	29,3	0	38.640	22.680	4 Std.
7	22,5	0,6	21.640	2.880	Abbruch
8	9,0	0	6.932	-	Abbruch
9	27,0	0	38.880	0	8 Std.
Mittelwert	**26,9**	**8,6**	26.586	**4.689**	**8,3 Std.**
Standard-abweichg.	**10,5**	**13,4**	**13.199**	**8.479**	**1,6 Std.**

grund eines zufriedenstellenden bzw. guten Effektes von Tiracizin i.v. für die orale Testung geeignet.

Unter der oralen Einstellung wurden erste antiarrhythmische Effekte bei Dosen von 3 × 50 mg/die gesehen. Nach einer Dosis von 3 × 75 mg/die war bereits nach der 3. Dosis ein steady state der antiarrhythmischen Effekte erreicht, so daß an den weiteren Behandlungstagen keine weitere Suppression der Ektopierate erreichbar war. Bei 3 der 9 Patienten fanden sich unter der Maximaldosis keine Extrasystolen mehr. Bei 4 Patieten konnte eine Suppression von mehr als 75% - also ein klinisch-relevanter Effekt - erreicht werden, den die Patienten auch subjektiv registrierten (Pat.Nr. 1,2,4,7). Lediglich in einem Falle war der Behandlungseffekt unzureichend.

Die Anzahl der vor und am 2. Tage der maximalen Dosierung mittels Holter-Monitoring über 24 Stunden gezählten Extrasystolen ist in der Tab. 6.2. zusammengestellt. Danach betrug die Ektopierate vor oraler Applikation von Tiracizin im Mittel 26.586 Extrasystolen/24 Std.. Unter der maximalen Dosierung konnte diese im Mittel um 82% reduziert werden und betrug nur noch 4.689 Ektopien/24 Std. ($p<0,001$).

Nach Unterbrechung der Behandlung im steady state (einmalige Dosierung von 75 mg am 10. Tag) ist eine antiarrhythmische Aktivität über 8,3 +/– 4,3 Std. nachweisbar.

Nebenwirkungen: Subjektive Nebenwirkungen wurden von keinem Patienten angegeben. Häufiger wurde über einen milden sedierenden Effekt berichtet. Die Aussagen der Patienten waren: „Ich fühle mich ruhiger", „ich kann besser abschalten und schlafen" und „ich fühle mich ausgeglichener". Diese Wirkungen des Tiracizin können aber auch auf die Suppression bzw. völlige Unterdrükkung der belästigenden Extrasystolen zurückführbar sein.

Wie bereits unter der Prüfung von Tiracizin bei intravenöser Anwendung vereinzelt festgestellt, muß mit einer Aggravation bzw. Arrhythmogenität gerechnet werden. Derartige Effekte mußten in dieser Studie in 2 Fällen

beobachtet werden; sie sollen daher kasuistisch dargestellt werden:
Pat.Nr, 7: männlich, 43 Jahre, klinische Diagnose hypertrophe Kardiomyopathie, zeigte unter intravenöser Gabe von 0,3 mg/kg KM eine totale Suppression einer mittleren Extrasystolierate von 22,5/min. Unter einer oralen Therapie war eine deutliche Reduktion von 21.640 auf 2.880 Extrasystolen/24 Std. nachweisbar. Am 5. Tag der Behandlung mit 3 × 75 mg kam es (siehe Abb. 6.1.) 110 Minuten nach einer vorausgegangenen Gabe zu einer Kammertachykardie über 3 Minuten mit spontanem Ende. Der Patient bemerkte die Tachykardie und gab an, derartige Ereignisse bisher nicht bemerkt zu haben. Die Therapie mit Tiracizin wurde abgebrochen.
Pat.Nr. 8: 40 Jahre, angiokardiographisch und bioptisch gesicherte dilatative Kardiomyopathie bei chronischer Myokarditis. Der Patient zeigte gleichfalls nach intravenöser Gabe eine vollständige Suppression von im Mittel 9,0 Extrasystolen/min. Am 3. Behandlungstag wurde eine vom Patienten als bedrohlich erlebte Tachykardie 90 Minuten nach der zweiten Gabe von 75 mg beobachtet. Es handelte sich um eine perpetuierte Kammertachykardie mit Frequenzen von 185/min. Eine Unterbrechung gelang durch intravenöse Gabe von 2 mg/kg KM Disopyramid.

Zusammenfassung und Diskussion der Ergebnisse: Tiracizin ist bei Patienten mit massiven und zum Teil auch bislang therapierefraktären Extrasystolien zur Suppression anwendbar. Es entfaltet einen zufriedenstellenden Effekt (> 75% Suppression) in 4 von 9 Fällen und optimale Wirkungen (=100% Suppression) bei 33% der Patienten.

Die minimal effektive Dosis beträgt bei oraler Anwendung 150 mg/die; bei Dosen von 225 mg/die konnte eine Wirkungssteigerung beobachtet werden. Subjektive und objektive Nebenwirkungen wurden in diesen Dosisbereichen nicht gesehen.

Bei einem Auslaßversuch unter steady state-Bedingungen hielt der Behandlungseffekt im Mittel über 8,3 +/− 4,3 Stunden an.

Nach bisheriger Erfahrung muß unter der Anwendung von Tiracizin mit arrhythmogenen Wirkungen gerechnet werden. In zwei Fällen wurden klinisch und auch vom Patienten subjektiv bislang nicht beobachtete Kammertachykardien durch Tiracizin induziert. Es scheint möglich, daß es sich um einen spezifischen Effekt bei Kardiomyopathie mit großer Myokardmasse handelt. Auch von anderen Antiarrhythmika mit Repolarisationsverzögerung sind derartige Wirkungen bekannt. Daher wurden symptomatische Kardiomyopathien vorerst von einer Therapie mit Tiracizin ausgeschlossen.

Als bedeutsame Erkenntnis konnte für arrhythmogene Effekte des Tiracizin ein wirksames **Antidot** gefunden werden. Die Wirksamkeit des Disopyramid zur Unterbrechung arrhythmogener Attacken konnte in der Folge an mehreren Patienten untermauert werden.

6.2.2. Klinische Wertbestimmung von Tiracizin unter intravenöser Applikation bei Patienten mit paroxysmalen Tachykardien in Stufe II

unter Mitarbeit von Gisela Rostock

Die in Stufe II durchgeführten Untersuchungen (24) hatten das Ziel, die Effektivität von Tiracizin an einem größeren Patientengut mit paroxysmalen supraventrikulären und ventrikulären Tachykardien mit und ohne kardiale Grundkrankheit bei intravenöser Applikation zu prüfen. Ferner sollten die bislang vorliegenden klinisch-elektrophysiologischen Befunde an einer größeren Fallzahl bei einheitlicher Dosierung von 0,3 mg/kg KM kontrolliert und ergänzt werden.

Patientengut und Methodik: In diese klinische Studie wurden insgesamt 25 Patienten

(16 Männer, 9 Frauen; mittleres Alter: 39,6 +/– 12,0 Jahre) aufgenommen. Alle Patienten litten unter rezidivierenden, bisher ineffektiv behandelten Tachykardien. Damit war in allen Fällen eine invasive Diagnostik indiziert. Eine vorbestehende Antiarrhythmikatherapie wurde vor der Untersuchung für 5 Halbwertszeiten des eingesetzen Pharmakons unterbrochen. - Es handelte sich um 13 Patienten mit Av-Knoten-Reentry, 6 Kranke mit WPW-Syndrom, 3 atriale Tachykardien unterschiedlicher Mechanismen und 3 ventrikuläre Tachykardien. 3 Patienten litten unter einer koronaren Herzkrankheiten, 2 von ihnen hatten einen Myokardinfarkt erlitten, bei einem Kranken fand sich ein Vorhofseptumdefekt und alle verbleibenden Patienten hatten keine organische Herzerkrankung.

Das Basisprogramm der His-Bündel-Elektrographie wurde bereits an anderer Stelle ausführlich dargestellt (siehe S. 59ff.).

Durch die verschiedenen Verfahren der programmierten Elektrostimulation wurden Tachykardien provoziert. War eine Tachykardie artifiziell ausgelöst, kamen in Abhängigkeit vom hämodynamischen Verhalten des Patienten zwei unterschiedliche Methoden des weiteren Ablaufs zur Anwendung: Im Falle einer intolerablen Tachykardie (Blutdruckabfall, Stenokardie, intolerable subjektive Sensationen) wurde die Tachykardie mit Einzel-, Doppel- oder Mehrfachimpulsen in Vorhof oder Kammer terminiert. War die Tachykardie jedoch tolerabel, wurde unter der laufenden Arrhythmie und in allen anderen Fällen unter Sinusrhythmus Tiracizin in einer Dosis von 0,3 mg/kg KM langsam über 10 min intravenös appliziert. Der Patient wurde gezielt nach subjektiven Nebenwirkungen befragt. Gelang unter oder bis zu 5 min nach Abschluß der Injektion keine Tachykardiebeendigung durch Tiracizin, wurde die Tachykardie gleichfalls mittels eines Experimentalschrittmachers beendet. Bei Wiederherstellung des Sinusrhythmus wurde das Ableit- und Stimulationsprogramm in Identität zur Kontrolle ohne Medikation wiederholt. Neben der Messung der elektrokardiologischen Basisparameter kontrollierten wir die Initiierungs- und Perpetuierungsmechanismen der Tachykardie und Veränderungen der Parameter unter einer möglicherweise erneut auslösbaren Tachykardie.

Zur statistischen Bewertung wurden für alle Parameter Mittelwerte und Standardabweichungen berechnet und die Signifikanz nach dem t-Test für gepaarte Beobachtungen geprüft. Signifikanz wurde angenommen, wenn die Irrtumswahrscheinlichkeit $p < 0{,}05$ vorlag.

Ergebnisse der Studie: Die erhobenen klinisch-elektrophysiologischen Parameter sind in Tabelle 6.3. zusammengestellt.

Tiracizin bedingt bei einer Dosis von 0,3 mg/kg KM i.v. auf **Sinusknotenebene** eine signifikante Verkürzung der Periodendauer um 79 ms (9,5%). Die maximale Sinusknotenerholungszeit wird für den absoluten, jedoch nicht für den korrigierten Wert signifikant verkürzt. Die Poststimulationspause wird jedoch um 10,5% bzw. 12,2% kürzer. Die sinu-atriale Leitungszeit wird nichtsignifikant um 18 ms (17,7%) verlängert.

Auf **Vorhofebene** wirkt Tiracizin negativ dromo- und bathmotrop. Die P-Wellen-Dauer als Ausdruck der intra- und interatrialen Erregungsleitung wird signifikant um 10 ms (8,7%) , die atriale Leitungszeit (PA-Intervall) signifikant um 5 ms (14,7%) verzögert. Infolge der Reduktion der Periodendauer des Sinusknotens findet sich die funktionelle atriale Refraktärzeit (FRP/A) verkürzt. Bei starrfrequenter atrialer Reizung von 90/min wird dann jedoch der negativ bathmotrope Effekt des Tiracizin mit einer Verlängerung der effektiven atrialen Refraktärzeit (ERP/A) um 3 ms (1,4%) nur geringfügig nachweisbar.

Auf **Av-Knotenebene** entfaltet Tiracizin negativ dromotrope und positiv bathmotrope Effekte. Die PQ-Zeit als globale av-Leitungszeit

Tabelle 6.3.: Elektrokardiologische Parameter von Reizbildung und Erregungsleitung vor und nach intravenöser Gabe von 0,3 mg/kg KM Tiracizin

Parameter	vor Tiracizin	nach Tiracizin	Signifikanz
Sinusknotenfunktion: Periodendauer (ms)	835 +/– 144	756 +/– 870	p<0,001
max. Sinusknotenerholungszeit (ms) - absolut - korrigiert	1229 +/– 269 394 +/– 184	1100 +/– 160 346 +/– 119	p<0,001
sinu-atriale Leitungszeit (ms)	102 +/– 30	120 +/– 33	n.s.
Vorhoffunktion:			
P-Wellen-Dauer (ms)	115 +/– 13	125 +/– 14	p<0,001
PA-Zeit (ms)	34 +/– 8	39 +/– 8	p<0,001
FRP/A (ms)	289 +/– 45	276 +/– 41	n.s.
ERP/A (ms)	222 +/– 33	225 +/– 31	n.s.
Av-Knotenfunktion:			
PQ-Zeit (ms)	155 +/– 22	173 +/– 20	p<0,001
AH-Zeit (ms)	79 +/– 17	87 +/– 17	p<0,001
AH-Zeit 90/min (ms)	101 +/– 22	105 +/– 21	n.s.
AH-Zeit 110/min (ms)	115 +/– 30	138 +/– 69	n.s.
FRP/AVN (ms)	420 +/– 47	415 +/– 30	n.s.
ERP/AVN (ms)	357 +/– 74	313 +/– 21	n.s.
His-Bündel-Faszikel-Ventrikel-Funktion (ms)			
HV-Zeit (ms)	42 +/– 10	48 +/– 10	p<0,001
QRS-Dauer (ms)	101 +/– 12	108 +/– 14	p<0,001
QT-Zeit (ms)	383 +/– 30	369 +/– 26	p<0,001
ERP/V (ms)	208 +/– 13	224 +/– 27	n.s.

wird signifikant um 18 ms (11,6%), die Av-Knotenleitungszeit (AH-Intervall) während Sinusrhythmus um 8 ms (10,1%), bei atrialer Reizung von 90/min um 4 ms (4,0%) und bei 110/min um 23 ms (20,0%) nichtsignifikant verlängert. Für die Bestimmung der Refraktärzeiten des Av-Knotens kamen ausschließlich alle Fälle ohne Av-Knoten-Reentry-Tachykardien - eine Gruppe mit abnormer Av-Knotenfunktion - zur Auswertung. Sowohl die funktionelle (FRP/AVN) als auch die effektive Refraktärperiode (ERP/AVN) werden nichtsignifikant verkürzt.

Im Bereich von **His-Bündel, Faszikel und Kammer** wirkt Tiracizin negativ dromo- und bathmotrop. Die His-Bündel-Leitungszeit (HV-Intervall) wird um 6 ms (14,3%) signifikant und die intraventrikuläre Erregungsausbreitung (QRS-Dauer) um 7 ms (6,9%) signifikant verzögert. Die effektive Refraktärzeit der rechten Kammer (ERP/V) nimmt nichtsignifikant um 16 ms (7,7%) zu.

Befunde bei Av-Knoten-Reentry: Es konnten insgesamt 13 Patienten mit paroxysmalen supraventrikulären Tachykardien infolge einer

funktionellen Längsdissoziation des Av-Knotens untersucht werden.
Von 8 tolerablen Tachykardien waren unter der Injektion von 0,3 mg/kg KM Tiracizin nur 2 Fälle terminierbar; in 6 von 13 Fällen endeten die Arrhythmien unter Tiracizin nach kurzer Dauer spontan. Nur in 3 der 13 Fälle gelang nach Medikation eine artifizielle Induktion nicht mehr. Die Zyklusdauer der Tachykardien war in der Testphase bei 7 von 13 Patienten deutlich länger und hämodynamisch jetzt tolerabel (siehe Tab.6.4.).
Die Effekte eines Antiarrhythmikums auf eine perpetuierbare Tachykardie sind aus Veränderungen der Erregungsleitung der an der Kreiserregung beteiligten Strukturen - in diesem Falle der schnell bzw. langsam leitfähigen Av-Knotenleitungsbahn - charakterisierbar (siehe Tab. 6.4.).
Während Tiracizin die elektrophysiologischen Eigenschaften der schnell leitfähigen Bahn unter der Tachykardie nicht oder nur unwesentlich verändert, finden sich auf die zweite Fasergruppe deutliche Wirkungen. So werden die funktionellen Refraktärzeiten signifikant verlängert. Im Ergebnis dieser Effekte waren die Tachykardieparameter in 9 Fällen mit erneuter Induzierbarkeit gleichfalls länger. Die Zyklusdauer der Tachykardie stieg um 47 ms (13,6%). Dieser Effekt basiert überwiegend auf einer Verzögerung der retrograden Av-Knotenleitung.

Tabelle 6.4.: Elektrokardiologische Befunde der Tachykardie und der am Erregungskreis beteiligten Strukturen bei Patienten mit Av-Knoten-Reentry
(n = 13) vor und nach intravenöser Gabe von 0,3 mg/kg KM Tiracizin

Parameter	vor Tiracizin	nach Tiracizin	Signifikanz
schnell leitfähige Bahn:			
FRP/AVN (ms)	423 +/– 44	423 +/– 49	n.s.
FRP/AVN 90/min (ms)	449 +/– 45	458 +/– 55	n.s.
ERP/AVN (ms)	337 +/– 41	336 +/– 59	n.s.
ERP/AVN 90/min (ms)	365 +/– 65	360 +/– 52	n.s.
langsam leitfähige Bahn:			
FRP/AVN (ms)	486 +/– 32	533 +/– 46	p<0,005
FRP/AVN 90/min (ms)	479 +/– 18	524 +/– 72	n.s.
ERP/AVN 90/min (ms)	292 +/– 48	296 +/– 36	n.s.
Tachykardie-Parameter:			
Periodendauer (ms)	346 +/– 55	393 +/– 47	p<0,02
AH-Intervall (ms)	271 +/– 57	278 +/– 80	n.s.
HV-Intervall (ms)	44 +/– 7	48 +/– 9	n.s.
VA-Intervall (ms)	33 +/– 25	67 +/– 84	n.s.
Echozone 1(ms)	248 +/– 33	260 +/– 50	n.s.
Echozone 2 (ms)	323 +/– 26	305 +/– 37	n.s.
Terminierung der Tachykardie		n = 2 von 8	
Tachykardie nicht mehr induzierbar		n = 3 von 13	
spontanes Ende der Tachykardie		n = 6 von 13	
verlängerte Zyklusdauer		n = 7 von 13	

Befunde beim Wolff-Parkinson-White Syndrom: Unter 5 Patienten mit WPW-Syndrom waren die Effekte von Tiracizin prüfbar. Eine Terminierung einer Tachykardie durch Injektion von Tiracizin gelang in 2 von 4 hämodynamisch tolerablen Fällen. Eine Induktion gelang nach Applikation nicht mehr bei nur einem von 6 Patienten, ein spontanes Ende wurde in keinem Falle beobachtet. Die Tabelle 6.5. enthält die Ergebnisse der untersuchten Patienten.

Auf die akzessorische Bahn wirkt Tiracizin sowohl auf die anterograde als auch retrograde Leitung negativ bathmotrop. So wird die anterograde Refraktärzeit um 150 ms (46,3%) und retrograde Refraktärzeit um 58 ms (18,7%) verlängert. Die Effekte auf die Tachykardieparameter sind gering und ohne therapeutische Relevanz. Nur bei einem Patienten zeigte sich nach Gabe von Tiracizin eine hämodynamisch bedeutsame Verlängerung der Zyklusdauer.

Atriale Dysrhythmien wurden bei insgesamt 8 Patienten, z.T. in Kombination mit typischen Reentry-Tachykardien gesehen. Bei 2 Patienten waren atriale Reentry-Tachykardien induzierbar. Nach Gabe von Tiracizin war eine erneute Induktion nicht mehr möglich. Ein intermittierendes Vorhofflimmern war bei 6 Kranken auslösbar. Lediglich in 2 Fällen war dieses unter Tiracizin nicht mehr provozierbar. Bei der geringen Häufigkeit dieser Beobachtungen wurde auf eine statistische Bearbeitung verzichtet.

Ventrikuläre Tachykardien wurden in der Phase II der klinischen Prüfung nur in 4 Fällen untersucht. Bei 3 Kranken konnte die Effektivität von Tiracizin mittels serieller Kammerstimulation geprüft werden. Eine fokale Tachykardie wurde durch Tiracizin nicht beeinflußt. In einem Fall einer intraventrikulären Reentry-Tachykardie konnte eine erleichterte Auslösbarkeit im Sinne eines potentiell arrhythmogenen Effektes gesehen werden. In einem weiteren Fall wurde ein perpetuierte ventrikuläre Tachykardie nach Tiracizingabe in eine spontan endende bei identischem Induktionsmechanismus überführt.

Zusammenfassung und Diskussion der Studienergebnisse: Als Klasse I-Effekte sind insbesondere die negativ dromo- und bathmotropen Wirkungen auf Vorhof- und Kam-

Tabelle 6.5.: Elektrokardiologische Befunde der Tachykardie und der Refraktärzeiten der akzessorischen Bahn vor und nach intravenöser Gabe von 0,3 mg/kg KM Tiracizin bei Patienten mit WPW-Syndrom

Parameter	vor Tiracizin	nach Tiracizin	Signifikanz
ERP der Kent-Faser anterograd (ms)	323 +/– 55	473 +/– 284	n.s.
ERP der Kent-Faser retrograd (ms)	310 +/– 60	368 +/– 50	p<0,05
Tachykardie-Parameter			
Periodendauer (ms)	338 +/– 48	366 +/– 58	n.s.
AH-Intervall (ms)	138 +/– 29	133 +/– 35	n.s.
HV-Intervall (ms)	46 +/– 15	48 +/– 19	n.s.
VA-Intervall (ms)	154 +/– 26	180 +/– 17	n.s.
Terminierung der Tachykardie		n = 2 von 4	
Tachykardie nicht mehr induzierbar		n = 1 von 6	
spontanes Ende der Tachykardie		n = 0 von 6	
verlängerte Zyklusdauer		n = 1 von 6	

mermyokard sowie die His-Bündel-Faszikel-Leitung (HV-Zeit) und mit gewissen Einschränkugen auch auf die Av-Knotenleitung zu werten. Die Effekte von Tiracizin auf diese Kompartimente des spezifischen Myokards liegen etwa in der Größenordnung anderer bewährter Klasse I-Antiarrhythmika wie Chinidin, Disopyramid und Procainamid. Die Effekte auf den Sinusknoten und die Refraktärzeiten des Av-Knotens können auf Wirkungen eines Klasse IV-Antiarrhythmikums bezogen werden. Sie zeigen mit den positiv chronotropen Effekten auf die Sinusknotenautomatie und der positiv bathmotropen Effekte auf den Av-Knoten eine große Ähnlichkeit mit den Effekten des Nifedipin und Trapidil. Dabei dürften diese Wirkungen nicht primär auf das spezifische Myokard, sondern vielmehr durch eine vegetative Gegenregulation als Reaktion auf eine periphere Vasodilatation angesehen und interpretiert werden.

Am Modell mehrerer **paroxysmaler supraventrikulärer Tachykardien** konnten die antiarrhythmischen Effekte des Tiracizin gesichert werden. Die Ergebnisse stehen gleichfalls in Übereinstimmung mit den bislang erhobenen Befunden.

Bei insgesamt 13 Patienten mit Av-Knoten-Reentrytachykardien war nach Gabe von 0,3 mg/kg KM Tiracizin in 3 Fällen eine Tachykardie nicht mehr auslösbar bzw. endete diese spontan nach kurzer Dauer bei 6 Patienten, entsprechend einer Erfolgsrate von etwa 70%. Eine Konversion konnte ausschließlich bei 8 Patienten mit hämodynamisch tolerablem Frequenzverhalten geprüft werden; sie gelang in 2 der 8 Fälle.

Diese Effekte sind überwiegend auf eine deutliche Verlängerung der Refraktärzeiten der langsam leitfähigen, für die anterograde Leitung unter der Tachykardie verantwortlichen Bahn zurückzuführen (siehe Tab. 6.4.).

Wie bereits in den ersten Untersuchungen beobachtet, werden paroxysmale Tachykardien beim WPW-Syndrom nicht effektiv durch Tiracizin supprimiert. Ausschließlich in einem von 6 Fällen war eine Tachykardie nach Gabe von Tiracizin nicht mehr induzierbar. Keine Attacke endente spontan. Es waren jedoch 2 von 4 perpetuierten Tachykardien durch Injektion von Tiracizin terminierbar. Aufgrund der Beeinflussung der Refraktärzeiten der akzessorischen Bahn durch Tiracizin wären theoretisch günstigere Effekte zu erwarten. Aus diesem Grund sollten weitere Untersuchungen an dieser Arrhythmieform erfolgen. Es scheint möglich, daß in Übereinstimmung mit den sehr individuellen Erfolgsraten (etwa 40–50% erfolgreiche Rezidivprophylaxe) anderer Antiarrhythmika mit einem größeren Patientengut ein eindeutiges Indikationskriterium für die Anwendung des Tiracizin beim WPW-Syndrom erarbeitet werden kann.

6.2.3. Klinische Wertbestimmung von Tiracizin bei intravenöser Anwendung bei ventrikulärer Extrasystolie in Stufe II

Die Testung der Wirksamkeit eines Antiarrhythmikums bei intravenöser Applikation erlaubt bei häufigem Einfall von Extrasystolen eine Aussage zur Effektivität einer oralen Langzeittherapie. Auf diese Weise kann in der Klinik zeitsparend das zur Suppression von Ektopien geeignete Antiarrhythmikum gesucht werden. Im Rahmen von Arzneimittelprüfungen sind unter Beachtung pharmakokinetischer Verhaltensweisen einer Substanz in gleicher Weise auch gutachterliche Aussagen zur Effektivität möglich.

Patientengut und Methodik: In die Untersuchungen wurden insgesamt 17 Patienten (8 Männer, 9 Frauen; mittleres Alter: 39,6 +/– 10,9 Jahre) mit einer Extrasystolie-Rate von mehr als 5 Extrasystolen pro Minute unter Ausschluß von Kranken mit kardialer Insuffizienz, akutem Myokardinfarkt, pulmonaler Hypertonie, symptomatischen Reizbildungs- und Erregungsleitungsstörun-

gen, Nieren- und Lebererkrankungen einbezogen.
In dieser Patientengruppe wurden die Extrasystolen unter fortlaufender EKG-Kontrolle vor der Applikation (Zeitpunkt −10 bis 0 Minuten), während der intravenösen Gabe (Zeitpunkt 0 bis 10 Minuten), nach Injektion bis zur 20. Minute und als Kontrolle zwischen der 30. und 40. Minute ausgezählt und als Mittelwert über jeweils 10 Minuten berechnet.

Unter Anwendung identischer Effektivitätskontrollen wurde bei einer zweiten Patientengruppe (n = 33) eine serielle Testung von Tiracizin im intraindividuellen Vergleich mit den Antiarrhythmika Ajmalin, Disopyramid, Mexiletin, Procainamid, Propranolol und Verapamil durchgeführt. Hierzu wurden die Patienten täglich bestellt und die Wirksamkeit aller genannten Medikamente geprüft.

Ergebnisse der Studie: Im Kollektiv der Patienten (23,24) mit mehr als 5 Extrasystolen pro Minute wurde durch Gabe von 0,3 mg/kg KM Tiracizin eine völlige Suppression in 8 Fällen, eine Reduktion um mehr als 75% in 4 (klinisch relevanter Effekt somit bei 12 von 17 Patienten), um mehr als 50% in 2 und weniger als 50% in einem Fall erreicht. In einem Fall konnte keine Beeinflussung der Extrasystolie nachgewiesen werden und bei einem Kranken mußte bei einer Zunahme der Ektopien um mehr als das Dreifache eine Aggravation der Arrhythmie unterstellt werden.
Nebenwirkungen wurden von 3 Patienten (Taubheitsgefühl der Gliedmaßen, Wärmegefühl der Zunge, kurzzeitige Hörstörung) angegeben.
Die höchste Suppressionsrate der Extrasystolie fand sich zwischen der 31. und 40 Minute und betrug im Mittel 77,7% (Tabelle 6.6.). Ein klinisch relevanter Effekt konnte somit bei einer Suppression von mehr als 75% in 12 der 17 Fälle (70,6%) nachgewiesen werden.

Tabelle 6.6.: Beeinflussung von ventrikulären Extrasystolen durch eine intravenöse Gabe von Tiracizin (0,3 mg/kg KM)

Beobachtungszeitraum	**Extrasystolierate / min**	**Prozent des Null-Wertes**
vor Applikation (−10 bis 0 min)	22,9 +/−10,5	-
während der Injektion (0 bis 10 min)	15,5 +/− 13,1	−32,3 n.s.
11. bis 20. min	5,6 +/− 9,7	−75,6 p<0,001
31. bis 40. min	5,1 +/− 9,9	−77,7 p<0,001

Die **serielle Testung im intraindividuellen Vergleich** ergab eine gute Wirksamkeit von Tiracizin, jedoch waren die Antiarrhythmika Disopyramid und Ajmalin bei Forderung einer Reduktion der Ektopierate um > 75% überlegen. Die Ergebnisse sind in Tabelle 6.7. aufgeführt.

Tabelle 6.7.: Serielle intravenöse Testung der antiarrhythmischen Aktivität von Tiracizin im intraindividuellen Vergleich mit anderen Antiarrhythmika

Pharmakon	Dosis	Kontrolle	max. Reduktion	Suppress. 100%	Suppress. >75%
Disopyramid	2 mg/kg	4.974	82,6%	67%	92%
Ajmalin	1 mg/kg	4.726	88,9%	67%	90%
Tiracizin	0,3 mg/kg	4.749	55,6%	39%	72%
Procainamid	7,5 mg/kg	4.922	74,5%	45%	55,4%
Mexiletin	2 mg/kg	5.108	47,2%	24%	35,3%
Propranolol	0,2 mg/kg	4.626	22,3%	22%	26,2%
Verapamil	0,2 mg/kg	4.577	24,3%	15%	22,6%

Zusammenfassung: Tiracizin zeigt bei intravenöser Gabe eine klinisch relevante Effektivität in 77,7% der Fälle. Dies kann als Beweis gelten, daß die Substanz im Vergleich zu anderen Antiarrhythmika eine hohe antiarrhythmische Aktivität zur Suppression ventrikulärer Ektopien besitzt. - Arrhythmogene Effekte wurden in einem von 17 Fällen gesehen.

Die durch serielle Testung ermittelten Ergebnisse zeigen eine gute Wirksamkeit von Tiracizin im Vergleich zu anderen Antiarrhythmika mit einer Suppressionsrate von > 75% in 72% der Fälle. Betrachtet man jedoch die Ergebnisse der einzelnen Patienten, so fällt auf, daß einige Patienten unter intravenöser Gabe keinen Effekt zeigen, so daß die Extrasystoliehäufigkeit insgesamt nur um 55,6% gesenkt wird. Eine sichere Vorhersage einer günstigen antiarrhythmischen Aktivität eines Antiarrhythmikums kann jedoch nur bei einer totalen Suppression von Ektopien unterstellt werden; dies war bei Tiracizin nur bei 39% der Patienten nachweisbar. **Die intravenöse Applikation von Tiracizin sollte nicht als Test für eine Wirksamkeit bei oraler Gabe angewandt werden.**

6.2.4. Klinische Wertbestimmung von Tiracizin bei oraler Langzeittherapie bei supraventrikulären und ventrikulären Extrasystolen in Stufe II

unter Mitarbeit von Gisela Rostock

Patientengut und Methodik: In diese klinische Testung (22,23) wurden insgesamt 34 Patienten (25 Männer, 9 Frauen; mittleres Alter: 45,4 +/– 12,2 Jahre) mit einer Extrasystolierate von minimal 2.405 und maximal 39.042 pro 24 Studen aufgenommen.
13 Patienten litten unter einer koronaren Herzkrankheit, von diesen hatten 5 bereits einen Myokardinfarkt überstanden, bei 14 Kranken lag eine chronische Myokarditis vor, 2 Patienten hatten eine angiokardiographisch gesicherte obstruktive hypertrophe Kardiomyopathie, während bei den verbleibenden Patienten keine organische Herzkrankheit nachgewiesen werden konnte. Als Arrhythmie lag in 26 Fällen eine ventrikuläre und in 8 Fällen eine supraventrikuläre Ektopie vor.

Alle Patienten wurden stationär überwacht. Eine EKG-Langzeitspeicherung erfolgte vor Beginn der Behandlung nach Unterbrechung einer vorausgegangenen Therpie über minimal 5 Halbwertszeiten des eingesetzten Antiarrhythmikums.
Folgendes Dosierungsregime wurde eingesetzt:

1. Tag:	50 mg als Einzelgabe,
2. Tag:	3 x 50 mg/die
3. Tag:	3 x 50 mg/die und
4.–10. Tag:	3 x 75 mg/die

Kontrollen des Langzeit-EKG wurden am 5. Tag unter maximaler Dosierung und am 10. Tag ausgeführt. Die Effektivität wurde durch Auszählung der Zahl der Ektopien unter maximaler Dosierung im Vergleich zum Kontrollwert berechnet.
Die subjektiven Nebenwirkungen wurden im Interview ermittelt. Laborkontrollen (siehe S. 58) erfolgten vor der Therapie und am 10. Behandlungstage.

Ergebnisse der Studie: Die Effekte der Tiracizin-Behandlung sind als Absolutzahlen der registrierten Extrasystolen pro 24 Stunden und der prozentualen Reduktion in Tabelle 6.8 zusammengestellt.

Ohne Berücksichtigung der Art der Extrasystolie konnte im Mittel eine Suppression um 87,3% ermittelt werden. Da beide Gruppen etwa gleichartige Resultate zeigten, sahen wir uns zu dieser atypischen Art der Berechnung befugt, haben jedoch beide Gruppen auch getrennt ausgewiesen. 7 Patienten zeigten einen optimalen Effekt einer kompletten Suppression, 21 Kranke hatten einen guten Therapieffekt mit > 75% Reduktion der Ektopierate. Somit kann eine klinisch relevante Aktivität in 82,4% der Fälle nachgewiesen werden. Klinisch ineffektiv behandelbar waren lediglich 6 von 34 Kranken (17,6%).

Tabelle 6.8.: Extrasystolie-Rate pro 24 Stunden vor und nach oraler Therapie mit Tiracizin (3 x 75 mg/die) über 10 Tage

	Extrasystolierate vor Tiracizin	Extrasystolierate nach Tiracizin	Effekt (%)
supraventrikuläre Extrasystolie (n = 8)	18.399 +/– 7.042	1.930 +/– 3,611	–89,5%
ventrikuläre Extrasystolie (n = 26)	21.017 +/– 989	2.799 +/– 5.494	–86,7%
Summe (n = 34)	**20,401 +/– 9,269**	**2.595 +/– 5.077**	**–87,3%**

Bei keinem Patienten wurden arrhythmogene Effekte der Tiracizin-Therapie gesehen. Bei 2 Patienten traten Hautreaktionen nach dem 11. Behandlungstag auf, die nach Unterbrechung der Therapie regredient waren. Ein Kranker klagte über subjektive Nebenwirkungen in Form von Schwindel und Sehstörungen.

Zusammenfassung und Wertung der Studie: An einem Patientengut mit schwerer supraventrikulärer und ventrikulärer Ektopierate konnte ein klinisch relevanter Therapieeffekt in 82,4% der Behandlungen nachgewiesen werden. Hierbei wurde die mittlere Ektopierate im Mittel um 87,3% gesenkt. Mit diesen Studienergebnissen kann dem Tiracizin bei der Therapie von Ektopien ein sehr hoher Stellenwert zugemessen werden, der deutlich höher als für die meisten Klasse IA - und IB-Antiarrhythmika liegt (siehe Tabelle 6.9.:).

Tabelle 6.9.: Vergleich der Aktivität der etablierten Antiarrhythmika bei ventrikulärer Extrasystolie (nach MORGANROTH (13)

Antiarrhythmikum	Suppression um 75% Ektopien (% von n)
Tocainid	40 %
Mexiletin	50%
Disopyramid	50%
Procainamid	50%
Propranolol	50%
Chinidin	65%
Propafenon	65%
Encainid	80%
Flecainid	80%
Tiracizin	82%

Literatur:

siehe Kapitel 7.

7. Klinische Breitenprüfung zur Wertbestimmung von Tiracizin in Stufe III

Die in Stufe II durchgeführten Untersuchungen zu Indikation, Effektivität, Dosierung und Verträglichkeit von Tiracizin ergaben eine gute bis vorzügliche Wirksamkeit zur Suppression supraventrikulärer und ventrikulärer Ektopien und zur Rezidivprophylaxe supraventrikulärer Tachykardien in einer Dosierung von 0,3 mg/kg KM intravenös oder 50 bis 75 mg oral bei 3maliger Gabe. Die Verträglichkeit war unter beiden Applikationsformen gut.

Zielstellung der klinischen Breitenprüfung (22,23,25) von Tiracizin in Stufe III mußte folglich

- eine weitere Ergänzung der Indikationen und Kontraindikationen,
- eine Erhärtung der Daten zur Effektivität einer oralen oder intravenösen Applikationsform innerhalb der unterschiedlichen Indikationen an einem größeren Patientengut,
- die Erfassung von subjektiven und objektiven Nebenwirkungen und
- die Registrierung von Interaktionen mit anderen Herz-Kreislauf-Pharmaka sein.

Dosierungsregime: Für die intravenöse Anwendung wurde der Dosisbereich auf 0,3 mg/kg KM als Einzel- und 0,9 mg/kg KM als Tagesmaximaldosis begrenzt. Als minimales Dosierungsintervall waren 6 Stunden vorgegeben.

Die orale Einzeldosis wurde zu Beginn der Prüfung auf 75 mg, später auf 100 mg, die Tagesmaximaldosis auf 225 bzw. 300 mg begrenzt.

Patientenauswahl: In die klinischen Studien wurden Patienten beiderlei Geschlechts mit behandlungsbedürftigen Herzrhythmusstörungen unter Ausschluß von

- Frauen im geschlechtsreifen Alter ohne medikamentöse oder mechanische Kontrazeption bzw. in der Schwangerschaft und Laktationsperiode,
- Patienten im Zustand kardialer Insuffizienz (NYHA-Stadium III und IV) bzw. im Schock,
- Patienten innerhalb der Akutphase eines Myokardinfarktes oder Myokarditis ohne intensivmedizinische Überwachung,
- Kranken mit pulmonaler Hypertonie, schwerer Ventilationsstörung, Asthma bronchiale und Cor pulmonale,
- Patienten mit symptomatischem Sinusknoten-Syndrom, höhergradigem av-Block und bifaszikulärem bzw. Linksschenkelblock,
- Patienten mit Niereninsuffizienz und chronischen Lebererkrankungen sowie
- Therapie mit anderen Antiarrhythmika.

7.1. Klinische Wertbestimmung von Tiracizin bei ventrikulärer Extrasystolie unter oraler Langzeitgabe

Patientenauswahl: Kranke mit 2.500 Extrasystolen pro 24 Stunden bzw. 2 Extrasystolen pro Minute.

Effektivitätsnachweis: Gruppe A: Holter-Monitoring über 24 Stunden vor Beginn sowie am 10. und 28. Behandlungstag.
Gruppe B: EKG-Kontrolle über 20 Minuten bei einem Papiervorschub von 10 mm/sec und Auszählung der Extrasystolen vor Behandlung und am 10. und 28. Behandlungstag.
Ergebnisse der Gruppe A: In diese Studie wurden insgesamt 94 Patienten (27 Frauen, 67 Männer; mittleres Alter: 50,5 +/– 12,5 Jahre) eingeschlossen. Bei 48 Kranken fand sich eine koronare Herzerkrankung, 12 Patienten hatten bereits einen Myokardinfarkt überstanden, in 22 Fällen fand sich ein postmyokarditischer Folgezustand bzw. eine chronische Myokarditis, in 2 Fällen wurde eine dilatative Kardiomyopathie diagnostiziert, bei 3 Kranken bestand eine arterielle Hypertonie und bei je einem Patienten eine Hyperthyreose bzw. ein Vitium. Lediglich in 17 Fällen war keine organische Herzkrankheit nachweisbar.
Vor der Behandlung fanden sich im Kontroll-Holter-EKG im Mittel 15.517 +/– 10.682 ventrikuläre Extrasystolen pro 24 Stunden; der mittlere Grad der Lown-Klassifikation betrug 3,35 +/– 1,39. Es handelte sich überwiegend um Patienten mit mehreren vergeblichen Behandlungsversuchen (im Mittel 1,6 eingesetzte Antiarrhythmika pro Patient). So hatten 10 Patienten (10,6%) bereits mehr als 3 und 48 Kranke (51,1%) bis zu 3 Antiarrhythmika ohne Effekt eingenommen; ausschließlich bei 36 Patienten (38,3%) war kein Therapieversuch vorausgegangen.
Tiracizin wurde im Mittel in 2,73 +/– 0,47 Dosierungen bei einer mittleren täglichen Dosis von 178,9 +/– 50,6 mg eingesetzt.

Tabelle 7.1.: Effektivität einer oralen Langzeittherapie mit Tiracizin bei ventrikulärer Extrasystolie (Gruppe A)

	0-Wert (n = 94)	**10. Therapietag** (n = 94)	**28. Therapietag** (n = 94 bei 11 Abbrüchen)
Extrasystolierate pro 24 Std.	15.517 +/– 10.682	3.829 +/– 7.755	1.098 +/– 3.666
Lown-Grad	3,4 +/– 1,4	2,2 +/– 0,4	1,2 +/– 0,1

Die Ergebnisse der Studie sind für die Suppressionsrate der Ektopien am 10. und 28. Behandlungstag und die Senkung des Grades der Lown-Klassifikation in Tabelle 7.1. ausgewiesen. Hierbei wurde zwischen dem 10. und 28. Therapietag ein Abbruch der Behandlung in 11 Fällen erforderlich (Ineffektivität); für die Mittelwertsbildung wurde in diesen 11 Fällen der Befund vom 10. Tag herangezogen, um vergleichbare Ergebnisse zu erhalten.

Die Therapieeffektivität aufgrund einer Gruppenbildung der prozentualen Senkung der Extrasystolierate und in Abhängigkeit von der Zahl vorausgegangener ineffektiver Behandlungsversuche ist in Tabelle 7.2. zusammengestellt.

Ein optimaler Behandlungseffekt fand sich in dieser Studie bei 61,7% der Patienten der untersuchten Gruppe. Hiervon war bei 28,7% der Kranken unter Tiracizin keine und in 32,9% der Fälle eine Suppression um 99 bzw. 98% des Ausgangswertes nachweisbar. Ein klinisch relevanter Effekt konnte bei einer Senkung der Extrasystolierate um > 75% bei insgesamt 81,9% der Kranken erreicht werden. 18,1% der Kranken waren mit einer Reduktion der Ektopierate um < 75% klinisch nicht

Tabelle 7.2.: Therapieeffektivität von Tiracizin bei ventrikulärer Extrasystolie in Abhängigkeit von vorausgegangenen Behandlungsversuchen

Reduktion der VES	ohne Therapie (n=36)	bis zu 3 Therapievers. (n=48)	mehr als 3 Therapievers. (n=10)	Gesamtkollektiv (n=94)
–100%	13 (36,1%)	13 (27,1%)	1 (10%)	27 (28,7%)
–98%	15 (41,7%)	14 (29,2%)	2 (20,%)	31 (32,9%)
optimaler Effekt	**28 (77,8%)**	**27 (56,3%)**	**3 (30%)**	**58 (61,7%)**
–75%	4 (11,1%)	11 (22,9%)	4 (40%)	19 (20,2%)
klinisch-relevanter Effekt (>75%)	**32 (88,9%)**	**38 (79,2%)**	**7 (70%)**	**77 (81,9%)**
klinisch ineffektiv (<75%)	**12 (11,1%)**	**10 (20,8%)**	**3 (30%)**	**17 (18,1%)**
arrhythmogener Effekt	–	**1 (2,1%)**	–	**1 (1,1%)**

ausreichend effektiv mit Tiracizin behandelbar. - Lediglich bei einem Patienten fand sich eine Zunahme der Extrasystolierate um mehr als das Doppelte; dieser Effekt wurde als Aggravation durch das Medikament betrachtet.

Ergebnisse der Gruppe B: In diese Studie mit Kontrolle des Therapieeffektes durch EKG-Registrierung über 20 Minuten wurden insgesamt 63 Kranke (32 Frauen, 31 Männer; mittleres Alter: 52,2 +/– 12,4 Jahre) eingeschlossen. Bei 27 Patienten wurde eine koronare Herzkrankheit diagnostiziert, davon hatten 3 einen Myokardinfarkt überstanden, eine postinfektiös-toxische Myokardschädigung bzw. chronische Myokarditis lag bei 11 Kranken vor, eine dilatative Kardiomyopathie fand sich bei 2 Kranken, ohne organische Herzkrankheit waren 23 Patienten.

Vor der Behandlung waren mittels fortlaufender EKG-Schreibung über 20 Minuten 354 +/– 241 Extrasystolen dokumentierbar. Auch in dieser Gruppe waren zumeist mehrere vergebliche Behandlungsversuche (im Mittel 2,3 eingesetzte Antiarrhythmika pro Patient) vorausgegangen. 13 Kranke hatten Therapieversuche mit mehr als 3 Antiarrhythmia (20,6%), 38 Patienten bis zu 3 (60,3%) und 12 Patienten (19,0%) erhielten Tiracizin als ersten Behandlungsversuch. Tiracizin wurde im Mittel in 2,84 +/– 0,55 Dosierungen täglich bei einer mittleren Dosis von 185 +/– 55 mg/die eingesetzt.

Tabelle 7.3.: Effektivität einer oralen Langzeittherapie bei ventrikulärer Extrasystolie (Gruppe B)

	0-Wert (n = 63)	**10. Therapietag** (n = 63)	**28. Therapietag** (n = 63 bei 11 Abbrüchen)
Extrasystolierate pro 20 Minuten	354 +/– 241	132 +/– 222	105 +/– 217

Durch EKG-Registrierung über 20 Minuten war bei einem Ausgangsbefund von im Mittel 354 +/– 241 Ektopien durch Tiracizin eine Suppression auf im Mittel 132 +/– 222 Extrasystolen am 10. Tag und auf im Mittel 104 +/– 217 Extrasystolen am 28. Tag der Behandlung zu registrieren. Bei 11 Kranken erfolgte ein Therapieabbruch wegen Ineffektivität nach dem 10. Therapietag.
Die Therapieeffektivität aufgrund einer Gruppenbildung bezüglich der prozentualen Senkung der Extrasystolierate und in Abhängigkeit von der Zahl vorausgegangener ineffektiver Behandlungen ist in Tabelle 7.4. zusammengestellt.
Ein optimaler Therapieeffekt fand sich bei 49,2% der Patienten der gesamten Gruppe (Reduktion um mehr als 97%). Ein klinisch relevanter Effekt konnte bei einer Senkung

Tabelle 7.4.: Therapieeffektivität von Tiracizin bei ventrikulärer Extrasystolie in Abhängigkeit von vorausgegangenen Behandlungsversuchen (Gruppe B)

Reduktion der VES	**ohne Therapie (n=12)**	**bis zu 3 Therapievers. (n=38)**	**mehr als 3 Therapievers. (n=13)**	**Gesamtkollektiv (n=63)**
–100%	7 (58,3%)	19 (50,0%)	4 (30,8%)	30 (47,6%)
–98%	0	1 (2,6%)	0	1 (1,6%)
optimaler Effekt	**7 (58,3%)**	**20 (52,6%)**	**4 (30.8%)**	**31 (49,2%)**
–75%	5 (41,7%)	3 (7,9%)	2 (15,4%)	10 (15,9%)
Klinisch relevanter Effekt (>75%)	**12 (100%)**	**23 (60,5%)**	**6 (46,2%)**	**41 (65,1%)**
klinisch ineffektiv (<75%)	**0**	**15 (39,5%)**	**7 (53,8%)**	**22 (34,9%)**
arrhythmogene Effekte	**keine**	**keine**	**keine**	**keine**

der Häufigkeit der Ektopien um > 75% bei 65,1% der Kranken erzielt werden. Klinisch unzureichende Wirkungen von Tiracizin mußten in dieser Studie in 34,9% der Fälle der Gesamtgruppe registriert werden. - Die Effektivität der Therapie nimmt mit der Zahl bereits vorher vergeblich ausgeführter Behandlungsversuche ab.

Zusammenfassung und Wertung der Studie: Tiracizin erweist sich bei ventrikulären Extrasystolien mit einer klinisch relevanten Effektivität bei 81,9% (Gruppe A) bzw. 65,1% in Gruppe B der Behandelten und einer mittleren Suppressionsrate von 82,5% in Gruppe A und 68,3% in Gruppe B als ein hochwirksames Antiarrhythmikum zur Suppression ventrikulärer Ektopien.

Die differenten Ergebnisse in beiden Studien mögen durch die höhere Zahl bereits vergeblicher Therapieversuche in der Gruppe B und durch das zur Beurteilung einer antiarrhythmischen Aktivität nicht hinreichend geeignete study design mit nur einer Registrierdauer von je 20 Minuten unter der Kontrolle bzw. den beiden Therapiephasen bedingt sein. So soll diese 2. Gruppe auch nur in erster Linie als Verträglichkeitsstudie gewertet werden und erlaubt nur unzureichende Rückschlüsse auf die therapeutische Aktivität. Allein durch die Anwesenheit eines Arztes während der Kontrollen kann eine Zunahme der sympathischen Aktivierung und damit einen Faktor für eine relative Zunahme der Ektopieneigung mit sich bringen.

Ausschließlich die mit Holter-Monitoring überwachte Gruppe A genügt international akzeptierten Kriterien für eine Begutachtung von Antiarrhythmikaeffekten.

Trotz der getroffenen Einschränkungen sind auf dem Indikationsgebiet der ventrikulären Extrasystolie folgende Interpretationen möglich: In beiden Gruppen handelt es sich um überwiegend vorbehandelte (1,6 Therapieversuche in Gruppe A vs. 2,3 in Gruppe B) und therapierefraktäre Patienten. Bezieht man die über 20 Minuten registrierte Extrasystolierate auf 24 Stunden, ergibt sich eine Häufigkeit von im Mittel 25.517 VES im Vergleich zu im Mittel 15.517 VES in Gruppe A. Diese sicher etwas anfechtbare Hochrechnung hat jedoch eine gewisse Berechtigung, da in dieser Gruppe ausschließlich Patienten mit konstanter Bigeminie behandelt wurden. Diese Angaben zeigen, daß beide Gruppen mit gewissen Einschränkungen und Vorsicht auch zur Beurteilung der antiarrhythmischen Potenz des Tiracizin herangezogen werden können.

Die Effektivität einer Therapie mit Tiracizin nimmt mit steigender Zahl bereits ohne Effektivität eingesetzter Antiarrhythmika vor Beginn der Testung deutlich ab und ist bei unbehandelten Kranken am höchsten (Tabelle 7.4.). Während ein klinisch relevanter Effekt innerhalb der Patientengruppe A (Zahlen der Gruppe B in Klammern) bei nicht Vorbehandelten in 88,9% (100%) und bei bis zu 3 vergeblichen Behandlungsversuchen in 79,2% (60,5%) der Fälle nachweisbar war, kann eine gute Wirksamkeit bei Therapierefraktärität gegenüber 3 und mehr Antiarrhythmika noch in 70% (46,2%) der Kranken registriert werden.

7.2. Klinische Wertbestimmung von Tiracizin bei supraventrikulärer Extrasystolie unter oraler Langzeitgabe

Patientenauswahl und Effektivitätskriterien sind mit denen der vorausgehenden Studie identisch (> 2500 Ektopien/24 h bzw. 2 Extrasystolen/min; Holter-EKG über 24 h bzw. fortlaufende Registrierung über 20 min).

Ergebnisse in Gruppe A: In diese Studie unter Kontrolle des Holter-EKG über 24 Stunden wurden insgesamt 19 Patienten (10 Frauen, 9 Männer; mittleres Alter: 51,9 +/– 8,2 Jahre) einbezogen. Bei 8 Patienten wurde eine koronare Herzkrankheit ohne vorausgegangenen Myokardinfarkt, bei 3 Patienten ein postmyokarditischer Folgezustand und in 8 Fällen keine organische Herzkrankheit diagnostiziert. - Vor Einstellung auf Tiracizin waren im Mittel 1,63 +/– 1,3 vergebliche Behandlungsversuche mit anderen Antiarrhythmika vorausgegangen.
Die Ergebnisse der Kontrolle und am 10. und 28. Behandlungstag sind in Tabelle 7.5. zusammengestellt.
Eine komplette Suppression der supraventrikulären Ektopien gelang in 11 Fällen (57,9%) und eine klinisch relevante Senkung (> 75%) konnte bei zusätzlichen 6 Kranken (31,6%) nachgewiesen werden. Somit ergibt sich signifikante antiarrhythmische Aktivität in insgesamt 89,5% der Fälle. Lediglich bei 2 Patienten blieb die Therapie mit Tiracizin ohne Erfolg. Insgesamt konnte eine Suppression der Extrasystolierate um 87,5 +/– 26,5% nachgewiesen werden.

Tabelle 7.5.: Effektivität einer oralen Langzeitgabe von Tiracizin bei supraventrikulärer Extrasystolie (Gruppe A)

	0-Wert	10. Therapietag	28. Therapietag
Extrasystolierate/ 24 Std.	12.575 +/– 12.916	1.309 +/– 2.529	899 +/– 2.117

Die mittlere eingesetzte tägliche Gesamtdosis Tiracizin war mit 159,2 +/– 48,7 mg bei im Mittel 2,79 +/– 0,63 Dosierungen im Vergleich zur Therapie ventrikulärer Ektopien niedriger.

Ergebnisse der Gruppe B: In dieser Studie wurden insgesamt 12 Patienten (6 Frauen, 6 Männer; mittleres Alter: 50,3 +/– 13,9 Jahre) behandelt. 5 Patienten litten unter einer koronaren Herzkrankheit, wovon 3 Kranke bereits einen Myokardinfarkt überstanden hatten, bei 4 Patienten wurde ein postmyokarditischer Folgezustand diagnostiziert und in 3 Fällen fand sich keine organische Herzerkrankung. - Die Patienten mit supraventrikulärer Ektopie und Kontrolle der Effektivität von Tiracizin durch EKG-Registrierung über 20 Minuten waren im Mittel mit bereits 1,33 +/– 1,30 Antiarrhythmika ohne Erfolg behandelt worden.
Die Ergebnisse der Studie sind in Tabelle 7.6. zusammengestellt:

Tabelle 7.6.: Effektivität einer oralen Langzeitgabe von Tiracizin bei supraventrikulärer Extrasystolie (Gruppe B)

	0-Wert	10. Therapietag	28. Therapietag
Extrasystolierate pro 20 min	1.051 +/– 2.689	264 +/– 661	272 +/– 593

Insgesamt ergibt sich eine Reduktion der Rate supraventrikulärer Ektopien von 76,0%. Bei 5 Patienten lag ein optimaler Behandlungseffekt mit totaler Suppression (41,7%), bei 4 Kranken eine Senkung der Ektopierate um > 75% (33,3%) und somit ein klinisch relevanter Effekt in 75% der Fälle vor. Lediglich 3 Kranke war mit Tiracizin unbefriedigend behandelbar.
Die zur Therapie eingesetzte Dosis von Tiracizin betrug im Mittel 179 +/– 63,8 mg/die bei im Mittel 2,83 +/–0,56 täglichen Dosen.

Zusammenfassung und Wertung der Studie: Bei supraventrikulärer Extrasystolie ist die antiarrhythmische Aktivität des Tiracizin im Vergleich zur Therapie ventrikulärer Ektopien noch höher. So gelang eine komplette Suppression von Extrasystolen in 57,9 (Gruppe A) bzw. 41,7% (Gruppe B). Ein klinisch relevanter Effekt konnte in 89,5 bzw. 75,0% nachgewiesen werden. Die Rate von Ektopien wurde im Mittel um 87,5 bzw. 76,0% gesenkt.
Mit diesen Ergebnissen kann für Tiracizin die Indikation zur Therapie supraventrikulärer Ektopien gestellt werden. Die Ergebnisse aus den Studien in Stufe I und II werden bestätigt.

7.3. Klinische Wertbestimmung von Tiracizin bei paroxysmalen supraventrikulären Tachykardien unter oraler Langzeitgabe

Patientenauswahl: In diese Studie wurden Patienten mit dokumentierten paroxysmalen supraventrikulären Tachykardien mit minimal 4 Attacken pro Monat aufgenommen, die nachweislich vom Patienten subjektiv unzweifelhaft identifiziert werden können.
Bei einem großen Teil (52 von 61 Fällen) der Patienten war der Pathomechanismus der Tachykardie eindeutig (Vorhofflimmer -flattern, n = 23) bzw. wurde durch eine elektrophysiologische Untersuchung gesichert (n = 29).

Effektivitätsnachweis: Bei Ausbleiben von Rezidiven über 3 Monate wurde eine effektive Rezidivprophylaxe unterstellt. Traten seltene Rezidive mit spontanem Ende und/ oder tolerablem Frequenzverhalten auf und bezeichneten die Patienten dies als Behandlungserfolg, unterstellten wir einen zufriedenstellenden Effekt. Dem gegenüber wurde eine Gruppe mit unverändertem Tachykardieverhalten gebildet.

Ergebnisse der Studie: In dieser Studie wurden Patienten mit paroxysmalen supraventrikulären Tachykardien und definiertem, durch His-Bündel-Elektrographie und programmierte Stimulation gesichertem Tachykardiemechanismus (Gruppe A), Kranke mit paroxysmalem Vorhofflimmern bzw. -flattern (Gruppe B) und Patienten ohne definierten Mechanismus supraventrikulärer Tachykardien getrennt untersucht und ausgewertet.

Paroxysmale supraventrikuläre Tachykardien mit definiertem Mechanismus: In dieser Studie wurden insgesamt 29 Patienten (17 Frauen, 12 Männer; mittleres Alter: 42,2 +/– 12,5 Jahre) kontrolliert behandelt. 8 Patienten litten unter Tachykardien beim Wolff-Parkinson-White Syndrom, 11 unter Attacken infolge einer funktionellen Längsdissoziation des Av-Knotens (Av-Knoten-Reentry), 7 unter fokalen atrialen Tachykardien, 2 Kranke unter Tachykardien beim Lown-Ganong-Levine Syndrom und in einem Falle wurde eine atriale Reentry-Tachykardie diagnostiziert.
Vor der Testung von Tiracizin waren im Mittel bereits 2,64 +/– 1,64 vergebliche Behandlungsversuche mit anderen Antiarrhythmika vorausgegangen; 9 Patienten (31,0%) konnten nach Erprobung von mehr als 5 Antiarrhythmika als medikamentös therapierefraktär gelten.

Eine effektive Rezidivprophylaxe über im Mittel 12,4 +/– 5,2 Monate gelang in 14 von

29 Fällen (48,3%); über seltene und tolerable Rezidive mit spontanem Ende berichteten 8 Patienten bei einem mittleren Beobachtungsintervall von 10,9 +/− 3,5 Monaten (27,6%). In 4 Fällen war die Therapie ineffektiv (13,8%). Wegen intolerabler Nebenwirkungen mußte die Behandlung bei 3 Patienten abgebrochen werden. Unter den 9 therapierefraktären Fällen waren durch Tiracizin immerhin noch 5 befriedigend behandelbar.

Bei einer noch kleinen Fallzahl der unterschiedlichen Mechanismen der Tachykardie kann ausschließlich ein Trend der Wirkung angegeben werden. Die höchsten Erfolgsraten zeigen fokale atriale Tachykardien und Patienten mit Av-Knoten-Reentry.
Die zur Rezidivprophylaxe eingesetzte Dosis von Tiracizin betrug im Mittel 200 +/− 52,6 mg/die.

Paroxysmales Vorhofflimmern und -flattern: Unter dieser Diagnose wurden 23 Patienten (4 Frauen, 19 Männer; mittleres Alter: 53,5 +/− 9,7 Jahre) behandelt. Bei 15 Kranken wurde eine koronare Herzkrankheit diagnostiziert, eine postmyokarditische Schädigung, eine dilatative Kardiomyopathie, eine arterielle Hypertonie und ein Vitium lagen in je einem Falle vor. Bei 4 Patienten fand sich kein Anhalt für eine organische Herzerkrankung.
Vor der Prüfung von Tiracizin waren im Mittel 3,1 +/− 1,2 Therapieversuche mit anderen Antiarrhythmika vorausgegangen; 10 der 23 Kranken konnten nach Einsatz aller unter dieser Indikation wirksamen Pharmaka als therapierefraktär gelten.

Eine komplette Rezidivprophylaxe gelang durch Tiracizin bei 10 Patienten (43,5%), davon in 4 der bislang therapierefraktären Fälle. Ein befriedigender Erfolg fand sich bei 3 Kranken (13,0%). Die Therapie mit Tiracizin blieb jedoch in 10 Fällen (43,5%) ineffektiv. Für diesen Behandlungserfolg wurde die bislang höchste mittlere Dosis von 223,9 +/− 39,5 mg/die eingesetzt.

Paroxysmale supraventrikuläre Tachykardie ohne definierten Mechanismus: In dieser Teilstudie wurden 9 Patienten (7 Männer, 2 Frauen; mittleres Alter: 42,7 +/− 14,6 Jahre) behandelt. Es wurden anamnestisch vergebliche Behandlungsversuche mit im Mittel 2,4 +/− 1,7 Antiarrhythmika angegeben.

Unter Therapie mit Tiracizin gelang eine völlige Rezidivprophylaxe in 6 der 9 Fälle, ein Kranker berichtete über 2 tolerable Rezidive innerhalb von 1 Jahr (Ausgangssituation 4 Attacken pro Monat) und in 2 Fällen blieb der Behandlungsversuch erfolglos.

Zusammenfassung und Wertung der Studie: Tiracizin erweist sich zur Rezidivprophylaxe paroxysmaler supraventrikulärer Tachykardien sowie eines Vorhofflimmerns bzw. -flatterns als antiarrhythmisch aktiv. So konnte bei Patienten mit Av-Knoten-Reentry und fokaler atrialer Tachykardie in fast der Hälfte der Fälle eine komplette Rezidivfreiheit erzielt werden; ein weiteres Viertel der Patienten berichtet bei kurzen und tolerablen Tachykardien über akzeptable Effekte von Tiracizin. Trotzdem ein selektiertes Patientengut mit überwiegend medikamentös therapierefraktärem Vorhofflimmern und -flattern in die Studie einbezogen wurden, konnte in 43,5% der Fälle eine komplette und in 13,0% der Fälle ein akzeptabler Erfolg erzielt werden.
Der Mechanismus der Wirkung ist nicht geklärt. Er kann sowohl über eine Unterdrükkung von Extrasystolen, den Triggermechanismen der Tachykardie (antiektopische Aktivität), als auch über eine echte antifibrillatorische Wirkung erklärt werden.

Bei supraventrikulären Arrhythmien besitzt Tiracizin eine hohe antiarrhythmische Aktivität und bedingt eine effektive Rezidivprophylaxe in über der Hälfte der Patienten. Es ist damit in dieser Indikation zumindest gleichwertig mit den häufig eingesetzten Antiarrhythmika Ajmalin, Propranolol und Verapamil.

Tabelle 7.7.: Effektivität einer oralen Langzeittherapie mit Tiracizin bei Patienten mit paroxysmalen supraventrikulären Tachykardien

Mechanismus	ohne Rezidiv	tolerable Rezidive	Ineffektivität
WPW-Syndrom (n = 8)	2	3	3
Av-Knoten-Reentry (n = 11)	7	3	1
fokale atriale Tachykardie (n = 7)	4	1	2
LGL-Syndrom (n = 2)	1	1	–
atriale Reentry-Tachykardie (n = 1)	–	–	1
unbekannter Mechanismus (n = 9)	6	1	2
GESAMT-KOLLEKTIV (n = 38)	20 (51,3%)	9 (23,1%)	9 (23,1%)
Vorhofflimmer-flattern (n = 23)	10 (43,5%)	3 (13,0%)	10 (43,5%)

7.4. Klinische Wertbestimmung von Tiracizin zur Terminierung und Rezidivprophylaxe paroxysmaler supraventrikulärer Tachykardien nach intravenöser und oraler Therapie unter Kontrolle einer programmierten Stimulation

Ziel dieser Studie war es, eine Aussage über die Möglichkeit einer Effektivitätsprognose bei artifiziell induzierten Tachykardien im Katheterlabor und deren Beeinflussung durch Tiracizin für die effektive Rezidivprophylaxe unter einer oralen Langzeittherapie zu treffen.

Patientenauswahl: Patienten mit dokumentierten bzw. unter einer invasiven Diagnostik durch programmierte Elektrostimulation artifiziell induzierbare supraventrikuläre Tachykardien.
Effektivitätsnachweis: Als antiarrhythmischer Effekt des Tiracizin wurde eine Unterbrechung der induzierten Tachykardie durch eine intravenöse Gabe (0,3 mg/kg KM) bei hämodynamisch tolerierten Formen bzw. eine fehlende Induzierbarkeit der Tachykardie nach intravenöser Applikation im Katheterlabor und nach oraler Langzeittherapie gewertet.

Ergebnisse der Studie: In diese Untersuchungen wurden insgesamt 44 Patienten (23 Frauen, 21 Männer; mittleres Alter: 41,5 +/– 10,9 Jahre) aufgenommen. Es handelte sich um 20 Fälle mit WPW-Syndrom, 18 Patienten mit Av-Knoten-Reentry und 6 Kranke mit einem invasiv nicht eindeutig diagnostizierbarem Mechanismus. Mit zwei Ausnahmen waren bereits alle Patienten ohne Effekt mit anderen Antiarrhythmika behandelt worden, im Mittel kamen 2,6 +/– 1,4 Antiarrhythmika zum Einsatz. 10 dieser 44 Kranken konnten nach Gabe von 4 und mehr Pharmaka als medikamentös therapierefraktär gelten.

7.5. Studie zur Arzneimittelsicherheit von Tiracizin bei oraler Anwendung

Innerhalb dieser Studie wurden die Patientendaten zu angegebenen Nebenwirkungen und registrierten objektiven Veränderungen (Laborwerte, EKG-Parameter) aus allen klinischen Prüfungen der Stufe III zusammen-

Tabelle 7.8.: Effektivität einer intravenösen und oralen Tiracizin-Therapie zur Unterbrechung und Rezidivprophylaxe paroxysmaler supraventrikulärer Tachykardien unter Kontrolle einer programmierten Stimulation

Mechanismus	Tiracizin intravenös Terminierung	Tiracizin intravenös keine Induktion	Tiracizin oral keine Induktion
WPW-Syndrom (n = 20)	11 v. 20 (55,0%)	6 v. 20 (30,0%)	1 v. 3
Av-Knoten-Reentry (n = 18)	7 v. 18 (38,9%)	8 v 18 (44,4%)	4 v. 8
unbekannter Mechanismus (n = 6)	1 v. 5	4 v. 6	2 v. 2
GESAMT-KOLLEKTIV (n = 44)	19 v. 43 (44,2%)	18 v. 44 (40,9%)	7 v. 13 (53,8%)

gefaßt. Es handelt sich um Daten von insgesamt 240 Patienten.

Subjektive Nebenwirkungen unter einer oralen Therapie mit Tiracizin wurden von insgesamt 32% der Patienten angegeben (Tabelle 7.9.). Sie sind zumeist tolerabel, verlieren innerhalb von etwa 14 Behandlungstagen an Belästigung und zwingen selten (6,6%) zu einem Abbruch der Behandlung. 5 von 16 Kranken mit intolerablen Nebenwirkungen klagten auch unter allen anderen eingesetzten Pharmaka über eine erhebliche Belästigung, die dann gleichfalls zum Therapieabbruch führte.
In Tabelle 7.9. sind die beobachteten Nebenwirkungen zusammengestellt: Sie lassen sich in **kardiovaskuläre** (Vasodilatation infolge Kalziumantagonismus), **zentralnervöse** (lokalanästhetische der Klasse I-Antiarrhythmika), **gastrointestinale** und **dermatologische** Nebenwirkungen gliedern.

Tabelle 7.9.: Nebenwirkungen unter oraler Langzeittherapie mit Tiracizin

Kardiovaskuläre Nebenwirkungen	
Hitzewallungen	24 (10,0%)
Schwindelgefühl	10 (4,2%)
Zentralnervöse Nebenwirkungen	
Kopfschmerz	22 (9,2%)
Sehstörungen	4 (1,7%)
Ohrensausen	2 (0,8%)
Verwirrtheit	5 (2,1%)
Ataxie	1 (0,4%)
Tremor	2 (0,8%)
Schlafstörung	4 (1,6%)
Gastrointestinale Nebenwirkungen	
Mundtrockenheit	19 (7,9%)
Übelkeit	10 (4,2%)
Magenbeschwerden	12 (5,0%)
Durchfall	2 (0,4%)
Obstipation	7 (2,9%)
Dermatologische Nebenwirkungen	
Hautjucken	19 (7,9%)
Hautausschlag	17 (7,1%)
KEINE NEBENWIRKUNG	164 (68,0%)
THERAPIEABBRUCH	16 (6,6%)

Zu den häufigsten Nebenwirkungen gehören Hitzewallungen (10,0%) und Kopfschmerz (9,2%). Die häufig angegebene Flush-Symptomatik erscheint auf kalziumantagonistische Wirkungen des Tiracizin mit peripherer Vasodilatation zurückführbar. Kopfschmerz war nicht selten mit diesen Erscheinungen kombiniert, trat aber auch isoliert auf und ist dann sicher im Zusammenhang mit anderen zentralnervösen Nebenwirkungen (Sehstörungen, Schlafstörungen, Verwirrtheit, Tremor, Ataxie) zu sehen, die bei allen anderen Klasse I-Antiarrhythmika beobachtet werden. Die gastrointestinalen Nebenwirkungen waren überwiegend tolerabel, jedoch zwangen Übelkeit in 4 von 16 und Magenbe-

schwerden in einem von 16 Fällen zum Therapieabbruch.
Bei 19 Patienten wurden Hauterscheinungen in Form urtikarieller oder makulopapulöser Exantheme beobachtet. Diese waren flüchtig und traten zwischen dem 10. und 20. Behandlungstag auf; sie waren regional sehr different verteilt. Sie führten in 9 von 16 Fällen zum Therapieabbruch. Ohne den weiteren Verlauf abzuwarten, wurde bei 9 von 19 Patienten mit dermatologischen Nebenwirkungen die Behandlung mit Tiracizin unterbrochen. In 4 Fällen wurden die Patienten dermatologisch exakt untersucht und eine Allergietestung ausgeführt. Eine Allgergie gegenüber Tiracizin konnte ausgeschlossen werden. Unter Fortführung der Therapie bildeten sich alle Hauterscheinungen spontan zurück.

Unter einer Langzeittherapie mit Tiracizin wurden folgende **EKG-Veränderungen** dokumentiert: Die vor und unter einer Behandlung mit Tiracizin kontrollierten EKG-Parameter bestätigten die bereits durch die elektrophysiologische Testung in Stufe I und II nachgewiesenen negativ dromotropen Wirkungen des Tiracizin auf atrialer und Av-Knoten-Ebene.
Die Mittelwertsvergleiche zeigten signifikante Verzögerungen der P-Wellen-Dauer und PQ-Zeit bei ausreichend repräsentativen Kollektiven. Beide Effekte sind jedoch differentialtherapeutisch hinsichtlich möglicher Kontraindikationen von nur geringfügiger Bedeutung.
Unter 247 Behandlungen entwickelte sich in nur 17 Fällen (6,9%) ein av-Block 1. Grades, wobei sich die PQ-Zeit von im Mittel 177 +/– 25 ms auf 220 +/– 11 ms verzögerte. Die maximale PQ-Zeitverlängerung betrug 80 ms. Bei einem Patienten mit av-Block 2. Grades, Typ Wenckebach ohne klinische Symptomatik, trat keine höhergradige Blokkierung ein. 21 Patienten wurden unter dem EKG-Befund eines av-Block 1. Grades behandelt. In 6 Fällen kam es zu einer weiteren PQ-Zeitverlängerung unter Therapie, in 7 Fällen veränderte sich der Befund nicht und bei 8 Patienten kam es sogar zu einer Verkürzung der PQ-Zeit. Im Mittel veränderte sich die PQ-Zeit von 228 +/– 13 ms vor der Behandlung auf 223 +/– 21 ms unter Therapie mit Tiracizin. Möglicherweise führt eine Rhythmusnormalisierung in einigen dieser Fälle zu einer Verbesserung der kardialen Leistung mit konsekutiver Erholung der av-Leitung.

Die **Ergebnisse der Laborwertkontrollen** in der 2., 4., 8. und 12. Behandlungswoche lassen folgende Aussagen zu: Eine Therapie mit Tiracizin hat keine Auswirkungen auf das hämatopoetische System. Sowohl die Erythro- als auch die Leuko- und Thrombopoese werden nicht supprimiert. Dies trifft auch für die Gerinnungsparameter (Thromboplastinzeit, Quick-Wert, Fibrinogen) zu. Ferner findet sich keine Beeinflussung des Elektrolythaushaltes (Natrium, Kalium) und der Nierenfunktion.

Die Leberfunktionsprüfung ergab keine pathologischen Befunde des Bilirubins und der Transaminasen. Bei einigen Patienten zeigte sich unter Therapie mit Tiracizin ein leichter Anstieg der alkalischen Phosphatase. Bei 8 Patienten fand sich ein Anstieg der alkalischen Phosphatase aus dem Normbereich über die biologische Schwankungsbreite hinaus, davon bei 5 Patienten in den pathologischen Bereich hinein. In 3 Fällen bildete sich diese Veränderung spontan zurück, in einem Fall erfolgte ein Therapieabbruch. Diese Veränderungen sind aus unserer Sicht durch die besondere Metabolisierung des Tiracizin, das einem ausgeprägten first pass-Metabolismus und einem enterohepatischen Kreislauf unterliegen dürfte, erklärbar. – Während einer chronischen Therapie sollte dieser Parameter routinemäßig kontrolliert werden.

Zusammenfassung und Wertung: Es kann die Aussage getroffen werden, daß eine Therapie mit Tiracizin arm an Nebenwirkungen ist. So hatten 15,4% der Patienten eine Nebenwirkung und 16,2% der Kranken mehr als eine Nebenwirkung angegeben. Ohne Nebenwirkungen verlief die Behandlung bei 68,0% der Patienten. Eine Unterbrechung der Therapie war lediglich in 6,6% der Fälle notwendig.
Die dermatologischen Nebenwirkungen bedürfen einer weiteren Klärung. Hierbei sollten auch die unter der Langzeitbehandlung sich anreichernden Metabolite berücksichtigt werden.

Hinsichtlich der EKG-Veränderungen kann ausgesagt werden, daß die negativ dromotropen Effekte des Tiracizin auf Vorhof- und Av-Knotenebene nicht zu Therapieabbrüchen zwingen, da sie nicht zur Induktion klinisch relevanter Erregungsleitungsstörungen führt.

Die Kontrolle der Labor-Parameter ergab keine Hinweise auf bedeutsame Effekte an anderen Organen und Organsystemen.

Literatur

1. ANDERSON, J.L.: Antifibrillatory versus antiectopic therapy. Am. J. Cardiol. **54** (1984), 7A-13A

2. BREITHARDT, G. u. M. BORGGREFE: Heutige Möglichkeiten der Therapie maligner ventrikulärer Herzrhythmusstörungen bei koronarer Herzkrankheit. Dt. med. Wochenschr. **110** (1985), 1987-1992

3. Cardiac Arrhythmia Pilot study investigators: Recruitment and baseline description of patients in the cardiac arrhythmia pilot study. Am. J. Cardiol. **61** (1988), 704-713

4. Cardiac arrhythmia pilot study investigators: Effects of encainide, flecainide, imipramine and moracizine on ventricular arrhythmias during the year after acute myocardial infarction. Am. J. Cardiol. **61** (1988), 501-509

5. Cardiac arrhythmia suppression trial investigators: Preliminary report: Effect of encainide and flecainide on mortality in a randomized trial of arrhythmia suppression after myocardial infarction. New Engl. J. Med. **321** (1989), 406-413

6. FISCH, C., R.W. DE SANCTIS, H.T. DODGE, T.J. REEVES u. S.L. WEINBERG: Guidelines for ambulatory electrocardiography. Circulation **79** (1989), 206-215

7. HONDEGHEM, L.M. u. B.G. KATZUNG: Antiarrhythmic agents: The modulated receptor mechanism of action of sodium and calcium channel blocking drugs. Ann. Rev. Pharmacol. Toxicol. **24** (1984), 387-423

8. HOROWITZ, L.N. u. J. MORGANROTH: Second generation antiarrhythmic agents: Have we reached antiarrhythmic Nirvana? J. Am. Coll. Cardiol. **9** (1987), 459-463

9. JAHRMÄRKER, H.: Aufgaben und Bedeutung der Ethik-Kommission. Referat, 107. Kongreß der Deutschen Gesellschaft für Chirurgie, Berlin 17. - 21.04.1990

10. JOSEPHSON, M.E.: Treatment of ventricular arrhythmias after myocardial infarction. Circulation **74** (1986), 653-658

11. LENGFELDER, W. u. J. SENGES: Antiarrhythmische Therapie nach der CAST-Studie: Welche Konsequenzen müssen Sie ziehen? Therapiewoche **40** (1990), 2903-2914

12. MICHELSON, E.L. u. J. MORGANROTH: Spontaneous variability of complex ventricular arrhythmias detected by long-term electrocardiographic recording. Circulation **61** (1980), 690-695

13. MORGANROTH, J.: Evaluation of antiarrhythmic drug therapy using Holter monitoring. Am. J. Cardiol. **62** (1988), 18H-23H

14. PODRID, P.J., S. LAMPERT, T.B. GRABOYS, C.M. BLATT u. B. LOWN: Aggaravation of arrhythmia by antiarrhythmic drugs - Incidence and predictors. Am. J. Cardiol. **59** (1987), 38E-44E

15. PRATT, C.M., P. THEROUX, D. SLYMEN, A. RIORDAN-BENNETT, D. MORISETTE, A. GALLOWAY, A.A. SEALS u. A. HALLSTROM: Spontaneous variablity of ventricular arrhythmias in patients at increased risk for sudden death after acute myocardial infarction: Consecutive ambulatory electrocardiographic recordings of 88 patients. Am. J. Cardiol. **59** (1987), 278-283

16. PRATT, C.M.: The after math of the CAST - A reconsideration of traditional concepts. Am. J. Cardiol. **65** (1990), 1B-2B

17. RAE, A.P., H.R. KAY, L.N. HOROWITZ, S.R. SPIELMAN u. A.M. GREENSPAN: Proarrhythmic effects of antiarrhythmic drugs in patients with malignant ventricular arrhythmias evaluated by electrophysiologic testing. J. Am. Coll. Cardiol. **12** (1988), 131-139

18. RAEDER, E.A., S.H. HOHNLOSER, T.B. GRABOYS, P.J. PODRID, S. LAMPERT u. B. LOWN: Spontaneous

variability and circadian distribution of ectopic activity in patients with malignant ventricular arrhythmia. J. Am. Coll. Cardiol. **12** (1988), 656-661

19. RATHGEN, K., K.J. ROSTOCK, D. PFEIFFER u. A. SCHIRDEWAN: Diagnostik und Therapiekontrolle ventrikulärer Tachyarrhythmien mit programmierter Kammerstimulation und Holter-Technik. Z. Klin. Med. **42** (1987), 1235-1239; 1299-1303

20. ROSTOCK, K.J., A. SCHIRDEWAN u. U. KRÜNES: Klinisch-elektrophysiologische Untersuchungen zur Wirkung neuer Antiarrhythmika. Methodik, Probleme, Grenzen und Möglichkeiten. Dt. Gesundh.-Wesen **35** (1980), 1337-1342

21. ROSTOCK, K.J., K. RATHGEN, U. KRÜNES u. J. LEMBCKE: Zum Pathomechanismus paroxysmaler Tachykardien als Grundlage einer Differentialtherapie. Dt. Gesundh.-Wesen **36** (1981), 1376-1382

22. ROSTOCK, K.J., K. RATHGEN, G. ROSTOCK, H. VOLKMANN u. D. PFEIFFER: Klinische Wirksamkeit von Bonnecor bei oraler Langzeitgabe. Medicamentum **31** (1990), 53-57

23. ROSTOCK, K.J., G. ROSTOCK, K. RATHGEN u. D. PFEIFFER: Bonnecor - ein neues Antiarrhythmikum. Med. aktuell **16** (1990), 352-354

24. ROSTOCK, K.J. u. H. VOLKMANN: Klinische Wirksamkeit von Bonnecor bei intravenöser Gabe. Arzneimittelwerk Dresden GmbH: Symposium über Bonnecor, Dresden 1991

25. ROSTOCK, K.J., H. VOLKMANN, W. PRIES, W. VEHMEIER, H. WERNER, E. WUNDERLICH u. S. MOSEBACH: Klinische Wirksamkeit einer oralen Langzeittherapie mit Bonnecor bei Patienten mit ventrikulärer und supraventrikulärer Extrasystolie und paroxysmalen supraventrikulären Tachykardien. Arzneimittelwerk Dresden GmbH: Symposium über Bonnecor, Dresden 1991

26. SCHMIDT, G., L. GOEDEL-MEINEN, K. ULM, G. JAHNS, P. BARTHEL, B. STIEF, U.H. SCHAUDIG, G. KLEIN, W. BAEDEKER u. H. BLÖMER: Spontanvariablitität ventrikulärer Extrasystolen: Kriterien zur Validierung einer antiarrhythmischen Therapie in Abhängigkeit von der Länge des Kontrollintervalls. Z. Kardiol. **76** (1987), 292-295

27. SCHMIDT, G., K. ULM, R. BARTHEL, L. GOEDEL-MEINEN, G. JAHNS u. W. BAEDEKER: Spontaneous variability of simple and complex ventricular premature contractions during long time intervals in patients with severe organic heart diasease. Circulation **78** (1988), 296-301

28. SCHMIDT, G.: Antiarrhythmische Therapie von Risikopatienten - Die CAST-Studie hat ihr Ziel verfehlt. Therapiewoche **39** (1989), 1701-1706

29. SIDDOWAY, L.A.: Initial dosage selection of antiarrhythmic therapy. Am. J. Cardiol. **62** (1988), 2H-8H

30. ZIPES, D.P.: Proarrhythmic effects of antiarrhythmic drugs. Am. J. Cardiol. **59** (1987), 26E-31E

8. Vergleichsstudien mit Tiracizin gegenüber etablierten Antiarrhythmika

Zur Wertbestimmung sind ferner Vergleichsuntersuchungen mit anderen etablierten Antiarrhythmika erforderlich. Diese können kontrolliert, im Einfachblind- bzw. Doppelblind-Versuch ausgeführt werden. Ferner werden auch Prüfungen einer Substanz gegen eine Placebophase gefordert. Das study-design sollte am günstigsten einen intraindividuellen Vergleich vorsehen, da hierdurch eine interindividuelle Variabilität - die bei Arrhythmien besonders ausgeprägt ist - ausgeschaltet werden kann. Sollte dies aus ethischen Gründen nicht möglich sein, werden für kontrollierte Vergleichstudien an unterschiedlichen Patientengruppen große Beobachtungszahlen erforderlich. Mitunter ergeben sich aufgrund der Zubereitungsform Probleme, wenn das Vergleichspräparat auch für den Patienten offenkundig eine andere Form der Tablettierung hat. In diesem Falle kann ein „double dummy design" gewählt werden. Hierbei werden in 3 Therapiephasen Pharmakon 1 + Placebozubereitung von Pharmakon 2, anschließend Pharmakon 1 und 2 als Placebo und schließlich in einer letzten Phase Pharmakon 2 + Placebo von Pharmakon 1 kombiniert verabreicht.

8.1. Klinische Wertbestimmung von Tiracizin im Vergleich mit Flecainid unter oraler Therapie

Die Studie wurde als offener einfach-blinder intraindividueller cross over Vergleich beider Antiarrhythmika in einer Therapiephase über je 14 Tage und eine eingeschaltete Placebo-Auswaschphase über 7 Tage angelegt (2).

Patientenauswahl: In diese Studie wurden Patienten beiderlei Geschlechts im Alter zwischen 18 und 65 Jahren und einer Häufigkeit ventrikulärer Extrasystolen von > 2500 Ektopien pro 24 Stunden eingeschlossen. Eine hohe Spontanvariablität wurde durch 2 Kontrollen des 24-Stunden-Langzeit-EKG dadurch ausgeschlossen, daß ausschließlich Patienten mit einer Häufigkeitsdifferenz der Extrasystolen von < 30% in die Studie aufgenommen werden durften. Als Ausschlußkriterien wurden die bereits in anderen Studien unterstellten Risikokonstellationen (siehe S. 88) eingesetzt.

Es wurden insgesamt 30 Patienten (18 Männer, 12 Frauen; mittleres Alter: 43,1 +/− 13,5 Jahre) kontrolliert behandelt. Bei je 2 Patienten wurde eine koronare Herzkrankheit bzw. ein myokarditischer Folgezustand diagnostiziert und bei 2 Kranken fand sich eine arterielle Hypertonie. Alle weiteren Probanden hatten keine organische Herzerkrankung. Nur bei 7 Patienten waren bislang keine Therapieversuche mit Antiarrhythmika vorausgegangen. Bei allen weiteren Kranken waren bereits eine Vielzahl ineffektiver Behandlungsversuche registrierbar (im Mittel 2,4 +/− 2,1 Antiarrhythmika); so hatten 17 Patienten bis zu 3 Antiarrhythmika eingenommen. 6 Kranke konnten bei mehr als 3 Therapieversuchen als therapierefraktär gelten.

Methodik und Effektivitätsnachweis: Alle Patienten erhielten nach einer vorgegebenen Reihenfolge (Randomisierung) entweder Tiracizin oder Flecainid in einer Dosierung von 2 × 50 mg vom ersten bis dritten Behandlungstag bzw. 2 × 100 mg/die vom 4. bis 14. Behandlungstag für Tiracizin und 2 × 100 mg bzw. 2 × 200 mg/die für Flecainid in identischen Zeitintervallen.

Die Kontrolle der Therapieeffektivität erfolgte nach 2 vorausgegangenen EKG-Langzeitregistrierungen über 24 Stunden ohne Medikation, am 14. Behandlungstag (Antiarrhythmikum 1), am 21. Tag (Placebo) und am 35. Therapietag (Antiarrhythmikum 2). Als Referenzwerte für die Effektivität wurde die Extrasystolierate über 24 Stunden, die Zahl der Salven, die maximale Zahl repetitiver Extrasystolen und ventrikulärer Tachykardien über den Beobachtungszeitraum gewertet. Ferner erfolgte eine Dokumentation des Ruhe-EKG (P-, PQ-, QRS- und QT-Zeit) sowie der Laborparameter am Ende der 3 Phasen.

Ergebnisse der Studie: Die Häufigkeit singulärer ventrikulärer Extrasystolen im 24 Stunden-Langzeit-EKG während der Kontrollen vor Therapie sowie unter der Behandlung mit Tiracizin, Placebo und Flecainid sind in Tabelle 8.1. zusammengestellt. Hierbei bezieht sich die Angabe der maximalen Reduktion der Extrasystolierate in Prozent auf den höchsten Wert aus beiden Kontrolluntersuchungen.

Als Mittel konnte bei den untersuchten 30 Patienten eine Extrasystolierate von 11.711 +/– 9.454 bzw. 11.579 +/– 9.651 Extrasystolen pro 24 Stunden während der Kontrollen ohne Behandlung ermittelt werden.

Unter Therapie mit Tiracizin konnte eine Reduktion der Ektopien auf im Mittel 2.505 +/– 4.284 entsprechend einer Senkung von 81 +/– 29% registriert werden. Innerhalb der eingeschalteten Placebophase erhöhte sich die Zahl der Extrasystolen in den Bereich der Kontrolluntersuchungen auf 11.505 +/– 9.448 Ektopien/24 Std. Unter der Flecainid-Behandlung ermittelten wir eine Senkung der Ektopien auf im Mittel 2.072 +/– 3.802 entsprechend einer Reduktion um 81 +/– 29%.

Unter beiden Antiarrhythmika wurde in je einem Falle ein arrhythmogener Effekt beobachtet. Unter Flecainid zeigte ein Kranker erstmals eine zuvor nicht beobachtete perpetuierte Kammertachykardie. Während der Tiracizin-Therapie kam es bei einem ande-

Tabelle 8.1.: Therapieeffektivität von Tiracizin und Flecainid im intraindividuellen Vergleich unter oraler Therapie (cross over design)

Merkmal	1. Kontrolle	2. Kontrolle	Tiracizin-Therapie	Flecainid-Therapie
VES-Rate/24 Std.	11.711 +/– 9.454	11.579 +/– 9.651	2.505 +/– 4.284	2.072 +/– 3.802
Salven/24 Std.	58 +/– 122 (n = 20)	44 +/– 112 (n =25)	36 +/– 86 (n = 11)	53 +/– 126 (n = 7)
max. Zahl repet. VES	5 +/– 6 (n = 10)	6 +/– 8 (n = 10)	4 +/– 1 (n =3)	2 +/– 1 (n = 3)
Reduktion der VES (%)			81 +/– 29	81 +/– 29
arrhythmogene Effekte			n = 1 (320% VES)	n = 1 (VT)

ren Patienten zu einer Zunahme ventrikulärer Extrasystolen um das mehr als 3-fache.

Die Häufigkeit der Salven, der maximalen Zahl repetitiver Extrasystolen und ventrikulärer Tachykardien sind gleichfalls in Tabelle 8.1. zusammengestellt. Es wurden für Salven, repetitive Extrasystolen und Kammertachykardien unter Angabe der beobachteten Fallzahl nur die Mittelwerte und Standardabweichungen der betroffenen Patienten angegeben. Es wird ersichtlich, daß sowohl unter Tiracizin als auch Flecainid die maximale Zahl ventrikulärer Salven in gleicher Weise von n = 10 auf n = 3 gesenkt wird. Die Häufigkeit ventrikulärer Salven wird hingegen durch Flecainid deutlicher gesenkt (n = 7 von 25 vs. 11 von 25).

Eine **Gesamtbeurteilung** der Therapieeffektivität beider Antiarrhythmika findet sich in Tabelle 8.2.:

Tabelle 8.2.: Häufigkeit einer klinisch relevanten antiarrhythmischen Aktivität von Tiracizin und Flecainid bei oraler Therapie

Effekt Reduktion der VES	Tiracizin	Flecainid
100% Reduktion	n = 2 (6,7%)	n = 5 (16,7%)
98 bzw. 99%	n = 10 (33,3%)	n = 7 (23,3%)
OPTIMALER EFFEKT	n = 12 (40,0%)	n = 12 (40,0%)
75-97%	n = 10 (33,3%)	n = 10 (33,3%)
KLINISCH RELEVANTER EFFEKT	n = 22 (73,3%)	n = 22 (73,3%)
INEFFEKTIVE THERAPIE (<75%)	n = 7 (23,3%)	n = 7 (23,3%)
Arrhythmogener Effekt	n = 1 (3,3%)	n = 1 (3,3%)

Es fand sich ein optimaler Effekt (Senkung der Ektopierate um 98 bis 100%) sowohl unter Tiracizin als auch Flecainid in 12 der 30 Fälle (40%). Eine Reduktion der Extrasystolierate um 75-97% fand sich gleichfalls in identischer Häufigkeit (n = 10 von 30). Summarisch kann somit ein klinisch relevanter Effekt beider Antiarrhythmika in gleicher Häufigkeit (73,3% der Fälle) mit einer Senkung der Extrasystolierate um gleich oder mehr als 75% der Kontrolluntersuchungen und im Vergleich zur Placebophase nachgewiesen werden. Arrhythmogene Wirkungen traten unter beiden Pharmaka in gleicher Häufung auf.

Der **Effektivitätsvergleich** ist unter anderem Aspekt in Tabelle 8.3. dargestellt: Tiracizin erwies sich in 11 Fällen dem Flecainid gegenüber als gleichwertig wirksam. Beide Pharmaka waren bei 6 Patienten in gleicher Weise unwirksam. Bei 7 von 30 Patienten war die Behandlung mit Flecainid der mit Tircaizin überlegen. In diesem Fällen waren jedoch die Differenzen der Suppressionsraten rela-

Tabelle 8.3.: Effektivitätsvergleich von Tiracizin und Flecainid bei oraler Therapie

	Ausgangsbefund	Tiracizin-Therapie Supp. VES/24 h	Flecainid-Therapie Supp. VES/24 h
Tiracizin = Flecainid effektiv (n=11)	14.245 +/- 11.005	207 +/-286 97 +/- 2%	227 +/- 284 98 +/- 2%
Tiracizin = Flecainid ineffektiv (n=6)	9.584 +/- 2.784	6.633 +/- 2.102 29 +/- 17%	5.951 +/- 3.343 40 +/- 21%
Flecainid besser als Tiracizin (n = 7)	11.110 +/- 7.931	746 +/- 625 92 +/- 7%	269 +/- 491 95 +/- 9%
Tiracizin besser als Flecainid (n = 6)	12.302 +/- 14.606	80 +/- 11 98 +/- 2%	1.218 +/- 1.780 74 +/- 42%

tiv geringfügig. Unter Tiracizin wurde eine Senkung der Ektopierate um 92 +/– 7% im Vergleich zu einer Reduktion um 95 +/– 9% unter Flecainid erreicht. Bei 6 Kranken war die Therapie mit Tiracizin überlegen. In diesen Fällen waren die Differenzen der Effektivität deutlicher nachweisbar: Während unter Tiracizin eine Reduktion um 98 +/– 2% registriert wurde, betrug diese unter Flecainid lediglich 74 +/– 42%.
Unter Berücksichtigung der **Patientenangaben** fanden 23,3% der Kranken keinen Unterschied zwischen beiden Antiarrhythmika. Von 43,3% der Behandelten wurde Flecainid und von 33,3% das Tiracizin aufgrund einer subjektiv besseren antiarrhythmischen Aktivität bevorzugt.

Nebenwirkungen gaben unter der Tiracizin-Therapie 6 und unter Flecainid 8 der 30 Patienten an. Die Art der Nebenwirkungen ist in Tabelle 8.4. zusammengestellt. Es handelt sich um insgesamt 18, überwiegend zentral-nervöse Nebenwirkungen unter Flecainid und 9 überwiegend kardiovaskulär bedingte Nebenwirkungen unter Tiracizin. Die Befragung der Patienten hinsichtlich auftretender Nebenwirkungen ergab keinen Unterschied unter der Behandlung mit beiden Antiarrhythmika in der Hälfte der Fälle. Aufgrund einer geringeren Nebenwirkungsrate wurde von 23,3% der Patienten dem Tiracizin im Vergleich zu 13,3% dem Flecainid der Vorzug gegeben.

Tabelle 8.4.: Häufigkeit von Nebenwirkungen unter einer oralen Therapie mit Tiracizin und Flecainid

Art	Tiracizin	Flecainid
Schwindelgefühl	2	4
Kopfschmerz	1	2
Schweißneigung	3	–
Sehstörung	–	3
Parästhesien	1	1
Vertigo	1	–
Tremor	–	1
Ohrensausen	–	1
Leistungsschwäche	–	3
Oberbauchbeschwerden	–	2
Erbrechen	1	–
Druck im Brustkorb	–	1
Häufigkeit der Therapieabbrüche	**6**	**8**
Summe	**9**	**18**

EKG-Veränderungen waren für die Differentialtherapie unwesentlich; sie zeigten in keinem Falle eine statistische Signifikanz. Am deutlichsten fand sich unter beiden Antiarrhythmika eine Verlängerung der PQ-Zeit. - Auch die **Laborparameter** zeigten keine bedeutsamen Veränderungen.

Zusammenfassung und Wertung der Studie: Die besondere Aussagekraft dieser Studie ist durch eine weitgehend sichere Ausschaltung einer hohen Spontanvariabilität von Arrhythmien durch das study design gegeben. So wurden alle Patienten eliminiert, deren Extrasystolierate während 2 Kontrollen mittels Holter-Monitoring über 24 Stunden mehr als 30% differierten. Hierdurch konnten bedeutsame Schwankungen der Verteilung ausgeglichen werden, wie beide Mittelwerte der Ektopierate unter den Kontrollen beweisen (siehe Tabelle 8.1.).

Die Ergebnisse zeigen, daß durch beide Antiarrhythmika in je 40% der Fälle mit einer Senkung der Extrasystolierate um > 97% ein optimaler Behandlungseffekt erzielt werden kann. Eine Reduktion der Ektopierate um 75 bis 97% fand sich unter beiden Antiarrhythmika in identischer Häufung (33,3%). Eine Senkung der Extrasystolierate um >75% entsprechend eines klinisch relevanten Effektes konnte somit für beide Pharmaka bei 73,3% der Behandelten nachgewiesen werden. - Das Arrhythmogenitätsrisiko ist gering; der-

artige Wirkungen wurden unter beiden Antiarrhythmika nur in je einem Falle registriert. Der Effektivitätsvergleich ergab in 11 von 30 Behandlungsfällen eine Gleichwertigkeit der antiarrhythmischen Aktivität; in 6 von 30 Fällen waren beide Pharmaka ineffektiv.
Die Nebenwirkungsrate war bei der Therapie mit Flecainid höher.

8.2. Klinische Wertbestimmung von Tiracizin im Vergleich mit Propafenon unter oraler Therapie

Das **study design** dieser Studie (5) war hinsichtlich der Patientenauswahl (Ein- und Ausschlußkriterien) und der Sicherung einer geringen Spontanvariabilität durch 2 Kontrollen ohne Therapie mit Ausschluß aller Kranken mit einer Häufigkeitdifferenz von > 30% identisch mit allen anderen Vergleichsstudien. - Auch die Therapiekontrollen erfolgten nach gleichartigen Kriterien.

Die **Dosierung** war für Tiracizin identisch (2 × 50 mg am 1. bis 3. Tage; 2 × 100 mg/die am 4. bis 14. Behandlungstag). Propafenon wurde am 1. bis 3. Tag mit 2 × 150 mg und am 4. bis 14. Therapietag mit 2 × 300 mg/die appliziert.

Patientengut: In diese Studie wurden 30 Patienten (21 Männer, 9 Frauen; mittleres Alter: 47,5 +/– 12,0 Jahre) einbezogen. Bei 20 der 30 Kranken fand sich eine koronare Herzkrankheit, wobei 5 Patienten einen Myokardinfarkt überstanden hatten, in 8 Fällen wurde eine chronische Myokarditis bzw. ein myokarditischer Folgezustand diagnostiziert und bei je einem Patienten fand sich eine hypertrophe Kardiomyopathie bzw. keine organische Herzkrankheit.

Methodik und Effektivitätsnachweis: Die Methodik war im Vergleich zu der vorausgehenden Studie der Wertbestimmung von Tiracizin versus Flecainid identisch.

Ergebnisse der Studie: Es konnte eine Suppression ventrikulärer Extrasystolen um 77,1 +/– 30,6 unter Tiracizintherapie und um 68,8 +/– 32,8% unter der Behandlung mit Propafenon nachgewiesen werden. Während durch Propafenon eine bessere Unterdrükkung von ventrikulären Salven gelang, waren repetitive Extrasystolen günstiger durch Tiracizin beeinflußbar. Die Absolutzahlen der Extrasystolierate über 24 Stunden ist in Tabelle 8.5. zusammengestellt.

Tabelle 8.5. : Effektivität einer antiarrhythmischen Therapie mit Tiracizin und Propafenon unter oraler Applikation

Merkmal	Kontrollen (Mittelwert)	Tiracizin-Therapie	Propafenon-Therapie
VES-Rate/24 Std.	15.140 +/– 14.155	3.192 +/– 6.842	3.711 +/– 5.701
Salven/ 24 Std.	20.7 +/– 40,3	23.1 +/– 121,3	10,1 +/– 39,9
max. Zahl repetit. VES	3,5 +/– 3,2	1,7 +/– 4,9	13,1 +/– 62,1
Reduktion der VES (%)		77,1 +/– 30,6	68,8 +/– 32,8
arrhythmogene Effekte		n = 1	n = 1

Ein optimaler Effekt (> 97% Suppression) war unter Tiracizin in 9 von 28 Fällen (32,2%) und unter Propafenon in 5 von 28 Fällen registrierbar. Klinisch signifikante antiarrhythmische Wirkungen konnten durch Tiracizin in 20 von 28 (71,5%) und durch Propafenon in 18 von 28 Fällen erreicht werden.
Es konnte eine leichte Überlegenheit des Tiracizin gegenüber Propafenon bei der Therapie ventrikulärer Extrasystolen nachgewiesen werden. So fand sich ein optimaler Behandlungseffekt unter Tiracizin in 32,2% der Fälle im Vergleich zu 17,8% unter Propafe-

Tabelle 8.6.: Häufigkeit einer klinisch relevanten antiarrhythmischen Aktivität von Tiracizin und Propafenon unter oraler Therapie

Effekt Reduktion der VES	Tiracizin	Propafenon
100% Reduktion	n = 5 (17,9%)	n = 2 (7,1%)
98 bzw. 99% Reduktion	n = 4 (14,3%)	n = 3 (10,7%)
Optimaler Effekt (>97%)	n = 9 (32,2%)	n = 5 (17,8%)
75-97% Reduktion	n = 11 (39,3%)	n = 13 (46,4%)
Klinisch relevanter Effekt (>74% Reduktion)	n = 20 (71,5%)	n = 18 (64,2%)
Ineffektive Therapie (<75% Reduktion)	n = 8 (28,5%)	n = 10 (35,7%)
Aggravation	n = 1	n = 1

non. Klinisch signifikante Effekte fanden sich in 71,5% im Vergleich zu 64,2%. Ein arrhythmogener Effekt wurde unter beiden Pharmaka bei dem gleichen Patienten in Form einer perpetuierten ventrikulären Tachykardie gesehen; gleichfalls in je einem Falle kam es zu einer Aggravation der Extrasystolie unter beiden Antiarrhythmika.

Bei direktem Vergleich beider Pharmaka wird diese leichte Überlegenheit der antiarrhythmischen Aktivität des Tiracizin deutlich (siehe Tabelle 8.7.).

In 17 der 28 Fälle (60,7%) war die Therapie sowohl mit Tiracizin als auch mit Propafenon effektiv; innerhalb der Suppressionsraten findet sich sogar noch ein dezenter Vorteil der Tiracizin-Behandlung. Beide Antiarrhythmika waren bei 7 Patienten ineffektiv (25,0%). Eine Überlegenheit des Tiracizin fand sich bei 3 und des Propafenon bei einem Kranken.

Tabelle 8.7.: Effektivitätsvergleich von Tiracizin und Propafenon bei oraler Therapie

	Ausgangsbefund	Tiracizintherapie VES-Supp/ 24 h	Propafenon-Therapie VES-Supp/ 24 h
Tiracizin = Propafenon effektiv (n = 17)	18.562 +/– 16.812	1.002 +/– 1.405 94,4 +/– 7,3%	1.379 +/– 1353 91,0 +/– 8,4
Tiracizin = Propafenon ineffektiv (n = 7)	10.307 +/– 7.508	9.682 +/– 11.805 30,4 +/– 22,8%	8.322 +/– 8.580 29,4 +/– 22,8
Tiracizin besser als Propafenon (n = 3)	15.598 +/– 16.727	1.169 +/– 1.263 90,1 +/– 12,7	8.657 +/– 6.623 23,0 +/– 26,7
Propafenon besser als Tiracizin (n = 1)	3.544	1.076 30,4%	636 82,0%

Nebenwirkungen gaben unter Tiracizin- 12 (42,9%) und unter Propafenonbehandlung 13 Patienten an (46,4%). Die Art der Nebenwirkungen ist in Tabelle 8.8 zusammengestellt.

Wertung der Studie: Der Vergleich von Tiracizin und Propafenon im Einfach-Blindvergleich zeigt eine leichte Überlegenheit der antiarrhythmischen Aktivität des Tiracizin bei identischer Nebenwirkungsrate bei Patienten mit ventrikulärer Extrasystolie.
Propafenon ist gegenwärtig im deutschsprachigen Raum das meistverordnete Antiarrhythmikum. Der Nachweis der Gleichwertigkeit der Wirksamkeit ist daher bedeutungsvoll. Wenn man bedenkt, daß Propfenon deutliche negativ inotrope Effekte besitzt, die bei Tiracizin nicht nachweisbar sind, ist das letztgenannte Antiarrhythmikum zumindest auf dem Indikationsgebiet der ventrikulären Ektopien zu bevorzugen.

Tabelle 8.8.: Nebenwirkungsrate von Tiracizin und Propafenon

Art	Tiracizin	Propafenon
Blähungen / Völlegefühl	1	2
Aufstoßen	-	1
Übelkeit /Schwindel	-	1
Schweißausbruch	1	-
Hautjucken	-	1
Hautausschlag	-	1
Leistungsminderung	2	3
Herzrasen	1	-
Mattigkeit/Erschöpfung	2	1
Müdigkeit	2	-
Innere Unruhe	-	1
Kopfdruck	1	1
Kopfschmerz	1	1
Druckgefühl im Hals	1	-
Geschmacksstörung	-	1
Tremor	1	-
Hitzegefühl	2	-
Wärmegefühl	1	-
Herzklopfen	1	2
Summe	**16**	**15**

8.3. Klinische Wertbestimmung von Tiracizin im Vergleich zu Verapamil unter oraler Therapie

Diese einfach-blinde Vergleichstudie (1) wurde in einem identischen study design wie diejenigen mit Flecainid (siehe S. 100) und Propafenon (siehe S. 104) durchgeführt. Zum Ausschluß einer hohen Spontanvariabilität wurden gleichfalls zwei Holter-EKG-Kontrollen über 24 Stunden während der Kontrollphase vor Therapie ausgeführt, mit der Maßgabe, nur solche Patienten einzuschließen, deren Häufigkeitsdifferenz ventrikulärer Ektopien < 30% beträgt.

Patientenauswahl: Es wurden insgesamt 30 Patienten (9 Frauen, 21 Männer; mittleres Alter: 42,3 +/– 15,1 Jahre) in die Studie einbezogen. Es handelt sich um ein Krankengut mit zumeist therapierefraktären ventrikulären Ektopien, die bereits im Mittel 2,3 +/– 1,2 vergebliche Behandlungsversuche mit anderen Antiarrhythmika absolviert hatten; lediglich in 2 Fällen war Tiracizin das erste eingesetzte Pharmakon.

7 Patienten litten unter einer koronaren Herzkrankheit, in zwei Fällen war ein Myokardinfarkt abgelaufen, bei 7 Kranken lag ein myokarditischer Folgezustand vor und die verbleibenden Patienten waren ohne nachweisliche organische Herzkrankheit.

Dosierungsregime und Effektivitätskontrolle: Alle Patienten erhielten in einer vorgegebenen Reihenfolge entweder 2 × 50 mg/die (1. bis 3 Behandlungstag) bzw. 2 × 100 mg/die Tiracizin oder 2 × 120 bzw. 240 mg/die Verapamil im double-dummy- und cross-over Verfahren. Zwischen beiden Therapiephasen war eine 7tägige Placebo-Auswaschphase eingeschaltet. Die Therapiekontrollen erfolgten mittels Langzeit-EKG über 24 Stun-

Tabelle 8.9.: Effektivitätsvergleich von Tiracizin und Verapamil auf die Suppressionsraten von ventrikulären Extrasystolen, repetitiven Ektopien und Salven

Merkmal	Kontrolle (Mittelwert)	Tiracizin-Therapie	Verapamil-Therapie
VES-Rate/ 24 Std.	21.576 +/– 12.540	11.365 +/– 14.615 56,0 +/– 37,5%	15.158 +/– 13.032 37,7 +/– 36,2%
Zahl repet. VES	652,4 +/– 165.6 (n = 25)	433,5 +/– 100,3 (n = 15)	980,1 +/– 263,8 (n = 21)
Salven/ 24 Std.	543,6 +/– 146,9 (n = 18)	803,3 +/– 237,3 (n = 11)	351,9 +/– 125,8 (n = 16)
Aggravation		n = 7	n = 8
arrhyth. Effekte		n = 0	n = 0

den am 14. (Pharmakon 1), 21. (Placebo) und 35. Behandlungstag (Pharmakon 2).
Der Effektivitätsnachweis erfolgte mittels Berechnung der Suppressionsraten von Ektopien, repetitiven Aktionen und Salven, wobei eine Suppression um > 74% als signifikanter, klinisch relevanter Therapieeffekt betrachtet wurde. Ferner wurden die Zahlen gleichwertig effektiver und ineffektiver Behandlungsversuche sowie die Therpieüberlegenheit eines der beiden Antiarrhythmika erfaßt.

Ergebnisse der Studie: Während als Mittelwert aus beiden Kontrollen vor Beginn der Therapiephasen 21.576 +/– 12.540 Ektopien registriert wurden, konnte unter der Behandlung mit Tiracizin eine Häufigkeit von 11.365 +/– 14.615 und unter Verapamil von 15.158 +/– 13.032 Extrasystolen pro 24 Stunden registriert werden. Das entspricht einer mittleren Suppressionsrate von 56,0 +/– 37,5% unter Tiracizin und um 37,7+/– 36,2% unter Verapamil. Diese Zahlen und die Kontrollwerte und Suppressionsraten für repetitive Ektopien sowie Salven ist in Tabelle 8.9. zusammengestellt. Die Häufigkeitsverteilung

Tabelle 8.10.: Häufigkeit einer klinisch relevanten antiarrhythmischen Aktivität von Tiracizin und Verapamil

Effekt Reduktion von VES	Tiracizin-Therapie	Verapamil-Therapie
100% Reduktion	n = 2 (6,7%)	n = 2 (6,7%)
98 bzw. 99%	n = 5 (16,7%)	n = 1 (3,3%)
Optimaler Effekt	n = 7 (23,4%)	n = 3 (10,0%)
75–97% Reduktion	n = 6 (20,0%)	n = 2 (6,7%)
Klinisch relevanter Effekt	n = 13 (43,4%)	n = 5 (16,7%)
Ineffektive Therapie (Reduktion <75%)	n = 17 (56,6%)	n = 25 (83,3%)

effektiver und ineffektiver Therapieversuche ist in Tabelle 8.10. zusammengestellt.
Die Effektivität von Tiracizin ist in dieser Vergleichsstudie relativ gering. Dies mag durch das ausgewählte Patientengut mit bereits im Mittel 3 vergeblichen Behandlungsversuchen verursacht sein. So betrug die klinisch relevante Aktivität von Tiracizin bei Berücksichtigung vergeblicher Therapieversuche innerhalb der Stufe III der klinischen Prüfung auch nur 60,5% bei bis zu 3 Therapieversuchen und 46,2% bei mehr als 3 ineffektiven Behandlungen. Diese Zahlen entsprechen denen der vorliegenden Studie.

Der Effektivitätsvergleich zwischen Tiracizin und Verapamil hinsichtlich der Gleichwertigkeit bzw. Überlegenheit effektiver und vergeblicher Therapieversuche ist in Tabelle 8.11. zusammengetragen.
Während Tiracizin und Verapamil in gleicher Weise in 4 Fällen antiarrhythmisch aktiv waren (13,3%), waren beide in 16 Fällen ineffek-

Tabelle 8.11.: Effektivitätsvergleich von Tiracizin und Verapamil

	Ausgangsbefund	Tiracizintherapie VES-Supp/ 24 h	Verapamiltherapie VES-Supp/ 24 h
Tiracizin = Verapamil effektiv (n = 4)	19.986 +/– 11.796	497.8 +/– 583,6 95,8 +/– 5,0	882,8 +/– 117,7 95,0 +/– 5,6
Tiracizin = Verapamil ineffektiv (n = 16)	23.554 +/– 15.069	19.552 +/– 15.920 30,6 +/– 25,3%	17.959 + 12.261 26,6 +/– 28,9
Tiracizin besser als Verapamil (n = 9)	20.265 +/– 7.688	1.910 +/– 2.182 89,8 +/– 11,6%	18.198 +/– 13.289 26,0 +/– 24.6%
Verapamil besser als Tiracizin (n = 1)	7253	8840	0

tiv (53,3%). Bei 9 Patienten erwies sich Tiracizin eindeutig dem Verapamil überlegen (30,0%); dies war beim Verapamil nur bei einem Kranken der Fall.
Nebenwirkungen wurden unter Tiracizin von 10 (16 Nebenwirkungen) und unter Verapamil gleichfalls von 10 Patienten (19 unerwünschte Effekte) angegeben. Nur in einem Falle mußte unter Tiracizin bei einem ausgeprägten Exanthem die Behandlung abgebrochen werden.
Die subjektiven Patientenangaben zum Vergleich der Wirksamkeit und Verträglichkeit sind in Tabelle 8.12. zusammengestellt:

Tabelle 8.12.: Subjektive Beurteilung von Tiracizin und Verapamil hinsichtlich antiarrhythmischer Wirksamkeit und Verträglichkeit

Pharmakon	Patienten bevorzugen aufgrund der Wirkung	Patienten bevorzugen aufgrund der Verträglichkeit
Tiracizin	n = 20 (66,7%)	n = 13 (43,3%)
Verapamil	n = 5 (16,7%)	n = 3 (9,9%)
kein Unterschied	n = 5 (16,7%)	n = 2 (6,7%)
Placebo	n = 0	n = 8 (28,6%)
Tiracizin + Placebo	n = 0	n = 3 (9,9%)
Tiracizin + Verapamil	n = 0	n = 1 (3,3%)

Aus allen vorgestellten Angaben schlußfolgert der Studienleiter: „Insgesamt konnte durch die Untersuchungen nachgewiesen werden, daß es sich bei Tiracizin um ein hochwirksames Antiarrhythmikum bei Patienten mit frequenten und komplexen ventrikulären Extrasystolien handelt. Tiracizin stellt bei der nachgewiesenen relativ guten Verträglichkeit und guten Effektivität auch noch bei Patienten, die bereits jahrelang mit unzureichendem Erfolg mit anderen Antiarrhythmika behandelt wurden, eine Bereicherung der Palette der Antiarrhythmika zur Behandlung ventrikulärer Dysrhythmien dar".

8.4. Klinische Wertbestimmung von Tiracizin bei ventrikulärer Extrasystolie unter oraler Langzeittherapie im Vergleich zu Placebo

Diese Studie (3) ist eine **Zusammenfassung der drei bereits dargestellten Vergleichsstudien** von Tiracizin gegenüber Flecainid (siehe S. 100), Propafenon·(siehe S. 104) und Verapamil (siehe S. 106), wobei nur die Verumphasen von Tiracizin und die als Auswaschphase eingeschaltete Placeboperiode berücksichtigt wurden. Uns erschien diese Analyse aus mehreren Gründen sinnvoll:

- Beurteilung der **antiarrhythmischen Aktivität** und der Nebenwirkungsrate an einem größeren Patientenkollektiv (n = 90),
- Ausgleich unterschiedlicher Indikations- und Therapiestrategien verschiedener Zentren,
- Erhöhung des Gesamtanteils bislang als **therapierefraktär deklarierter Patienten** (mehr als 3 ineffektive Behandlungsversuche) sowie

- der Vergleich der Therapieeffekte mit einer Placebo-Behandlungsphase an einem **streng selektierten Patientenkollektiv** mit schweren ventrikulären Arrhythmien mit geringer Spontanvariabilität (2 Kontrollen vor Therapiebeginn mit einer Häufigkeitsdifferenz der ventrikulären Ektopien von < 30%).

Die **Methodik** ist in den o.g. Studien bereits ausführlich dargestellt. Sie wird aus diesem Grunde nicht erneut beschrieben.

Patientengut: Es wurden in diesen Studien insgesamt 90 Kranke (59 Männer, 31 Frauen; mittleres Alter: 44,5 +/– 13,5 Jahre) mit einer mittleren Rate ventrikulärer Ektopien von 16.397 +/– 13.154 während der ersten

Stunde und von 15.656 +/– 12.893 ventrikulären Extrasystolen pro 24 Stunden während einer zweiten Kontrolle untersucht. Die Ektopierate entspricht somit im Mittel 11,4 +/– 9,1 bzw. 10,9 +/– 9,0 Extrasystolen pro Minute und charakterisiert das Krankengut aufgrund der hämodynamischen Auswirkungen der Arrhythmie als eindeutig therapiebedürftig. Die Aussage wird untermauert durch den Befund, daß bei 59 Patienten Couplets (2 repetitive VES; 65,6%), bei 51 Kranken zusätzlich ventrikuläre Salven (3–5 konsekutive VES; 56,7% der Fälle) und bei 24 Kranken ventrikuläre Tachykardien vom Typ Gallavardin (mehr als 5 repetitive Aktionen mit spontanem Ende; 26,7%) in einer der beiden Kontrollen vor Behandlungsbeginn im Langzeit-EKG über 24 Stunden dokumentiert werden konnten. 12 der 90 Kranken (13,3%) waren vor Beginn der klinischen Prüfung mit mehr als 3 Antiarrhythmika ineffektiv behandelt worden und konnten somit als therapierefraktär betrachtet werden.

Da in den 3 Untersuchungszentren unterschiedliche Systeme des Holter-Monitoring benutzt wurden, können sichere Aussagen ausschließlich zu absoluten Häufigkeit ventrikulärer Extrasystolen gemacht werden. Aufgrund unterschiedlicher Bewertungssysteme der Gerätekonfigurationen kann für die Couplets, Salven und ventrikulären Tachykardien nur deren Häufigkeit im Krankengut (Patientenzahlen), nicht jedoch deren Zahl innerhalb des Beobachtungszeitraumes über 24 Stunden mit statistischer Exaktheit angegeben werden.

Bei diesem zur Vermeidung einer bedeutsamen Spontanvariabilität selektierten Patientengut findet sich eine gute antiarrhythmische Aktivität mit einer Suppression ventrikulärer Ektopien 70,4%. Couplets, Salven und spontan endende Tachykardien werden jedoch bei 50% der Patienten unterdrückt. Bei 3 Patienten wurde ein proarrhythmischer Effekt mit einer Steigerung der Ektopierate um maximal 350% gesehen. Diese Kranken wurden in der Berechnung berücksichtigt. Ein Patient entwickelte innerhalb der Propafenon-Vergleichstudie eine erstmals beobachtete perpetuierte Kammertachykardie, die auch unter Propafenon eintrat; dies muß als arrhythmogener Effekt interpretiert werden.

Zur **Beurteilung der Effektivität** eines Antiarrhythmikums ist die Häufigkeit der Extrasystolie vor Therapiebeginn, die Dauer der EKG-Langzeitspeicherung und die prozentuale Reduktion der Ektopierate zu berücksichtigen. Entsprechend international akzeptierter Kritierien fordert MORGANROTH bei einem Ausgangsbefund von mehr als 5 Extrasystolen pro Minute und einer Speicherzeit von 24 Stunden innerhalb der Therapiephase im steady state als klinisch signifi-

Tabelle 8.13.: Therapeutische Aktivität von Tiracizin im Vergleich zu Placebo bei ventrikulären Dysrhythmien bei oraler Therapie

Form	1. Kontr.	2. Kontr.	Tiracizin	Placebo
VES/24 h	16.397 +/– 13.154	15.656 +/– 12.893	5.744 +/– 10.414 70,4%	14.035 +/– 12.238
Couplets	n = 59	n = 88 67,0%	n = 31 35,2%	n = 35 39,8%
Salven	n = 51	n = 58	n = 32 36,4%	n = 39 44,3%
ventrikuläre Tachykardie	n = 24	n = 27	n = 10 11,4%	n = 22 25,0%

kanten Therapieeffekt eine Suppression um 75% des Ausgangswertes. Diese Bedingungen sind mit dem eingesetzten study design erfüllt und durch einen zusätzlichen Ausschluß einer übernormalen Spontanvariabilität der Ektopien durch 2 Kontrollen vor Therapie abgesichert.

Tabelle 8.14.: Effektivität von Tiracizin innerhalb einer Placebo-kontrollierten Vergleichsstudie bei oraler Gabe

Effekt / Reduktion von VES	Tiracizintherapie
100% Reduktion	n = 5 von 88 (5,7%)
98 und 99% Reduktion	n = 23 v. 88 (26,2%)
Optimaler Effekt (>97%)	**n = 28 v. 88 (31,8%)**
75–97% Reduktion	n = 25 v. 88 (28,4%)
Relevanter Effekt (>74%)	**n = 53 v. 88 (60,2%)**
Ineffektivität (<75%)	**n = 35 v. 88 (39,8%)**
Aggravation	**n = 3**
Arrhythmogenität	**n = 1**

Unter Unterstellung der durch Morganroth erstellten Kriterien zum Nachweis einer signifikanten antiarrhythmischen Aktivität findet sich ein positiver Behandlungseffekt bei insgesamt 53 von 88 Patienten (60,2%). - Mit diesem Testergebnis ist Tiracizin gleichwertig mit anderen hochwirksamen Antiarrhythmika wie Flecainid, Propafenon, Mexiletin, Disopyramid und Tocainid. Aufgrund fehlender hämodynamischer Nebenwirkungen ist eine Tiracizin-Therapie sogar vorteilhafter.

Die Forderungen an ein neues Antiarrhythmikum beziehen sich nicht ausschließlich auf das Ausmaß und die Häufigkeit erfolgreicher Behandlungen. Der Wert einer neuen Substanz ist in gleicher Weise als hoch anzusetzen, wenn es gelingt, therapierefraktäre Patienten effektiv zu behandeln. Eine derartige Situation fand sich in 12 der insgesamt 88 in die Testung einbezogenen und auswertbaren Fälle (siehe Tabelle 8.15.).

Tabelle 8.15.: Effektivität einer Therapie mit Tiracizin bei therapierefraktärer ventrikulärer Extrasystolie (>3 ineffektive Therapieversuche)

Effekt	1. Kontr.	2. Kontr.	Tiracizin	Placebo
VES/ 24 h	21.354 +/- 17.946	21.276 +/- 18.540	10.636 +/- 11.489	18.855 +/- 16.884
Prozent			53 +/- 34	

Es konnte nachgewiesen werden, daß bei 3 von 12 Kranken, d.h. ein Viertel der Fälle, eine Suppression um mehr als 94% des Ausgangswertes gelang. Berücksichtigt man die Häufigkeit der Ektopien (14,8 VES/min.), kann eine Suppression um 50% und mehr bereits klinisch und hämodynamisch für den Patienten einen Erfolg bedeuten. Ein derartiger Effekt wurde in 7 von 12 Fällen erreicht (58,3%). - Tiracizin erweist sich somit auch als eine Bereicherung der Palette der Antiarrhythmika für schwer behandelbare Patienten.

Die **Häufigkeit von Nebenwirkungen** ist in Tabelle 8.16 zusammengestellt. Aufgrund von Nebenwirkungen mußte in keinem Falle eine Therapie abgebrochen werden. Bei der exakten Überwachung innerhalb der klinischen Prüfung wurden insgesamt 41 Nebenwirkungen bei 28 Patienten (31,8%) registriert. Die Dokumentationsprotokolle weisen aus, daß zahlreiche Nebenwirkungen (Schwindel, Kopschmerz, Hitzewallungen, Hautjucken, Exantheme) zumeist nur in der Einstellungsphase auftreten, sich spontan zurückbilden und die Patienten nicht über Gebühr belästigen.

Zu den Veränderungen der EKG-Parameter und der Laborwerte kann die Aussage getroffen werden, daß sich in den Einzelstudien keine signifikanten Veränderungen einstellten:

Tabelle 8.16.: Nebenwirkungen unter der Therapie mit Tiracizin (200 mg/die)

Art der Nebenwirkung	Häufigkeit
Schwindelgefühl	8
Mattigkeit/Müdigkeit	6
Kopfschmerz	4
Schweißausbruch	4
reversibles Exanthem	4
Hitzewallungen	3
Sehstörungen	2
Parästhesien	2
Hautjucken	2
Taubheit der Zunge	2
Schlafstörungen	2
Völlegefühl	1
Tremor	1
Therapieabbrüche	keine
Summe	41 von 28 (31,8%)

Zusammenfassung und Wertung: Tiracizin erweist sich auch bei dieser Zusammenstellung mehrer Studien als ein hocheffektives Antiarrhythmikum. Eine klinisch signifikante Suppression ventrikulärer Ektopien konnte in fast zwei Drittel der Fälle innerhalb eines Patientengutes mit schweren Arrhythmien nachgewiesen werden. Auch bei bislang therapierefraktären Kranken kann in mehr als der Hälfte der Fälle ein klinisch akzeptables Therapieergebnis erzielt werden.

8.5. Klinische Wertbestimmung von Tiracizin gegenüber Propafenon im Doppelblind-Vergleich bei oraler Anwendung

Diese Studie (4) wurde als intraindividuellen Vergleich im cross-over und double-dummy-Verfahren ausgeführt. Sie ist daher besonders geeignet, statistisch und methodisch abgesicherte Daten zur klinischen Wertbestimmung des Tiracizin im Vergleich zu einem etablierten Antiarrhythmikum - im deutschsprachigen Raum das am häufigsten eingesetzte Antiarrhythmikum - zu liefern.

Patientenauswahl: Die Patientenrekrutierung erfolgte anhand der bereits in den anderen Vergleichsstudien eingesetzten Selektion unter Anwendung der bereits beschriebenen Ein- und Ausschlußkriterien (siehe S. 88). Es wurden ausschließlich Patienten mit > 2500 Extrasystolen pro 24 Stunden während eines Holter-Monitorings ohne Therapie in die Studie einbezogen.

Hierbei wurden insgesamt 30 Patienten (26 Männer, 4 Frauen; mittleres Alter: 44,0 +/– 11,3 Jahre) behandelt. In 16 Fällen wurde eine koronare Herzkrankheit (ein Patient nach Myokardinfarkt), in 3 Fällen ein postmyokarditischer Zustand und bei einem Patienten eine dilatative Kardiomyopathie diagnostiziert. Bei 10 Patienten fand sich keine organische Herzerkrankung. - Zur Vorbehandlung der Patienten liegen keine Angaben vor.

Methodik und Effektivitätsnachweis: Die Studie umfaßte 4 Phasen, 2 Placebo- (Auswaschphasen) und 2 Verumphasen über je 7 Tage. In den Auswaschphasen erhielten die Patienten in Übereinstimmung mit einer double-dummy-Methodik Tiracizin- und Propafenon-Placebo und im cross-over Verum (Tiracizin bzw. Propafenon) und das kontralaterale Placebo in Kombination. - Die Dosierung betrug für Tiracizin 3 × 75 mg/die bzw. für Propafenon 3 × 300 mg/die.
Die Effektivitätskontrollen erfolgten jeweils am Ende der Placebo- bzw. Therapiephasen mittels Holter-Monitoring über 24 Stunden und Auszählung der Rate ventrikulärer Extrasystolen.

Ergebnisse der Studie: Die Häufigkeit ventrikulärer Ektopien während der Kontrolle konnte mit 14.525 +/– 12.846 Ektopien pro 24 Stunden ermittelt werden. Unter Tiracizin fand sich eine Extrasystolierate von 8.826 +/– 17.518 und unter der Propafenonbehandlung von 6.973 +/– 17.459 Ektopien pro 24 Stunden. Diese Daten sowie die Häufigkeitsverteilung von Polytopien und Salven sind in Tabelle 8.17. zusammengestellt.

Tabelle 8.17.: Therapieeffektivität von Tiracizin und Propafenon im cross-over-Vergleich und Doppelblind-Design unter oraler Anwendung

Merkmal	Placebo	Tiracizin-therapie	Propafenon-Therapie
VES-Rate/ 24 Std.	14.525 +/– 12.846	8.826 +/– 17.518	6.973 +/– 17.459
repetitive VES	68,1 +/– 160,1 (n = 18)	51,0 +/– 88,7 (n = 9)	66,7 +/– 149,5 (n = 7)
Salven/ 24 Std.	191,9 +/– 715,5 (n = 15)	753,3 +/– 183,9 (n = 6)	92,8 +/– 200,0 (n = 6)
Reduktion der VES		63,5 +/– 39,9%	71,9 +/– 37,0%
Aggravation	–	–	n = 1

Eine **Gesamtbeurteilung** der Therapieeffektivität der beiden untersuchten Pharmaka findet sich in Tabelle 8.18.

Ein optimaler Effekt (Suppression > 97%) fand sich sowohl für Tiracizin als auch Propafenon in 40% der Fälle. Ein klinisch relevanter und damit signifikanter Effekt konnte bei Tiracizintherapie bei 50% der Behandelten und unter Behandlung mit Propafenon bei 63,3% der Kranken nachgewiesen werden. Unter der Gabe von Tiracizin fand sich eine Zunahme der Extrasystolierate in 7 und unter Propafenon in 4 Fällen. Es handelte sich jedoch nicht um Aggravationen der Arrhythmien oder arrhythmogene Effekte, sondern nur um Veränderungen im Rahmen der

Tabelle 8.18.: Klinisch relevante Effekte von Tiracizin und Propafenon im Doppelblindvergleich

Effekt Reduktion der Ektopien	Tiracizin	Propafenon
100% Reduktion	n = 2 (6,7%)	n = 4 (13,3%)
98-99%	n = 10 (33,3%)	n = 8 (26,7%)
OPTIMALER EFFEKT	n = 12 (40,0%)	n = 12 (40,0%)
75-97%	n = 3 (10,0%)	n = 7 (23,3%)
KLINISCH RELEVANTER EFFEKT (>75%)	n = 15 (50,0%)	n = 19 (63,3%)
INEFFEKTIVE THERAPIE (<75%)	n = 15 (50,0%)	n = 11 (36,7%)
ARRHYTHMOGENER EFFEKT	n = 0	n = 0

Spontanvariabilität, da diese nicht durch zwei Kontrollen vor Beginn der Behandlung (wie dies in den anderen Studien geschah) ausgeschlossen wurde.

Der Effektivitätsvergleich aufgrund der Reduktion der Ektopierate ist in Tabelle 8.19. zusammengetragen.

Zusammenfassung und Wertung der Studie: Doppelblind-Studien mit Vergleich einer Testsubstanz mit einem etablierten Antiarrhythmikum gehören zu den unabdingbaren Voraussetzungen für eine Begutachtung.

In der vorliegenden Studie wurde der Nachweis erbracht, daß unter dem vorgegebenen study design eine Therapie mit Propafenon der einer Behandlung mit Tiracizin überlegen ist. Dies spiegelt sich sowohl in der absoluten Suppressionrate ventrikulärer Ektopien (71,9 +/– 37,0% vs. 63,5 +/– 39,9%) als auch in der Zahl erfolgreich behandelter Patienten (< 75% Reduktion: 63,3 vs. 50,0%) und einer entsprechenden Ineffektivät wieder.

Tabelle 8.19.: Effektivitätsvergleich von Tiracizin und Propafenon

	Ausgangs-befund	Tiracizin-therapie .VES-Supp/ 24 h	Propafenon-Therapie VES-Supp/ 24 h
Tiracizin = Propafenon effektiv (n = 13)	11.777 +/- 7,8290	318 +/- 753 95,5 +/- 7,4	52 +/- 126 99,0 +/- 0,9
Tiracizin = Propafenon ineffektiv (n = 10)	21.152 +/- 19.701	21.405 +/- 27.049 23,7 +/- 29,0%	15.606 +/- 17.216 59,3 +/- 28,5
Propafenon besser als Tiracizin (n = 6)	13.492 +/- 7.517	9.404 +/- 10.778 33,2 +/- 28,4%	1.269 +/- 1.394 89,0 +/- 5,8%
Tiracizin besser als Propafenon (n= 1)	6226	17 99%	3396 28%

Eine gleichwertige Effektivität fand sich bei 13 von 30 und eine identische Ineffektivität bei 10 von 30 Patienten. Während das Propafenon dem Tiracizin in 6 von 30 Fällen eindeutig überlegen war, konnte dies für Tiracizin nur in einem Falle nachgewiesen werden. Zu einer vergleichenden Wertbestimung hinsichtlich der Nebenwirkungsrate wird in dem vorliegenden Gutachten keine Stellung genommen, so daß hierzu keine Aussage möglich ist.

Zu dieser Studie sind einige kritische Anmerkungen zu machen: In allen kontrollierten Studien konnte nachgewiesen werden, daß unter einer Behandlung mit Tiracizin eine Effektivitätssteigerung noch zwischen dem 10. und 28. Behandlungszeit eintritt. Dies ist sicherlich auf die Metabolisierung des Tiracizin mit der Bildung antiarrhythmisch aktiver Metabolite und deren Anreicherung aufgrund einer nichtlinearen Kinetik zurückführbar. Nun wurde aber in diesem Doppelblind-Vergleich die Therapiekontrolle bereits am 7. Tage ausgeführt. Es kann somit vermutet werden, daß hier eine zu vorzeitige Kontrolle der maximalen antiarrhythmischen Aktivität einsetzte. Es muß unterstellt werden, daß bei weiterer Behandlung noch eine Effektivitätszunahme hätte nachgewiesen werden können. Für diese Aussage spricht auch die deutlich niedrigere Gesamtsuppressionsrate ventrikulärer Ektopien von 64% im Vergleich zu im Mittel 87,3% (Stufe II), 82,5% (Stufe III) bzw. 81,0% (Vergleich gegenüber Flecainid) . Diese relativ gleichartigen Ergebnisse untermauern dies.

Es muß folglich die Schlußfolgerung gezogen werden, daß in kontrollierten Studien unabhängig vom study design (cross-over, einfach- oder doppelblind) eine Effektivitätskontrolle frühstens nach 14 Tagen Behandlungsdauer erfolgen sollte. Die vorliegende Studie ist daher in ihrem Wert äußerst begrenzt.

Literatur

1. Assmann, I. u. G.H. von Knorre: Gutachten über die intraindividuelle Vergleichsstudie zwischen Bonnecor und Verapamil retard. Erfurt 10.07.1989
2. Rostock, K.J., D. Pfeiffer u. K. Rathgen: Gutachten über die Testung der Effektivität und Verträglichkeit von Bonnecor im intraindividuellen Vergleich (cross-over) zu Flecainid. Berlin 17.07.1989
3. Rostock, K.J.: Gutachten zur antiarrhythmischen Effektivität von Bonnecor im Vergleich zu einer Placebo-Behandlungsphase. Berlin 23.07.1989
4. Vehmeier, H.-J. u. W. Pries: Abschlußbericht des Bonnecor-Rytmonorm-Doppelblindversuchs im crossover Versuchsanordnung im double-dummy-Verfahren. Berlin 17.11.1989
5. Volkmann, H.: Gutachten: Testung der Effektivität und Nebenwirkungsrate von Bonnecor im intraindividuellen Vergleich zu Propafenon. Jena 11.09.1988

9. Studie zur Effektivitätsprüfung von Tiracizin unter intravenöser und oraler Therapie bei ventrikulären Tachykardien

9.1. Einleitung:

Nachdem sich innnerhalb der klinischen Breitenprüfung der Stufe III eine besondere antiarrhythmische Aktivität zur Behandlung ventrikulärer Extrasystolien insbesondere bei Patienten mit koronarer Herzkrankheit nachweisen ließ (8), war dringlich eine Prüfung der Wirksamkeit bei malignen ventrikulären Tachykardien erforderlich. Die Ergebnisse bei der Behandlung ventrikulärer Ektopien sollten nochmals im Vergleich mit anderen Antiarrhythmika in tabellarischer Form dargestellt werden (siehe Tabelle 9. 1.). Die in dieser Tabelle ausgewiesene Suppressionsrate von > 75% bezieht sich auf eine Gesamtauswertung (8) aller mittels Holter-Monitoring kontrolliert behandelten Patienten (n=232). Hierbei ist besonders hervorzuheben, daß Tiracizin eine hohe Effektivitätsrate auch bei Patienten aufwies, die bereits mit anderen Antiarrhythmika ohne Erfolg behandelt wurden.

Tabelle 9.1.: Vergleich der Aktivität etablierter Antiarrhythmika bei ventrikulärer Extrasystolie (nach Morganroth (5))

Antiarrhythmikum	Suppression der Ektopien um >75%
Tocainid	40%
Mexiletin	50%
Disopyramid	50%
Procainamid	50%
Propranolol	50%
Chinidin	65%
Propafenon	65%
TIRACIZIN	74%
Encainid	80%
Flecainid	80%

Hervorzuheben ist ferner ein weiteres Ergebnis dieser Gesamtauswertung. Bei einer Wertbestimmung des Tiracizin in den verschiedenen Diagnosegruppen stellte sich heraus, daß bei einer Erfolgsrate von 74,4% mit einer Suppression um > 75% innerhalb der verschiedenen Grundkrankheiten bedeutsame Differenzen bestehen (8): So fand sich auf der Grundlage der gleichen Effektivitätskriterien eine antiarrhythmische Aktivität von 93,6% bei koronarer Herzkrankheit, von 95,6% bei Kranken in der chronischen Infarktphase im Vergleich zu nur 67,4% bei abgelaufenen bzw. chronischen entzündlichen Herzerkrankungen und von 65% bei Patienten ohne nachweisbare organische Herzkrankheit.

Ein weiterer Vorteil des Tiracizin, der für eine Effektivität bei ventrikulären Tachykardien von Bedeutung sein könnte, war das im Vergleich zu anderen Antiarrhythmika nachgewiesene geringe Risiko arrhythmogener Effekte. Auch hierfür sei der Nachweis in Tabelle 9.2. erbracht.

Tabelle 9.2.: Häufigkeit arrhythmogener Effekte bei etablierten Antiarrhythmika (nach PODRID et. al. (6))

TIRACIZIN (n = 5 von 232)	2,2%
Disopyramid (n = 6 von 102)	5,9%
Mexiletin (n = 23 von 350)	6,6%
Tocainid (n = 14 von 180)	7,8%
Procainamid (n = 5 von 55)	9,1%
Flecainid (n = 3 von 26)	11,5%
Encainid (n = 15 von 102)	14,7%
Chinidin (20 von 138)	15,4%

Alle diese Aussagen sind gegenwärtig besonders aktuell, da die Folgen der CAST-Studie in den Vereinigten Staaten (2) zur einer großen Verunsicherung bei der Therapie ventrikulärer Arrhythmien bei Patienten mit koronarer Herzkrankheit und ganz besonders in der chronischen Infarktphase geführt haben. Zahlreiche Antiarrhythmika - insbesondere die der Klasse IC nach VAUGHAN WILLIAMS - haben Indikationseinschränkungen erfahren.
Wir erwarteten daher nach den Ergebnissen der o.g. Gesamtauswertung des Patientengutes mit ventrikulären Ektopien und Kontrolle mittels Holter-Monitoring für das Indikationsgebiet der ventrikulären Tachykardien befriedigende Behandlungsergebnisse.

In diese vorliegende Studie wurden Patienten eingeschlossen, die primär zur Therapie maligner ventrikulärer Tachykardien in unsere Behandlung überwiesen wurden und solche, die unter unserer ambulanten Überwachung standen und sekundär unter einer laufenden Therapie mit anderen Antiarrhythmika tolerable Rezidive erlitten hatten. Die Behandlung verlief nach einem unterschiedlichen Plan: Alle Patienten, denen mehrere invasive Untersuchungen mittels programmierter Kammerstimulation zugemutet werden konnten und die ihr Einverständnis hierfür gaben, wurden einer primären Effektivitätskontrolle nach intravenöser Applikation unterzogen. Hierfür kamen naturgemäß alle neu überwiesenen Patienten in Frage, die zur Erhebung der elektrokardiologischen Befunde und zur Prüfung der Induzierbarkeit bzw. Terminierung der Tachykardie mittels His-Bündel-Elektrographie untersucht werden mußten. In dieser Gruppe wurde nach Diagnostik des Tachykardiemechanismus innerhalb einer Sitzung die intravenöse Testung vorgenommen.
Eine andere Möglichkeit ergab sich, wenn eine invasive Koronardiagnostik erforderlich war und die Patienten aus diesem Grunde einen Elektrodenkatheter aus Sicherheitsgründen appliziert bekamen. - Eine zweite Gruppe, insbesondere Sekundärversager der antiarrhythmischen Therapie oder Patienten, die bereits zahlreiche Stimulationsversuche zur Therapiekontrolle überstanden hatten, wurden primär oral mit Tiracizin behandelt und im Mittel nach einer Woche mittels Stimulation zur Kontrolle der Therapieeffektivität untersucht.
Da uns aus den anderen klinischen Untersuchungen mit Tiracizin bekannt war, daß dieses Antiarrhythmikum eine besonders hohe antiarrhythmische Aktivität bei fokalen ventrikulären Tachykardien hat, wurden fast alle Patienten dieser Diagnosegruppe nachträglich - auch bei effektiver Therapie mit anderen Substanzen - mit Tiracizin behandelt. Eine Effektivitätskontrolle ist bei dieser Arrhythmieform bekanntlich nicht durch programmierte Stimulation, sondern ausschließlich mittels Holter-Monitoring möglich.

9.2. Charakterisierung des Patientengutes

Es wurden insgesamt 57 Patienten mit dokumentierten ventrikulären Tachykardien mit Tiracizin behandelt. Es handelte sich hierbei um 38 Kranke mit Tachykardien infolge eines intraventrikulären Reentry und 19 Patienten mit fokalem Mechanismus der Tachykardie.

Aufgrund des unterschiedlichen methodischen Vorgehens wurden 3 Gruppen gebildet:

Gruppe A - Patienten mit Reentry-Tachykardien und intravenöser sowie oraler Therapie:
Es handelte sich um 23 Männer in einem mittleren Alter von 54,7 +/– 7,2 Jahren und einer Dauer der Tachykardieanamnese von im Mittel 9,8 +/– 12,6 Monaten. 30,4% der Patienten hatten Synkopen infolge hyperdynamer Attacken mit erfolgreicher Reanimation erlitten (siehe Tabelle 9.3, S. 103). Vor Einweisung in die Klinik waren bereits im Mittel 2,0 +/– 0,4 vergebliche Therapieversuche mit anderen Antiarrhythmika vorausgegangen.
Bei 20 der 23 Patienten war die **kardiale Grundkrankheit** durch Koronarographie und Lävokardiographie gesichert (Tabelle 9.3). Es fand sich eine koronare Herzkrankheit in 19 Fällen (82,6%); 18 Patienten (78,3%) hatten einen Myokardinfarkt durchgemacht. Im Koronarogramm konnte im Mittel ein Befall von 2,0 +/– 1,1 Gefäßen nachgewiesen werden.
In 3 Fällen fand sich eine dilatative Kardiomyopathie (13,0%), andere kardiale Erkrankungen (chronische Myokarditis, arrhythmogene rechtsventrikuläre Dysplasie) lagen in 4 Fällen vor.
Der **hämodynamische Befund** entsprach im Mittel einem Schweregrad 2,4 +/– 0,5 entsprechend den Kriterien der NYHA (Tabelle 9.3.). Durch die invasive Diagnostik konnte bei 20 Patienten eine mittlere Ejektionsfraktion von 39,5 +/– 7,5% und ein LVEDP von im Mittel 20,0 +/– 7,9 mm Hg gesichert werden. Herzwandaneurysmen fanden sich bei 6 der 20 Kranken. - Mit diesen Befunden besteht überwiegend eine hämodynamisch ungünstige Kontraktilität und Pumpfunktion, die für Patienten mit malignen ventrikulären Tachykardien typisch ist. Für diese Aussage sprechen auch die konservativ und invasiv ermittelten **elektrokardiologischen Befunde** (Tabelle 9.3.): Bei 12 Patienten (52,2%) lag ein av-Block 1. Grades vor; die PQ-Zeit des Gesamtkollektivs betrug im Mittel 199 +/– 40 ms, die QRS-Breite wurde im Mittel mit 138 +/– 33 ms bestimmt. In 9 Fällen (39,1%) fand sich ein Schenkelblock, wobei die ermittelte HV-Zeit von im Mittel 71 +/– 22 ms bereits eine erheblich eingeschränkte Leitungsreserve des intraventrikulären spezifischen Myokards beweist. Bei einer mittleren effektiven Refraktärzeit der rechten Kammer (ERP/V) von 220 +/– 24 ms betrug die QT-Zeit 420 +/– 31 ms.
Die dokumentierten **ventrikulären Tachykardien** hatten eine mittlere Periodendauer von 339 +/– 67 ms und eine QRS-Breite von im Mittel 189 +/– 29 ms. Die Konfigurationstypen sind in Tabelle 9.3. zusammengestellt; es überwiegen die QRS-Konfigurationstypen entsprechend eines links-posterioren Faszikelblocks plus Rechtsschenkelblock (LPH + RSB; 43,5%) bzw. eines Linksschenkelblocks (LSB; 21,7%).

Gruppe B - Patienten mit intraventrikulärem Reentry und ausschließlicher oraler Therapie mit Tiracizin:
In dieser Gruppe von 15 Männern in einem mittleren Alter von 54,6 +/– 12,3 Jahren betrug die Dauer der Tachykardieanamnese im Mittel 7,7 +/– 5,9 Monate; 4 Kranke hatten Synkopen mit Reanimation erlitten. Es waren ambulant im Mittel 2,1 +/– 0,7 Antiarrhythmika vergeblich empirisch zur Therapie eingesetzt worden.
Die **kardiale Grundkrankheit** war bei 13 der

Tabelle 9.3.: Klinische Daten zum Patientengut der Studie zur Effektivitätsprüfung von Tiracizin unter intravenöser und oraler Therapie bei ventrikulären Tachykardien

Klinische Daten:

	Intraventrikuläres Reentry Gruppe A (n=23)	Intraventrikuläres Reentry Gruppe B (n=15)	Fokale ventrikuläre Tachykardie (n=19)
Alter (Jahre)	54,7 +/– 7,2	54,6 +/– 12,3	46,4 +/– 11,3
Grundkrankheit:			
koronare Herzkr. Zust.	n = 17 (73,9%)	n = 12 (80,0%)	n = 9 (47,4%)
nach Infarkt	n = 16 (69,6%)	n = 9 (60,0%)	n = 3 (15,8%)
dilat. Kardiomyopatie	n = 3 (13,0%)	n = 2 (13,3%)	n = 2 (10,5%)
andere	n = 2 (8,7%)	n = 1 (6,7%)	n = 2 (10,5%)
keine organische Herzkrankheit			n = 3 (15,8%)
Schweregrad nach der NYHA	2,4 +/– 0,5	2,3 +/–0,6	2,4 +/– 2,1

Anamnestische Angaben:

Anfallsanamnese (Monate)	9,8 +/– 12,6	7,7 +/– 5,9	66,7 +/– 109,2
Synkopen	n = 7 (30,4%)	n = 4 (26,7%)	n = 2 (10,5%)
Therapieversagen: - empirische Th.	2,0 +/– 0,4	2,1 +/– 0,7	2,1 +/– 0,9
- nach Testung insgesamt / Pat.	3,9 +/– 1,1	3,7 +/– 1,1	2,9 +/– 1,9

Elektrokardiologische Befunde:

PQ-Zeit (ms)	199 +/– 40	189 +/– 27	179 +/– 30
av-Block 1.Grades (n/%)	n = 12 (52,2%)	n = 6 (40,0%)	n = 4 (21,1%)
QRS-Dauer (ms)	138 +/– 33	132 +/– 34	105 +/– 21
Schenkelblock	n = 9 (39,1%)	n = 8 (53,3%)	n = 2 (10,5%)
QT-Zeit (ms)	420 +/– 31	428 +/– 51	402 +/– 19
HV-Zeit (ms)	71 +/– 22	59 +/– 17	50 +/– 12
His-Bündelstammblock (n/%)	n = 16 (69,6%)	n = 9 (60,0%)	n = 4 (21,0%)
ERP/V (ms)	220 +/– 24	226 +/– 37	216 +/– 20

Hämodynamische Befunde:

Koronarbefund (Gefäßbefall/n)	2,0 +/– 1,1 (n = 20)	1,3 +/– 1,0 (n = 13)	0,6 +/– 0,9 (n = 9)
LVEDP (mm Hg)	20,0 +/– 7,9	16,6 +/– 11,5	13,2 +/– 9,0
EF (%)	39,5 +/– 7,5	44,5 +/– 20,3	57,0 +/– 18,4
Aneurysma (n/%)	n = 6 (26,1%)	n = 3 (20,0%)	-

Fortsetzung Tabelle 9.3.:

Tachykardiebefunde:

Periodendauer (ms) QRS-Breite (ms)	339 +/– 67 189 +/– 29	332 +/– 65 169 +/– 24	399 +/– 75 156 +/– 13
Konfigurationstyp:			
LSB	n = 5 (21,7%)	n = 4 (26,7%)	n = 8 (42,1%)
LPH + RSB	n = 10 (43,5%)	n = 8 (53,3%)	-
LAH + RSB	n = 2 (8,7%)	-	n = 7 (36,8%)
RSB	n = 6 (26,1%)	n = 2 (13,3%)	n = 4 (21,1%)
LPH	-	n = 1 (6,7%)	-

15 Patienten durch Koronarographie und Lävokardiographie gesichert (Tabelle 9.3.). Es bestand eine koronare Herzkrankheit bei 12 Kranken (80,0%), von denen bereits 9 Patienten (60,0%) einen Myokardinfarkt erlitten hatten. Es fanden sich im Koronarogramm im Mittel 1,3 +/– 1,0 stenotische bzw. verschlossene Gefäße. Ein Herzwandaneurysma wurde bei 20% der Kranken nachgewiesen.

Ferner wurden 2 Patienten mit dilatativer Kardiomyopathie und 1 Patient mit einer arrhythmogenen rechtsventrikulären Dysplasie behandelt.

Der **hämodynamische Befund** entprach aufgrund der klinischen Befunde einem Schweregrad von im Mittel 2,3 +/– 0,6 entsprechend den Kriterien der NYHA (Tabelle 9.3.). Die invasiv gemessenen Parameter der Ejektionsfraktion (44,5 +/– 7,5%) und des LVEDP (16,6 +/– 11,5 mm Hg) charakterisieren das Krankengut als hinsichtlich der Herzfunktion - wenn auch im Vergleich zur Gruppe A geringfügig weniger - hämodynamisch erheblich eingeschränkt.

Die **elektrokardiologischen Befunde** zeigten bei 6 Patienten einen av-Block 1. Grades (40,0%); die PQ-Zeit betrug im Gesamtkollektiv im Mittel 189 +/– 27 ms, die QRS-Dauer war im Mittel auf 132 +/– 34 ms verlängert (Tabelle 9.7.). Ein Schenkelblock konnte bei 53,3% der Kranken nachgewiesen werden; die HV-Zeit war innerhalb dieser Gruppe gleichfalls verlängert (59 +/– 17 ms). Bei einer ERP/V von im Mittel 226 +/– 37 ms betrug die mittlere QT-Zeit 428 +/– 51 ms.

Die Befunde der **ventrikulären Tachykardie** zeigten im Anfalls-EKG im Mittel eine Periodendauer von 332 +/– 65 ms bei einer QRS-Breite von im Mittel 169 +/– 24 ms. Es überwogen gleichfalls die QRS-Konfigurationen eines LPH + RSB bzw- LSB.

Die von beiden Gruppen in Tabelle 9.3. zusammengestellte Patientendokumentation der klinischen, elektrokardiologischen und hämodynamischen Parameter beweisen, daß sich die Gruppen A und B überwiegend gleichen und somit auch für Vergleichsbeurteilungen eignen.

Gruppe C - Patienten mit fokaler ventrikulärer Tachykardie und oraler Langzeittherapie:

In dieser Gruppe wurden 11 Frauen und 8 Männer eines mittleren Alters von 46,4 +/– 11,3 Jahren behandelt. Alle Patienten hatten eine lange Anfallsanamnese (im Mittel 66,7 +/– 109,2 Monate) und im Mittel 2,1 +/– 0,9 vergebliche empirische Therapieversuche vor Einweisung in ein kardiologisches Zentrum überstanden.

Die **kardiale Grundkrankheit** war nur in 9 von 19 Fällen durch invasive Diagnostik gesichert (Tabelle 9.3.). Eine koronare Herzkrankheit fand sich in 9 Fällen (47,4%); einen Myokardinfarkt hatten nur 3 Kranke (15,8%) erlitten. Bei den 9 Koronarkranken fanden sich im Mittel 0,6 +/– 0,9 stenosierte Koronargefäße. Ferner wurden 2 Patienten mit dilatativer Kardiomyopathie und 2 Patienten mit chronischer Myokarditis behandelt. In 2 Fällen konnte keine organische Herzkrankheit nachgewiesen werden.

Der **hämodynamische Befund** entsprach klinisch einem Schweregrad von im Mittel 2,4 +/– 2,1 entsprechend der Klassifikation der NYHA (Tabelle 9.3.). Bei den 9 Koronarkranken konnten im Mittel Ejektionsfraktionen von 57,0 +/– 18,4% und ein LVEDP von 13,2 +/– 9,0 mm Hg bestimmt werden. Mit diesen Befunden unterscheidet sich dieses Krankengut aufgrund der hämodynamischen Bedingungen deutlich von den Gruppen A und B mit einer akzeptablen Herzfunktion. Der hohe Schweregrad nach der NYHA erklärt sich durch die Schwere der Tachykardieneigung mit täglichen Attacken mit spontanem Sistieren und erneutem Beginn innerhalb von 10 bis 30 Minuten.

Die **elektrokardiologischen Befunde** sind gleichfalls günstiger (Tabelle 9.3.): Ein av-Block 1. Grades bestand nur in 4 Fällen (21,1%); die mittlere PQ-Zeit betrug 179 +/– 30 ms, die QRS-Dauer im Mittel 105 +/– 21 ms. Ein Schenkelblock lag bei nur 2 der 19 Kranken vor und auch die HV-Zeit war bis auf 4 Fälle im Normbereich und betrug im Mittel 50 +/– 12 ms. Diese Gruppe unterscheidet sich jedoch aufgrund der Parameter der ERP/V (216 +/– 20) und der QT-Zeit (402 +/– 19 ms), die mit deutlich kürzeren Werten auf eine höhere Vulnerabilität des Kammermyokards schließen lassen.

Die Befunde bei **fokalen ventrikulären Tachykardie** sind typischerweise mehr durch deren Häufigkeit und damit die Belästigung des Patienten als durch die Frequenz (mittlere Periodendauer 399 +/– 75 ms) charakterisiert.

9.3. Therapiestrategie:

Gruppe A: Die Behandlung und Effektivitätskontrolle der Patienten erfolgte in 3 Etappen:

1. **Intravenöse Applikation von 0,5 mg/kg KM Tiracizin und Kontrolle der Effektivität durch programmierte Kammerstimulation:**
Nach Abschluß der His-Bündel-Elektrographie und programmierten Stimulation zur Befunderfassung der elektrokardiologischen Parameter und Prüfung der Induktions- bzw. Terminierungsmechanismen erfolgte die Gabe von Tiracizin. Nach 10 Minuten Wartezeit zur Verteilung des Antiarrhythmikums erfolgte die erneute programmierte Stimulation. Folgende Effektivitätskriterien wurden gewonnen und zur Entscheidung über den weiteren Therapieverlauf herangezogen:

erleichterte Induzierbarkeit: Diese Patienten wurden von einer oralen Therapie ausgeschlossen, da dieses elektrophysiologische Phänomen auf aggravierende oder arrhythmogene Effekte hindeutet.

unveränderte Induzierbarkeit: Diese Kranken wurden gleichfalls nicht oral behandelt, da wir vor Auswertung dieser Studie der Meinung waren, daß eine erneute Induktion mit unverändertem Stimulationsprotokoll in Analogie zu anderen Antiarrhythmika auch eine Ineffektivität der oralen Behandlung vorhersagen kann.

erschwerte Induzierbarkeit: Mußte das Stimulationsprotokoll zu aggressiveren Reizungen (höhere Vorzeitigkeiten der Einzel- oder Doppelreize bzw. erstmals schnelle Reizung bzw. mit höhreren Frequenzen) übergehen, um die klinische Tachykardie zu induzieren, wird dies überwiegend als gleichwertiges Resultat im Vergleich zur fehlenden Induzierbarkeit gewertet. Es wird hierbei davon ausgegangen, daß bei Antiarrhythmika, die auch antiektopisch, d.h. Extrasystolie-supprimierend wirken (1), unter Normalbedingungen keine derartig aggressiven spontanen Induktionsmechanismen (Salvenextrasystolie) auftreten. Diese Gruppe wurde oral behandelt.

keine Induzierbarkeit: Dieses Stimulationsergebnis sagt im Regelfall einen Erfolg einer oralen Behandlung voraus (3); alle Patienten wurden weiterbehandelt.

2. **Orale Therapie mit 200 mg Tiracizin/die und Kontrolle der Effektivität nach minimal 6 Tagen durch programmierte Stimulation:**

Das study design sah gleiche Bedingungen wie unter 1. ausgeführt für eine orale Weiterbehandlung vor, d.h. es wurden ausschließlich Patienten mit erschwerter oder fehlender Induzierbarkeit unter oraler Tiracizintherapie weiterbehandelt und ambulant überwacht. Vor Entlassung erfolgte eine Kontrolle des Holter-EKG über 24 Stunden.

3. **Ambulante Therapieüberwachung:**

Alle mit Tiracizin behandelten Patienten wurden innerhalb der ersten 3 Monate alle 14 Tage und anschließend alle 4 Wochen ambulant kontrolliert. In einigen Fällen erfolgte eine nochmalige ambulante Kontrollstimulation (Katheter via V. cubitalis) bzw. eine Kontrolle des Holter-EKG. Im Falle erneuter und hämodynamisch tolerabler Rezidive wurde die Entscheidung zur Weiterbehandlung in Abhängigkeit von der Zahl bereits vergeblicher Behandlungsversuche oder der Tachykardiefrequenz unter Tiracizintherapie gefällt.

Gruppe B:

Alle Patienten wurden primär oral mit Tiracizin in einer Dosis von 200 mg/die behandelt und die Kontrollstimulation zur Effektivitätsprüfung nach frühestens einer Woche durchgeführt. Es galten die gleichen oben (Gruppe A: 1.) genannten Effektivitätskriterien, d.h. in die ambulante Therapie und Überwachung wurden ausschließlich Patienten mit erschwerter oder fehlender Induzierbarkeit der klinisch dokumentierten Tachykardie übernommen. Vor Entlassung erfolgte gleichfalls ein Holter-Monitoring über 24 Stunden. Die ambulanten Kontrolluntersuchungen wurden in gleichen Zeitintervallen wie in Gruppe A ausgeführt.

Gruppe C:

Patienten mit fokaler ventrikulärer Tachykardie wurden ausschließlich oral (200 mg/die) behandelt und mittels Holter-EKG hinsichtlich der Effektivität einer Tiracizintherapie überwacht. Derartige Tachykardien sind aufgrund des Mechanismus nicht im Katheterlabor induzierbar.

Die Überwachungszeiträume der ambulanten Kontrollen erfolgten wie in den Gruppen A und B.

9.4. Ergebnisse der Studie

Gruppe A - Patienten mit intraventrikulären Reentry-Tachykardien unter Effektivitätskontrolle einer intravenösen und oralen Behandlung mit Tiracizin (Tabelle 9.4.):

1. **Intravenöser Therapieversuch:** Nach Applikation von Tiracizin waren von 23 Patienten die Tachykardien in 5 Fällen erleichtert und bei 6 Kranken unverändert durch programmierte Stimulation auslösbar. Diese 11 Patienten wurden von der oralen Weiterbehandlung ausgeschlossen.

Bei 8 Patienten waren die ventrikulären Tachykardien erschwert mit einem aggressiven Stimulationsprotokoll und in 4 Fällen nicht induzierbar. Es wurden folglich entspre-

Tabelle 9.4.: Effektivität von Tiracizin bei ventrikulären Tachykardien nach intravenöser und oraler Testung unter Kontrolle der programmierten Kammerstimulation im Vergleich zur klinischen Langzeiteffektivität

INTRAVENÖSE TESTUNG:

	GRUPPE A (n = 23)	GRUPPE B (n = 15)
erleichtert induzierbar	n = 5 von 23 (21,7%)	-
unverändert induzierbar	n = 6 von 23 (26,1%)	-
erschwert induzierbar	n = 8 von 23 (34,8%)	-
nicht induzierbar	n = 4 von 23 (17,4%)	-

Fortsetzung Tabelle 9.4.:

ORALE TESTUNG:

erleichtert induzierbar	-	n = 2 von 15 (13,3%)
unverändert induzierbar	-	-
erschwert induzierbar	n = 5 von 12 (41,7%)	n = 5 von 15 (33,3)
nicht induzierbar	n = 7 von 12 (58,3%)	n = 8 von 15 (53,3%)

KLINISCHER VERLAUF:

	GRUPPE A (n = 23)	GRUPPE B (n = 15)
intolerable Rezidive	-	-
tolerable Rezidive	n = 5 von 12 (41,7%)	n = 6 von 13 (46,3%)
keine Rezidive	n = 7 von 12 (58,3%)	n = 7 von 13 (53,8%)
GESAMT-INEFFEKTIVITÄT	n = 16 von 23 (69,6%)	n = 3 von 15 (20,0%)
GESAMT-EFFEKTIVITÄT	n = 7 von 23 (30,4%)	n = 12 von 15 (80,0%)
Arrhythmogene Effekte	keine	keine

chend des study design innerhalb der Gruppe A 12 Patienten oral behandelt.

2. **Oraler Therapieversuch:** Alle 4 Patienten mit fehlender Induktion unter intravenöser Gabe von Tiracizin waren nach > 1 Woche oraler Behandlung erneut erfolgreich behandelt; eine Induktion gelang nicht. Dies war in gleicher Weise der Fall bei 3 der 8 Patienten mit erschwerter Induzierbarkeit, so daß unter oraler Behandlung jetzt 7 der 12 Patienten unter programmierter Kammerstimulation keine ventrikulären Tachykardien hatten. Nur bei 5 der 8 Patienten mit erschwerter Auslösbarkeit waren erneut Tachykardien induzierbar, jedoch mit einer im Vergleich zur intravenösen Testung noch aggressiveren Reizung (siehe Patientenprotokolle). - Insgesamt wurden folglich alle 12 Patienten oral weiterbehandelt und ambulant überwacht.

3. **Ambulante Überwachungsphase:** 5 der 12 Patienten zeigten ambulant spontan endende und tolerable Tachykardien. In der Anfangsphase der Erfahrungen mit der Tiracizintherapie bei ventrikulären Tachykardien wurde bei diesen 5 Kranken die orale Therapie abgebrochen. Bei nachträglich erneuter und kritischer Durchsicht der Unterlagen hätten zumindest 3 der 5 Patienten mit tolerablen Rezidiven weiterbehandelt werden können, zumal es sich um sehr frühe Rezidive vor dem 28. Behandlungstag handelte. Ferner waren bei diesen 3 Kranken die dokumentierten Tachykardien hämodynamisch tolerabel (Frequenzen unter 120/min) und endeten spontan.

Somit kann eine erfolgreiche orale Therapie mit Tiracizin in dieser Gruppe A in 7 von 12 der Behandelten und 7 von 23 der gesamten Gruppe konstatiert werden. Nach den Erfahrungen nach Abschluß der Studie hätten aber sicherlich 10 von 12 bzw. 24 der Gruppe erfolgreich weiterbehandelt werden können. Die Gründe hierfür werden aus den Ergebnissen der Therapie in Gruppe B offensichtlich und werden später diskutiert.

Gruppe B - Patienten mit intraventrikulären Reentry-Tachykardien und Kontrolle einer oralen Therapie mit programmierter Kammerstimulation:

1. **Orale Therapie** (Tabelle 9.4.): Innerhalb dieser Gruppe wurden insgesamt 15 Patienten primär mit 200 mg/die Tiracizin oral behandelt und die Effektivitätskontrolle nach frühestens einer Woche mittels programmierter Stimulation ausgeführt.

In Gruppe B waren die ventrikulären Tachykardien in 2 Fällen erleichtert auslösbar; sie wurden von der Weiterbehandlung ausge-

schlossen. Eine unveränderte Induzierbarkeit fand sich in keinem Fall. Bei 8 Kranken konnten unter oraler Tiracizingabe keine Tachykardien ausgelöst werden, eine erschwerte Provokation fand sich in 5 Fällen. Es wurden folglich 13 der 15 Patienten in die ambulante orale Behandlung übernommen.
2. **Ambulante Überwachung:** Alle 5 Patienten mit erschwerter Induzierbarkeit hatten hämodynamisch tolerable und spontan endende Tachykardie-Rezidive; dies war gleichfalls bei einem der 8 artifiziell nicht auslösbaren Tachykardien der Fall. 7 der 8 Patienten ohne Provokation der Tachykardien im Katheterlabor blieben gleichfalls rezidivfrei. - Von den 6 Patienten mit tolerablen Rezidiven wurde in dieser Studie nur in einem Falle die Behandlung mit Tiracizin abgebrochen. Nur bei einem Kranken kam es im weiteren Verlauf zu einem Rezidiv nach dem 35. Behandlungstag. Somit wurden 12 der 13 nach oraler Testung als effektiv eingestuften Patienten und 12 der 15 Kranken des Gesamtkollektivs der Gruppe B weiterhin mit Tiracizin ambulant überwacht.

Gruppe C - Patienten mit fokaler ventrikulärer Tachykardie und Effektivitätskontrolle der Tiracizintherapie mittels Holter-Monitoring:
Dieses Patientenkollektiv wurde hinsichtlich der Effektivitätsbeurteilung sehr streng bewertet. Als Therapieerfolg wurde ausschließlich eine komplette Suppression von Tachykardien, d.h. auch eine Unterdrückung von Salven mit mehr als 3 konsekutiven Aktionen gewertet. - Bereits in den frühen Phasen der klinischen Prüfung konnte die Erfahrung gesammelt werden (8), daß eine intravenöse Vortestung sehr sicher den Therapieerfolg einer oralen Langzeitbehandlung einschätzen läßt.
Im Gesamtkollektiv der 19 Patienten wurden 10 einer intravenösen Testung unterzogen. In 8 der 10 Fälle gelang eine komplette Unterdrückung extrem häufiger fokaler Tachykardien. - Unabhängig vom Ergebnis der intravenösen Wirksamkeit wurden alle diese Patienten weiterbehandelt. In einem Falle stellte sich sekundär ein Effekt der oralen Behandlung heraus.
Unter den insgesamt 19 Patienten gelang eine komplette Suppression fokaler ventrikulärer Rhythmen in 16 Fällen (84,2%).

Tabelle 9.5.: Effektivität von Tiracizin zur Therapie fokaler ventrikulärer Tachykardie unter intravenöser und/ oder oraler Therapie (n = 19)

	INTRAVENÖSE TESTUNG (n = 10 von 19)	KLINISCHE WIRKSAMKEIT bei oraler Therapie (n = 19)
Ineffektivität	n = 2 von 10 (20%)	n = 3 von 19 (15,8%)
Effektivität	n = 8 von 10 (80%)	n = 16 von 19 (84,2%)

Nebenwirkungen der oralen Therapie mit Tiracizin

Unter den 44 in die orale Langzeitbehandlung aufgenommenen Patienten wurden nur von 9 Kranken (20,5%) Nebenwirkungen angegeben; diese führten in keinem Falle zu einer Therapieunterbrechung. Ferner wurden keine arrhythmogenen Effekte gesehen. Die Art und Häufigkeit der Nebenwirkungen ist in Tabelle 9.6. zusammengestellt.

Tabelle 9.6.: Nebenwirkungen unter oraler Therapie mit Tiracizin bei Patienten mit ventrikulären Tachykardien

Art der Nebenwirkung	Häufigkeit
Hitzewallungen	n = 3
Parästhesien der Zunge	n = 1
Müdigkeit	n = 4
Hautjucken	n = 1
Therapieabbrüche	n = 0
GESAMT	n = 9 (20,5%)

9.5. Diskussion der Behandlungsergebnisse

Das in die vorliegende Studie einbezogene Krankengut ist für das Krankheitsbild ventrikulärer Tachykardien repräsentativ und erlaubt aufgrund der Therapiestrategie auch abgesicherte Aussagen. Trotzdem müssen auch in der zusammenfassenden Diskussion die nach unterschiedlicher Methodik behandelten Patientengruppen und aufgrund unterschiedlicher Kriterien der Beurteilung der Therapieeffizienz mittels programmierter Kammerstimulation vorerst getrennt betrachtet werden, um dann allgemeine Schlußfolgerungen abzuleiten.

In einer ersten Gruppe (A) wurden 23 Patienten mit reproduzierbaren, durch programmierte Stimulation induzier- und terminierbaren intraventrikulären Reentry-Tachykardien sowohl intravenös als auch oral mit Tiracizin behandelt und entsprechend der Ergebnisse der Kontrollstimulationen weiterbehandelt und schließlich in die ambulante Überwachung übernommen. Wie auch für Gruppe B - die identische Formen der Kammertachykardie aufwies - wurden jeweils Patienten mit erleichert oder unverändert artifiziell induzierbaren Tachykardien von der Weiterbehandlung ausgeschlossen. Lediglich Kranke mit erschwerter oder fehlender Auslösbarkeit unter intravenöser und/oder oraler Tiracizintherapie wurden in die nachfolgende Behandlungsphase übernommen.

In der zweiten Gruppe (B) wurden 15 Kranke mit identischem Tachykardiemechanismus ausschließlich oral behandelt und mittels programmierter Kammerstimulation die Entscheidung zur ambulanten Weiterbehandlung mit Tiracizin getroffen.

Beide Gruppen sind hinsichtlich ihrer klinischen, elektrokardiologischen, morphologischen (Koronarbefund) und hämodynamischen Befunde nahezu identisch. Sie repräsentieren ein typisches Krankengut mit zumeist koronarer Herzkrankheit (82,6 bzw. 80,0%) und überwiegend bereits überstandenem Myokardinfarkt (78,3 bzw. 60,0%), schwerem Koronarbefund (2,0 +/– 1,1 bzw. 1,3 +/– 1,0 stenosierte oder okkludierte Gefäße), und erheblich eingeschränkter Kontraktilität und Pumpfunktion des Herzens (EF 39,5 +/– 7,5 bzw. 44,5 +/– 20,3%; LVEDP 20,0 +/– 7,9 bzw. 16,6 +/– 11,5 mm Hg). Auch der elektrokardiologische Befund weist in beiden Kollektiven erhebliche Schäden am Erregungsleitungssystem (av-Block 1. Grades in 52,2 bzw. 40,0% der Fälle; Schenkelblöcke bei 39,1 bzw. 53,3% der Kranken) und eingeschränkter Leitungsreserve (HV-Zeit 71 +/– 22 bzw. 59 +/– 17 ms) auf.
Es handelt sich somit um ein nichtselektiertes Krankengut mit einem hohen Risiko für einen plötzlichen Herztod und daher dringlicher Indikation zu einer effektiven antiarrhythmischen Therapie.

Bei der **Planung der Therapiestrategie** folgten wir der allgemeinen Meinung (3), daß eine Vortestung des Behandlungseffektes - wie dies für die meisten Antiarrhythmika mit Ausnahme von Amiodaron und Propafenon auch weiterhin praktiziert wird - mit programmierter Stimulation nach intravenöser Gabe des Antiarrhythmikums nicht nur zeitsparend ist, sondern auch ausreichend Aussagekraft für die Vorhersage einer effektiven oralen Therapie mit einem Antiarrhythmikum hat.

Unter diesen Prämissen wurde die **Gruppe A** mit einer auch nach aktueller Sicht ausreichenden Dosis von 0,5 mg/kg KM Tiracizin behandelt. Die Ergebnisse waren jedoch völlig unerwartet: Infolge einer erleichterten bzw. unveränderten Induzierbarkeit der Kammertachykardien nach intravenöser Gabe von Tiracizin mußten 11 von 23 Patienten

(47,8%) von der oralen Behandlung ausgeschlossen werden. Unter den verbleibenden 12 oral behandelten Kranken ergab das Stimulationsergebnis dann die erwarteten Ergebnisse einer erschwerten Induzierbarkeit in 5 von 12 und einer fehlenden Provokation in 7 von 12 Fällen (insgesamt 52,2%), die dann ambulant mit oraler Tiracizintherapie überwacht werden konnten.
Im weiteren klinischen Verlauf erlebten alle 5 Patienten, bei denen Tachykardien erschwert induzierbar waren, tolerable Rezidive. Bei den derzeitig noch inkompletten Erfahrungen mit Tiracizin wurden diese Patienten - obgleich wir aufgrund der jetzigen Kenntnisse nach Abschluß der Studie 3 diese 5 Kranken trotzdem weiterbehandelt hätten - von der weiteren oralen Therapie ausgeschlossen. Sie hatten Rezidive innerhalb der ersten 4 Wochen der oralen Behandlung und diese wurden hämodynamisch toleriert; die Tachykardiefrequenz überschritt 120/min nicht. Somit konnte eine Effektivität innerhalb der Gruppe A nur bei 7 von 12 oral Behandelten (58,3%) und bei Berücksichtigung der gesamten Gruppe nur in 7 von 23 Fällen (30,4%) nachgewiesen werden.

Die in **Gruppe B** mit ausschließlich oraler Behandlung mit Tiracizin (200 mg/die) erhobenen Befunde und die Ergebnisse der Effektivitätsprüfung durch programmierte Stimulation nach frühestens 7 Tagen waren völlig different, erklären jedoch nachträglich die ungünstigen Behandlungsergebnisse in Gruppe A:
Nach einer oralen Therapie über minimal 7 Tage mußten aufgrund des Ergebnisses einer erleichterten Induzierbarkeit der Tachykardie durch programmierte Stimulation nur 2 der 15 Patienten (13,3%) von einer weiteren ambulanten Therapie und Überwachung ausgeschlossen werden. In 5 Fällen (33,3%) fand sich eine erschwerte Provozierbarkeit und bei 8 Kranken war eine Induktion unter oraler Therapie nicht mehr möglich.
Im weiteren ambulanten Verlauf wurden 6 tolerable Rezidive beobachtet, die uns aber nur in einem Falle zu einer Unterbrechung der Behandlung veranlaßten, da die Rezidive gleichfalls frühzeitig eintraten und mit einer tolerablen Frequenz der Kammertachykardie einhergingen. Diese Entscheidung hat sich im Verlauf bestätigt, da keine weiteren Attacken beobachtet wurden.
In Gruppe B konnten wir bei ausschließlich oraler Therapie eine Gesamteffektivität bei 12 von 15 Patienten (80%) nachweisen.

Es kann aus unserer Sicht die Schlußfolgerung getroffen werden, daß der Therapieeffekt einer oralen Medikation mit Tiracizin nicht durch eine intravenöse Vortestung gesichert werden kann. Hierfür mögen 2 Gründe vorliegen. Als wenig bedeutsamer Grund könnte eine nicht komplette Verteilung in ischämischen und arrhythmogenen Myokardarealen 10 Minuten nach intravenöser Gabe angeführt werden. Weit bedeutsamer erscheint uns jedoch die Überlegung, daß zu diesem Zeitpunkt noch unzureichende Konzentrationen der Metabolite vorliegen, die aus unserer klinischen Erfahrung deutliche antifibrillatorische Wirkungen haben (8) und die unter steady state-Bedingungen im Vergleich zur Akutgabe in 5 bis 10fach höheren Konzentrationen vorliegen. Diese Vermutung erhärtet auch die Ergebnisse der Therapie bei ventrikulärer Extrasystolie. In dieser Studie (8) konnte gleichfalls eine Zunahme der Wirkung noch zwischen den Therapiekontrollen am 10. und 28. Behandlungstag nachgewiesen werden. Auch der Sachverhalt, daß bei 5 Patienten der Gruppe B mit tolerablen Rezidiven vor dem 35. Behandlungstag in der Folge keine weiteren Attacken auftraten, spricht für eine besonders hohe Wertigkeit der antiarrhythmischen Aktivität der Metabolite unter einer oralen Langzeittherapie bei malignen ventrikulären Dysrhythmien.
Wir wagen folgende Interpretation: Bei der

intravenösen Testung der Effektivität von Tiracizin wurde in 47,8% der Fälle aufgrund einer erleichterten bzw. unveränderten Induzierbarkeit der Tachykardie keine orale Behandlung ausgeführt. Ein derartiger Ausschluß war in Gruppe B mit oraler Therapie über minimal 7 Tage auf der Grundlage dieses Stimulationsergebnisses nur in 13,3% der Fälle erfolgt. Wir meinen, daß bei der intravenösen Testung wahrscheinlich in einem Drittel der Fälle eine orale Therapie möglich gewesen wäre, hätte man die Therapiestrategie der Gruppe B zugrunde gelegt. Dies berechtigt uns zu folgender Gesamtinterpretation der Therapieergebnisse bei ventrikulären Reentry-Tachykardien, die in Tabelle 9.7. dargestellt sind.

Tabelle 9.7.: Zusammenfassung der Ergebnisse der oral behandelten Patienten aus den Gruppen A und B mit ventrikulären Reentry-Tachykardien

ORALE TESTUNG:

	GRUPPE A (n = 12)	GRUPPE B (n = 15	GESAMT (n = 27)
erleichtert induzierbar	-	2 von 15 (13,3%)	2 von 27 (7,4%)
erschwert induzierbar	5 von 12 (41,7%)	5 von 15 (33,3%)	10 von 27 (37.0%)
nicht induzierbar	7 von 12 (58,3%)	8 von 15 (53,3%)	15 von 27 (55.5%)

KLINISCHER VERLAUF:

tolerable Rezidive	5 von 12 (41,7%)	6 von 13 (46,2%)	11 von 25 (44,0%)
keine Rezidive	7 von 12 (58,3%)	7 von 13 (53,8%)	14 von 27 (51,8%)
GESAMT-EFFEKT	7 von 12 (58,3%)	12 von 15 (80,0%)	19 von 27 (70,3%)

Die vorliegende Darstellung ist anfechtbar, da in Gruppe A 5 Patienten mit erleichterter Auslösbarkeit nicht berücksichtigt wurden, die (n = 2 von 15) in Gruppe B aufgeführt sind. Dieser Fehler wird aber bei weitem durch die Tatsache wieder ausgeglichen, da in Gruppe A alle Patienten mit tolerablen Rezidiven ausgeschlossen wurden, während dies innerhalb der Gruppe B nur bei einem von 6 Kranken der Fall war. Die Gründe hierfür wurden bereits dargestellt. Somit bleibt die Gesamteffektivität innerhalb der Gruppe B immer noch günstiger im Vergleich zum Patientenkollektiv A.

Zusammenfassend kann die Aussage getroffen werden, daß Patienten mit intraventrikulären Reentry-Tachykardien in mehr als 2 Drittel der Fälle auf der Grundlage der Ergebnisse einer programmierten Kammerstimulation unter oraler Therapie nach minimal einer Woche klinisch erfolgreich behandelt werden können. Ein weiteres Ergebnis dieser Studie ist die Erkenntnis, daß eine Effektivitätstestung unter intravenöser Therapie unzuverlässige Voraussagen zur antiarrhythmischen Aktivität bei dieser Arrhythmieform erbringt und künftig nicht mehr ausgeführt werden sollte.

Von weiterem Interesse ist es, **Ursachen eines Therapieversagens von Tiracizin** zu ermitteln. Aus diesem Grunde wurden die klinischen Daten, anamnestischen Angaben, elektrokardiologischen und hämodynamischen Befunde der Patienten ohne Rezidive mit denen tolerabler Rezidive und denen einer Ineffektivität verglichen (siehe Tabelle 9.8.). Es zeigt sich eindeutig, daß überwiegend die hämodynamischen Befunde bei ineffektiv behandelbaren Kranken deutlich abweichen und eine extrem ungünstige morphologische (im Mittel 2,0 +/– 0,8 stenosierte Koronargefäße) und hämodynamische Situation (EF 30,8 +/– 6,0%, LVEDP 32,5 +/– 6,6 mm Hg) aufzeigen. Ferner weisen die elektrokardiologischen Befunde eine höhere Vulnerabilität des Kammermyokards (ERP/V 196 +/– 17 ms, QT-Zeit 388 +/– 27 ms) aus. Folgerichtig ist die Periodendauer der Kammertachykardien auch kürzer (318 +/– 57 ms). Patienten mit Therapieversagen gegenüber Tiracizin können somit als „high risk group" für einen plötzlichen Herztod charakterisiert werden.

Tabelle 9.8.: Analyse der Therapieeffektivität auf der Grundlage der klinischen Daten der oral mit Tiracizin behandelten Patienten mit ventrikulären Tachykardien

Klinische Daten:

	keine Rezidive (n = 14)	toler. Rezidive (n =11 davon 6 mit Abbruch	Ineffektivität (n = 6)
Alter (Jahre)	53,4 +/– 6,9	50,5 +/– 13,3	62,6 +/– 8,2
Grundkrankheit: koronare Herzkr. Zust. nach Infarkt dilat. Kardiomyopathie andere	 n =12 (85,7%) n = 11 (78,6%) n = 1 n = 1	 n = 7 (70%) n = 4 (40%) n = 2 n = 1	 n = 5 von 5 n = 5 von 5 - -
Schweregrad nach der NYHA	2,3 +/– 0,5	2,2 +/– 0,6	2,6 +/– 0,5

Anamnestische Angaben:

Anfallsanamnese (Mon) Synkopen	6,3 +/– 4,1 n = 3 (21,4%)	10,7 +/– 13,6 n = 2 (20%)	12,2 +/– 7,3 n = 2 von 5
Therapieversagen - empirische Th. - nach Testung	 2,0 +/– 0,6 2,6 +/– 1,2	 2,3 +/– 0,7 4,0 +/– 0,7	 1,6 +/– 05 3,4 +/– 0,5

Fortsetzung Tabelle 9.8.:

Elektrokardiologische Befunde:

PQ-Zeit (ms) av-Block 1. Grades (n/%)	197 +/– 33 n = 8 (57,1%)	191 +/– 27 n = 5 (50%)	176 +/– 28 n = 2 von 5
QRS-Dauer (ms) Schenkelblock	141 +/– 29 n = 7 (50,0%)	136 +/– 30 n = 5 (50%)	101 +/– 17 n = 1 von 5
QT-Zeit (ms)	425 +/– 47	434 +/– 28	388 +/– 27
HV-Zeit (ms) His-Bündelstammblock (n/%)	67 +/– 21 n = 9 (64,3%)	62 +/– 19 n = 7 (70%)	67 +/– 18 n = 3 von 5
ERP/V (ms)	229 +/– 40	219 +/– 18	196 +/– 17

Hämodynamische Befunde:

Koronarbefund (Gefäßbefall)	1,7 +/– 1,0 (n = 12)	1,1 +/– 1,1 (n = 9)	2,0 +/– 0,8 (n = 4)
LVEDP (mm Hg) EF (%)	16,9 +/– 7,4 40,6 +/– 16,3	17,3 +/– 9,2 47,1 +/– 16,2	32,5 +/– 6,6 30,8 +/– 6,0
Aneurysma	n = 2 (14,3%)	n = 3 (30%)	n = 2 von 5

Tachykardiebefunde:

Periodendauer (ms)	347 +/– 71	341 +/– 76	318 +/– 57
QRS-Breite (ms)	173 +/– 31	194 +/– 31	169 +/– 16

In einer dritten Gruppe (C) wurden 19 **Patienten mit fokaler ventrikulärer Tachykardie** behandelt. Diese Gruppe ist klinisch durch einen geringeren Schweregrad der kardialen

Erkrankung charakterisiert. - Die Patienten waren im Mittel um ein Dezennium jünger in Beziehung zu den Kontrollgruppen, in nur knapp der Hälfte der Fälle lag eine koronare Herzkrankheit vor und auch die hämodynamischen und elektrokardiologischen Befunde differieren deutlich (Tabelle 9.3. So finden sich noch günstige Befunde für die Kontraktilität und Pumpfunktion des Herzens (EF 57,0 +/– 18,4%; LVEDP 13,2 +/– 9,0 mm Hg). Erregungsleitungsstörungen sind vergleichsweise selten.
Die bisherigen Behandlungsergebnisse werden bestätigt: Tiracizin ist mit einer totalen Suppressionsrate von 84,2% für die Therapie fokaler ventrikulärer Tachykardien besonders geeignet. Im Gegensatz zu Reentry-Tachykardien kann der Effekt einer oralen Therapie durch intravenöse Testung vorausgesagt werden. Bei 8 von 10 derartig geprüften Patienten bestätigte sich dieser Befund.

Die Diskussion der **Nebenwirkungsrate** des Tiracizin (siehe Tabelle: 9.6.) erbringt keine neuen Gesichtpunkte. Mit einer Häufung kardiovaskulärer und zentralnervöser Nebenwirkungen bei 20% der Behandelten war nach den Ergebnissen der bereits ausgeführten klinischen Studien (8) zu rechnen. Nebenwirkungen führten in keinem Falle zu einer Therapieunterbrechung.

Zusammenfassend soll eine **Wertbestimmung von Tiracizin im Vergleich zu anderen Antiarrhythmika** vorgenommen werden: Unter Auswertung aller oral in die Langzeitbehandlung einbezogenen Patienten wurde innerhalb der Gruppen A bis C bei 35 von 46 Patienten Tiracizin (76,1%) erfolgreich zur Suppression maligner ventrikulärer Tachykardien eingesetzt. Die Stellung dieses neuen Antiarrhythmikums im Vergleich zu bereits etablierten ist in Tabelle 9.9. dargestellt.

Tabelle 9.9.: Vergleich der Langzeitaktivität von Antiarrhythmika nach erfolgreicher serieller elektrophysiologischer Testung mittels programmierter Kammerstimulation (nach Rathgen et al. (7))

Beta-Rezeptorenblocker	95,0%
Procainamid	90,0%
Chinidin	87,8%
Ajmalin	81,8%
TIRACIZIN	76,1%
Tocainid	73,7%
Verapamil	73,7%
Mexiletin	73,6%
Propafenon	73,6%
Amiodarone	50,0%

Die in der Effektivitätsbeurteilung im Vergleich zu Tiracizin günstiger erscheinenden Antiarrhythmika haben jedoch ein höheres Risiko arrhythmogener Effekte (siehe Tabelle 9.2.). Unter Abwägung von Nutzen und Risiko, die nach den Ergebnissen der CAST-Studie besondere Bedeutung erlangt haben (4), kann Tiracizin ohne Vorbehalte zur Therapie ventrikulärer Tachykardien empfohlen werden.

Literatur:

1. Anderson, J.L.: Antifibrillatory versus antiectopic therapy. Am. J. Cardiol. **54** (1984), 7A-13A
2. Cardiac arrhythmia suppression trial investigators: Preliminary report: Effect of encainide and flecainide on mortality in a randomized trial of arrhythmia suppression after myocardial infarction. New. Engl. J. Med. **321** (1989), 406-413
3. Josephson, M.E.: Treatment of ventricular arrhythmias after myocardial infarction. Circulation **74** (1986) 653-658
4. Kowey, P.R., R.A. Marinchak u. S.J. Rials: The cardiac arrhythmia suppression trial: How has it impacted on contemporary arrhythmia management. J Cardiovasc. Electrophysiol. **1** (1990), 457-463
5. Morganroth, J.: Evaluation of antiarrhythmic drug therapy using Holter monitoring. Am. J. Cardiol. **62** (1988), 18H-23H

6. PODRID, P.J., S. LAMPERT, T.B. GRABOYS, C.M. BLATT u. B. LOWN: Aggravation of arrhythmia by antiarrhythmic drugs - Incidence and predictors. Am. J. Cardiol. **59** (1987), 38E–44E

7. RATHGEN, K., K.J. ROSTOCK, D. PFEIFFER u. A. SCHIRDEWAN: Diagnostik und Therapiekontrolle ventrikulärer Tachyarrhythmien mit programmierter Kammerstimulation und Holter-Technik. Z. Klin. Med. **42** (1987), 1235–1239 und 1299–1303

8. ROSTOCK, K.J.: Zusammenfassende Darstellung aller Begutachtungen zu Tiracizin. Berlin 1991

10. Zusammenfassende Bewertung eines Antiarrhythmikums

10.1. Zusammenfassende Wertbestimmung des Tiracizin zur Therapie ventrikulärer Ektopien unter oraler Langzeitbehandlung

Um unterschiedliche methodische Verfahrensweisen während der Indikationsstellung zur antiarrhythmischen Therapie in verschiedenen Kliniken differentialtherapeutische Einflußfaktoren auf die Therapieeffektivität auszuschließen bzw. aufzuklären, wurde eine Analyse über das gesamte in allen Studien behandelte Krankengut ausgeführt. Hierbei wurden alle Patientendaten als Summe und die unterschiedlichen Diagnosegruppen getrennt ausgewertet und statistisch bearbeitet.

Bei **Zusammenfassung aller Studien** (2,37,39, 41,42,48) wurden insgesamt 232 Patienten mit ventrikulärer Extrasystolie mit Tiracizin behandelt und die Effektivität mittels Holter-Monitoring über 24 Stunden bestimmt. Diese Gruppe entspricht hinsichtlich der Patientenauswahl, aufgrund des study design und der Effektivitätskontrolle allen Ansprüchen einer qualifizierten klinischen Prüfung von Antiarrhythmika.

Während der Kontrollen vor Einleitung einer Behandlung und nach einer Auswaschphase einer vorausgehenden Antiarrhythmikatherapie über minimal 5 Halbwertszeiten der eingesetzten Substanz wurden im Mittel über 24 Stunden 16.964 +/– 12.569 ventrikuläre Extrasystolen registiert. Dies entspricht einer Häufung der Ektopien von 11,8 +/– 8,7 Extrasystolen pro Minute und charakterisiert das Patientengut als therapiebedürftig. Die Anzahl und Art der bereits ineffektiv eingesetzten Antiarrhythmika konnte nicht durchgängig ermittelt werden, da diese nicht in allen Studien ausgewiesen war.

Durch eine Behandlung mit Tiracizin (mittlere Dosis: 188 +/– 24 mg/die) konnte die Ektopierate pro 24 Stunden auf 3.254 +/– 7.299 gesenkt werden. Dies entspricht einer Suppressionsrate von im Mittel 79,8 +/– 30,5%. Eine komplette Unterdrückung von Ektopien konnte bei 41 von 219 Patienten (18,7%) und eine Suppression um 98 bzw. 99% fand sich bei 63 Kranken. Somit wurde für die gesamte Gruppe ein **optimaler Behandlungseffekt** von > 97% Reduktion von Ektopien **in 47,5% der Fälle** nachgewiesen. Entsprechend den von Morganroth vorgeschlagenen Kriterien für eine signifikante Arrhythmiesuppression um > 75% zeigte sich ein **relevanter Effekt** bei 163 von 219 Kranken entsprechend **74,4%**. Nur bei insgesamt 71 Patienten (13 Primär- und 58 Sekundärversager) blieb die Therapie ineffektiv. Damit ist unter dieser Indikation mit einer **Versagerquote von 30,6%** zu rechnen. Die Behandlung wurde wegen Ineffektivität oder intolerabler Nebenwirkungen in 13 Fällen (5,7%) vorzeitig unterbrochen. Arrhythmogene Effekte entsprechend der Definition von Raeder et al. und Schmidt et al. (siehe S. 74) wurden bei 5 Patienten (2,2%) beobachtet. Mit diesen Daten kann mit Tiracizin als hochgradig antiarrhythmisch aktiv und risikoarm charakterisiert werden.

Für differentialtherapeutische Entscheidungen ist ein Vergleich der unterschiedlichen Diagnosegruppen von großer Bedeutung:
Es wurden insgesamt 94 Patienten mit **koronarer Herzkrankheit** mit Tiracizin behandelt, hiervon hatten 24 (25,5%) bereits einen Myokardinfarkt überstanden. Die Ektopierate betrug in dieser Untergruppe 15.046 +/– 10.954 Extrasystolen pro 24 Stunden. Das entspricht im Mittel 10,4 +/– 7,6 Extrasystolen pro Minute und charakterisiert das Patientengut als behandlungsbedürftig.
Durch Tiracizingabe (185 +/– 25 mg/die) konnte eine Reduktion der Ektopien auf im Mittel 929 +/– 2.365 pro Tag erreicht werden. Dies entspricht einer Suppressionsrate von 89,9 +/– 21,8%. Vorzeitige Therapieabbrüche erfolgten bei 8 von 94 Kranken (8,5%) wegen Ineffektivität oder intolerabler Nebenwirkungen.
Eine komplette Unterdrückung der Arrhythmien gelang unter Tiracizinapplikation in 29,1% und eine Suppression um 98 bzw. 99% in zusätzlich 32,6% der Fälle. Damit kann ein optimaler Therapieeffekt bei 61,6% der Kranken registriert werden. Einem signifikanten und klinisch relevanten Effekt von Tiracizin entsprachen mit einer Reduktion der Ektopien um >75% immer noch 93,6% der Patienten. Nur 13 von 94 Patienten (8 Primär- und 5 Sekundärversager) entsprechend 13,8% der Fälle waren ineffektiv behandelbar. Ein arrhythmogener Effekt konnte nur bei einem Kranken (1,2%) beobachtet werden. Mit dieser Analyse ist der **Nachweis erbracht, daß Tiracizin bei koronarer Herzkrankheit die höchste antiarrhythmische Aktivität entfaltet**. Dies dürfte auf eine synergistische Wirkung der Klasse IA- und IB- sowie Klasse IV-Eigenschaften (20,23, 21,26) zurückzuführen sein. Welche besondere Bedeutung hierbei der Kalziumantagonismus des Pharmakons und dessen besonderen Wirkung auf das Membranruhepotential in ischämischem Myokard zukommt, kann nur hypothetisch abgeschätzt werden. Wir halten es jedoch für möglich, daß diese elektrophysiologischen Effekte entscheidend für diese klinischen Wirkungen sind.

Für den Begutachter noch spektakulärer erscheint die Analyse der Patientengruppe nach **anamnestisch bekanntem Myokardinfarkt**. Innerhalb dieses Krankengutes (n = 24) wurden über 24 Stunden unter der Kontrolle im Mittel 15.836 +/– 10.628 Ektopien dokumentiert. Diese Zahlen sind mit der Gruppe Koronarkranker ohne Infarktereignis nahezu identisch.
Unter der Therapie mit Tiracizin (174 +/– 24 mg/die) gelang eine Reduktion der Ektopien auf im Mittel 836 +/– 2.878 pro Tag. Dies entspricht einer **Suppressionsrate von 94,7 +/– 15,8%**. Derartige Effekte sind bislang von keinem anderen Antiarrhythmikum bekannt.
Eine komplette Suppression war in 26,1%, eine Reduktion um 98 bzw. 99% in weiteren 39,1% und damit ein **optimaler antiarrhythmischer Effekt bei 65,2% der Kranken erreichbar**. Signifikante und damit klinisch relevante Wirkungen (> 75% Unterdrückung) fanden sich bei 95,6% der Kranken. Es wurden keine Primärversager beobachtet. Eine Inffektivität der Tiracizintherapie mußte in nur 4,4% der Fälle registriert werden. Es fanden sich in dieser Gruppe **keine arrhythmogenen Wirkungen**, lediglich bei einem Patienten wurde eine Zunahme der Ektopierate um 173% entsprechend eines proarrhythmischen Effektes gesehen.
Zusammenfassend kann gefolgert werden, daß Tiracizin bei der Therapie der koronaren Herzkrankheit (Tabelle 10.1.) **und insbesondere in**

Tabelle 10.1.: Zusammenfassende Wertbestimmung einer Therapie mit Tiracizin unter oraler Applikation im Gesamtkollektiv und unterschiedlichen Diagnosegruppen

Redukt. der VES	Gesamt-Kollekt.	Koronar-Kranke	nach Infarkt	entzündl. Herzkr.	ohne org. Herzkr.
- 100%	18,7%	29,1%	26,1%	15,4%	19,0%
- 98/ 99%	28,8%	32,6%	39,1%	30,8%	22,2%
OPTIMAL. EFFEKT	47,5%	61,6%	65,2%	46,2%	41,2%
- 75-97%	26,9%	31,4%	30,4%	21,2%	23,8%
SIGNIF. EFFEKT	74,4%	93,6%	95,6%	67,4%	65,0%
OHNE EFFEKT (<75%)	26,5%	5,8%	4,4%	30,8%	33.3%
pro-arrh. Effekt	-	-	n=1 v 24	-	n=1 v 70
arrhythm. Effekt	n = 5 von 232	n = 1 von 94	-	n = 1 von 56	-

der chronischen Phase des Myokardinfarktes Eigenschaften einer idealen antiarrhythmischen Substanz besitzt.

Bei insgesamt 56 Patienten mußte aufgrund der anamnestischen Angaben und der klinischen Befunde eine **chronische Myokarditis bzw. ein myokarditischer Folgezustand** unterstellt werden. In dieser Gruppe fand sich die höchste ventrikuläre Ektopierate von im Mittel 20.433 +/– 13.299 pro 24 Stunden entsprechend einer Häufigkeit von 14,2 +/– 9,2 pro Minute.

Durch Therapie mit Tiracizin konnte dieser Befund auf 6.357 +/– 11.402 Ektopien/24 Std. gesenkt werden. Dies entspricht einer Suppressionsrate von 74,7 +/– 34,2%.
Ein optimaler Behandlungseffekt (> 97% Reduktion) wurde in 46,2% und ein klinisch relevanter Effekt (> 75% Reduktion) in insgesamt 67,4% der Fällen nachgewiesen. Bei 4 Primärversagern (7,1%) war die Therapie in insgesamt 20 Fälle (35,7%) ohne Erfolg. In einem Falle wurde eine arrhythmogene Reaktion beobachtet. **Bei Patienten mit entzündlichen Myokarderkrankungen und deren Folgezuständen scheint die Therapie mit Tiracizin vergleichsweise ungünstige Ergebnisse zu erbringen.**

Unter den insgesamt 232 Patienten mit ventrikulären Ektopien konnte mit allen zur Diagnosefindung erforderlichen Methoden in 70 Fällen **keine organische Herzkrankheit** nachgewiesen werden. In dieser Untergruppe wurden mittels 24 Stunden-Langzeit-EKG während der Kontrolle im Mittel 15.913 +/– 11.704 Ektopien nachgewiesen. Dies entspricht einer Häufigkeit von 11,1 +/– 8,1 ventrikulären Extrasystolen pro Minute.
Unter der Behandlung mit Tiracizin konnte eine Suppression der Extrasystolie auf im Mittel 3.460 +/– 6.076 pro 24 Stunden erzielt werden. Dies entspricht einer Suppressionsrate von 76,5 +/– 31,2%.
Ein optimaler Behandlungseffekt (> 97% Reduktion) war bei 41,2% und ein klinisch relevanter Therapieerfolg (> 75% Suppression) bei 65,0% der Kranken registrierbar. Wegen Therapieineffektivität wurde die Therapie bei 7 von 70 (10%) primär und wegen eines Sekundärversagens bei weiteren 21 Kranken unterbrochen. Somit ergibt sich eine Ineffektivität bei 40% der Patienten.
Es kann aus unserer Sicht die Schlußfolgerung gezogen werden, daß Tiracizin bei Patienten mit der „Diagnose" keine organische Herzkrankheit im Vergleich zu den anderen Indikationsgruppen relativ geringe Wirksam-

keit zeigt. Die Effektivität bleibt jedoch im Vergleich zu anderen Antiarrhythmika immer noch in einem akzeptablen Bereich.
Die Identität der Erfolgsraten bei chronischen entzündlichen Myokarderkrankungen bzw. deren Folgezuständen bei Patienten ohne nachweisbare organische Herzkrankheit läßt unseres Erachtens die Schlußfolgerung zu, daß innerhalb der letztgenannten Patientengruppe mit einer großen Zahl an Fällen zu rechnen ist, die interkurrent und unerkannt eine entzündliche Herzerkrankung überstanden haben. Dies wirft die Frage nach einer weiterführenden Diagnostik (Myokardbiopsie?) und erforderlicher antientzündlichen Therapie bei diesen Patienten auf.

Von großem Interesse ist in diesem Zusammenhang auch ein Vergleich der Therapieeffektivität in den verschiedenen Studien hinsichtlich der Häufigkeit signifikanter antiarrhythmischer Wirkungen, den mittleren Suppressionsraten und der Nebenwirkungshäufigkeit. In Ergänzung hierzu sollen auch die bereits vor der klinischen Prüfung ermittelten Zahlen vergeblicher und ineffektiver Behandlungsversuche aufgeführt werden. Diese Analyse ermöglicht eine Erhellung der Ursachen für die in den Studien ermittelten Daten. Eine Zusammenfassung findet sich in Tabelle 10.2.:
Durch diese Analyse wird deutlich, daß die Therapieeffektivität, wie bereits innerhalb der Stufe III der klinischen Breitenprüfung (39) festgestellt, mit steigenden Zahlen vergeblich eingesetzter Antiarrhythmika abnimmt. Dies wird dann in den folgenden Studien deutlicher, in denen sich die Untersucher an höhere Schweregrade der kardialen Grundkrankheit und konsekutiv auch an höhere Raten der Extrasystolie und komplexer ventrikulärer Arrhythmien heranwagten. Auf diese Weise nimmt die Therapieeffektivität ab. Dieser Sachverhalt muß bei der Beurteilung der Studien berücksichtigt werden.

Tabelle 10.2.: Zusammenstellung der antiarrhythmischen Aktivität in unterschiedlichen Studien in Abhängigkeit vom Vorbefund und bislang ineffektiver Therapieversuche.

Studie	Häufigkeit signif. Effekte	mittlere Suppression	Nebenwirkungen	mittlere Zahl vergebl. Vers.
Stufe III (39) (n = 94)	n = 77 (81,9%)	82,4% von ~12.600	32,0%	1,6/Pat.
Tiracizin vs. Flecainid (42) n = 30	n = 22 (73,3%)	84,3% von ~11.700	20,0%	2,4/Pat.
Tiracizin vs Propafenon (n = 28) (48)	n = 20 (71,5%)	77,1% von ~15.100	40,0%	2,2/Pat.
Tiracizin vs. Verapamil (n = 30) (2)	n = 13 (43,4%)	56,0% von ~21.600	33,3%	2,3/Pat.

Innerhalb des Patientengutes mit ventrikulärer Extrasystolie und Kontrolle der Effektivität von Tiracizin durch Holter-Monitoring fanden sich 64 Kranke, die bereits 3 und mehr vergebliche Therapieversuche mit anderen Antiarrhythmika aufwiesen. Die mittlere Ektopierate von 16.511 +/– 13.007 konnte auf 7.520 +/– 11.868 Extrasystolen pro 24 Stunden gesenkt werden. Dies entspricht einer Suppressionsrate von im Mittel 59,8 +/– 37,5%. Die Effektivität der Therapie ist in Tabelle 10.3. zusammengestellt.
Es kann aufgrund dieser Behandlungsergebnisse die Schlußfolgerung gezogen werden, daß auch bislang therapierefraktäre Patienten noch erfolgreich behandelbar sein können.

Tabelle 10.3.: Therapieeffektivität bei Patienten mit therapierefraktärer ventrikulärer Extrasystolie

Reduktion der Extrasystolierate	Tiracizintherapie
100% Suppression	n = 6 (9,4%)
98 und 99% Suppression	n = 10 (15,6%)
OPTIMALER EFFEKT (>97% Supp.)	n = 16 (25,0%)
75-97% Suppression	n = 16 (25,0%)
SIGNIFIKANTER EFFEKT (>75%)	n = 32 (50,0%)
INEFFEKTIVITÄT (<75% Supp.)	n = 32 (50,0%)
ARRHYTHMOGENITÄT	n = 0

Zusammenfassend kann die Aussage gemacht werden, daß Tiracizin eine große antiarrhythmische Aktivität bei Patienten mit ventrikulären Ektopien hat; diese Therapie ist infolge seltener proarrhythmischer bzw. arrhythmogener Wirkungen risikoarm. Die größten Suppressionsraten und geringsten Therapieabbrüche sowie seltene arrhythmie-aggravierende Wirkungen finden sich bei Patienten mit koronarer Herzkrankheit und besonders ausgeprägt in der chronischen Infarktphase. Bei entzündlichen Myokarderkrankungen ist die antiarrhythmische Effektivität vergleichsweise geringer, entspricht aber der anderer etablierter Antiarrhythmika. - Bei Patienten ohne nachweisliche organische Herzkrankheit muß in hoher Häufung mit myokarditischen Folgezuständen gerechnet werden, die eine weiterführende Diagnostik und möglicherweise eine antiphlogistische Therapie erfordern.

Mit dieser Analyse sind differentialtherapeutische Aussagen möglich. Hierzu sollten weiterführende Untersuchungen erfolgen. Dies trifft insbesondere für die Effekte des Tiracizin auf Ischämiebedingungen (antianginöse Wirkungen) bzw. ischämisches Myokard zu.

10.2. Zusammenfassende Wertbestimmung von Tiracizin bei supraventrikulären Tachykardien

Die Therapie und Rezidivprophylaxe paroxysmaler supraventrikulärer Tachykardien bereitet oftmals Probleme (40). Die medikamentöse Unterbrechung eines Tachykardieanfalls ist jedoch vergleichsweise einfach. In der überwiegenden Mehrzahl der Fälle gelingt die Terminierung einer Tachykardie durch intravenöse Applikation von Verapamil oder Ajmalin. Besteht ein Präschock oder eine manifeste Schocksymtomatik, können alternativ Verfahren der programmierten oder schnellen Elektrostimulation über ösophageale oder transvenöse Elektroden eingesetzt werden.

Die medikamentöse Rezidivprophylaxe ist in mehrfacher Hinsicht mit Problemen behaftet: Patienten mit bedrohlichen, aber seltenen Attacken (2 bis 5 Anfälle pro Jahr) müssen Antiarrhythmika einnehmen und diese Unannehmlichkeit an sich und zusätzlich die Nebenwirkungen dieser Medikation ertragen. Ferner bietet kein Antiarrhythmikum einen sicheren Schutz, so daß trotz Antiarrhythmikagabe Tachykardien - wenn auch mit tolerablem Frequenzverhalten - auftreten können. Zur Rezidivprophylaxe haben sich vor allem beim Vorhofflimmern und -flattern die Pharmaka Chinidin (auch in Kombination mit Verapamil), Disopyramid und Flecainid etabliert. Für die paroxysmalen Reentry-Tachykardien beim WPW- und LGL-Syndrom sowie bei einer funktionellen Längsdissoziation des Av-Knoten werden vornehmlich Ajmalin, Flecainid, Propafenon und Verapamil eingesetzt. Bei einer Erfolgsrate der medikamentösen Rezidivprophylaxe von durchschnittlich 80% bleibt immer noch eine große Zahl von Patienten unbefriedigt behandelt. Für diese Patientengruppen wurden antitachykarde Schrittmachersysteme,

Ablationstechniken und auch chirurgische Verfahren entwickelt.

Aufgrund dieser Aussagen wird verständlich, daß trotz der großen Palette hochwirksamer Antiarrhythmika immer noch ein Bedarf nach sicheren und nebenwirkungsarmen Substanzen für dieses Indikationsgebiet vorliegt. Daher wurde auch bereits in Stufe II der klinischen Prüfung eine Studie der Effektivität von Tiracizin bei paroxysmalen supraventrikulären Tachykardien durchgeführt, nachdem die elektrophysiologische Testung der Substanz unter intravenöser Gabe an einem derartigen Patientengut ermutigende Ergebnisse gezeigt hatte.

Die **intravenöse Applikation** von Tiracizin wurde in 2 Studien mit insgesamt 11 Patienten mit WPW-Syndrom und 18 Fällen mit Av-Knoten-Reentry-Tachykardien geprüft. Nur für diese beiden Mechanismen der Tachykardien können daher hinreichend abgesicherte Aussagen gemacht werden; die Ergebnisse sind in Tabelle 10.4. zusammengestellt:

Tabelle 10.4.: Effekt einer intravenösen Applikation von Tiracizin auf die Auslösbarkeit supraventrikulärer Tachykardien durch Elektrostimulation

Effekt	WPW-Syndrom (n = 31)	Av-Knoten-Reentry (n =36
unverändert auslösbar	n = 24 von 31 (77,4%)	n = 20 von 36 (55,6%)
Terminierung	n = 13 von 24 (56,5%)	n = 9 von 26 (34,6%)
nicht auslösbar	n = 7 von 31 (22,6%)	n = 16 von 36 (44,4%)
nach oraler Therapie nicht auslösbar	n = 1 von 3	n = 4 von 8

Bei Zusammenstellung der Ergebnisse aus 3 Studien wurden insgesamt 31 Patienten mit WPW-Syndrom und 36 Kranke mit Av-Knoten-Reentry einer programmierten Stimulation vor und nach intravenöser Gabe unterzogen. Etwa die Hälfte der Tachykardien beim WPW-Syndrom und etwa ein Drittel der Attacken beim Av-Knoten-Reentry konnten durch intravöse Gabe von Tiracizin unterbrochen werden. Als Erfolgkriterium für eine effektive Rezidivprophlaxe waren beim WPW-Syndrom nur in 22,6% und beim Av-Knoten-Reentry in 44,4% der Fälle nach Tiracizin keine Tachykardien mehr induzierbar.

Diese Befunde deuten an, daß eine Anfallsunterbrechung und auch eine Rezidivprophylaxe mit Tiracizin im Vergleich zu den Antiarrhythmika Ajmalin, Propafenon und Verapamil geringer erfolgreich ist.

Unter **oraler Langzeittherapie** (siehe Tabelle 7.7., S. 95) steigt die Erfolgsrate an und ist beim WPW-Syndrom mit einer Freiheit von Rezidiven in einem Viertel und beim Av-Knoten-Reentry in 2 Drittel der Fälle nachweisbar; tolerable Rezidive wurden in beiden Gruppen bei etwa einem Drittel der Patienten beobachtet.

Zusammenfassend kann die Schlußforgerung gezogen werden, daß Tiracizin bei intravenöser Applikation im Vergleich zu anderen etablierten Antiarrhythmika vergleichsweise geringe Erfolgsraten zeigt. Innerhalb der Rezidivprophylaxe zeigt es insbesondere beim Av-Knoten-Reentry akzeptable Langzeitergebnisse und ist hier durchaus mit den bekannten Antiarrhythmika Ajmalin, Propafenon und Verapamil vergleichbar.

Insgesamt sind die Erfahrungen innerhalb der Therapie und Rezidivprophylaxe paroxysmaler supraventrikulärer Tachykardien noch unzureichend, insbesondere um abgesicherte Aussagen zum Wirrkungsmechanismus zu machen. Bislang kann angenommen werden, daß die Av-Knotenfunktion bei

Reentry-Tachykardien, die das nodale System involvieren, negativ dromotrop beeinflußt wird, so daß unter der Tachykardie ein unidirektionaler Block induziert wird. So konnte eine signifikante Verlängerung der effektiven Refraktärzeit der langsam leitfähigen Bahn - die unter der Tachykardie beim Av-Knoten-Reentry für die anterograde Leitung benutzt wird - nachgewiesen werden (siehe Tabelle 6.4., S. 82). Somit dürfte die Tachykardieterminierung über einen anterograden Block im Av-Knoten induziert werden. Dieser Mechanismus kann in gleicher Weise auch für das Erregungskreisen von Tachykardien beim WPW-Syndrom unterstellt werden.

Eine Beeinflussung der Eigenschaften akzessorischer Leitungsbahnen beim WPW-Syndrom fand sich sich nur in Einzelbeobachtungen. Daher kommt dem Tiracizin bei der Unterbrechung von Tachykardien über einen Block innnerhalb der Kent-Faser sicher keine große Bedeutung zu. Es dürfte somit auch nur in Ausnahmefällen zur Suppression der Überleitungsfrequenz auf die Kammern im Falle eines Vorhofflimmerns oder -flatterns durch eine schnelle Erregungsleitung über eine akzessorische, anterograd leitfähige Bahn einsetzbar sein.

Eine weitere, noch nicht entgültig geklärte Frage ist die Wirksamkeit des Tiracizin bei der Rezidivprophylaxe von paroxysmalen supraventrikulären Tachykardien und Vorhofflimmern bzw. -flattern. Hier dürfte auch die Suppression supraventrikulärer oder ventrikulärer Ektopien, die bekanntlich Trigger der Kreiserregungen sind, eine bedeutsame Rolle spielen. Die antiarrhythmische Aktivität des Tiracizin auf Ektopien supraventrikulären und ventrikulären Ursprungs ist ausreichend belegt.

Auch für die Wirksamkeit des Tiracizin bei der Rezidivprophylaxe eines Vorhofflimmerns und -flatterns liegen bislang nur unzureichende Erfahrungen vor. Unter insgesamt 23 behandelten Patienten blieben 10 Fälle (43,5%) rezidivfrei, 3 Kranke erlitten tolerable Rezidive (13,0%) und bei 10 Patienten (43,5%) mußte die Therapie wegen Ineffektivität abgebrochen werden (siehe Tabelle 7.7., S. 95). Auch bei dieser Arrhythmieform kommt als Wirkungsmechanismus sowohl ein antifibrillatorischer Effekt des Tiracizin auf Vorhofebene als auch die antiektopische Aktivität mit Unterdrückung tachykardieauslösender supraventrikulärer Ektopien in Frage. Eine Klärung dieser Problematik ist jedoch außerordentlich schwierig, da derartige Arrhythmien selten und in großen Zeitintervallen auftreten und Langzeit-EKG-Kontrollen über extrem lange Zeiträume erforderlich sind, um die Induktions- und Terminierungsphasen zu erfassen und einer Analyse zugängig zu machen. Der Effektivitätsnachweis bei supraventrikulären Tachykardien und beim Vorhofflimmern bzw. -flattern wird in der Phase IV in empirischen Studien an großen Patientengruppen erbracht werden müssen.

10.3. Zusammenfassende Wertbestimmung des Tiracizin bei malignen ventrikulären Tachykardien

Die Behandlung maligner ventrikulärer Tachykardien gehört unzweifelhaft zu den größten Herausforderungen für einen Kardiologen. Er muß sich immer bewußt sein, daß der zu behandelnde Patient mit einem hohen Risiko für einen plötzlichen Herztod belastet ist und bereits eine oder mehrere Attacken überlebt hat. Im amerikanischen Schrifttum werden derartige Kranke - inhaltlich sicher falsch - als „survivors of sudden cardiac death“ bezeichnet. Dies charakterisiert die Situation dieser Patienten; sie haben „nichts zu verlieren und alles zu gewinnen“. Aus diesem Grunde müssen sowohl der Arzt als auch der Patient viele Härten auf sich nehmen, der Arzt Geduld und zuverlässiges Handeln und der Patient zahlreiche belästigende invasive Eingriffe. Ein derartig gefährdeter Patient darf erst dann aus der ärztlichen Obhut entlassen werden, wenn sicher ist, daß die Gefahr erneuter Attacken auszuschließen ist. Deshalb ist jede neue antiarrhythmisch aktive Substanz auf ihre Effektivität zur Prophylaxe maligner ventrikulärer Tachykardien zu prüfen. Die medikamentöse Therapie ist zur Zeit unter Kontrolle einer programmierten Stimulation mit einer jährlichen Mortalitätsrate von etwa 5 bis maximal 10% pro Jahr (34) immer noch effektiver im Vergleich zu chirurgischen Interventionen bzw. der Implantation automatischer Defibrillatoren. Nach arrhythmiechirurgischen Eingriffen geht zumeist Myokardmasse verloren, die der Patient mit einer hochgradig eingeschränkten Pumpfunktion (EF zumeist < 40%) jedoch dringend benötigt; bei der Implantation von Defibrillatoren beträgt die perioperative Sterblichkeit selbst in trainierten Zentren immer noch um 5 bis 10%. Die Ablationstechniken sind aus unserer Sicht für den Patienten sehr belästigend und mit einer Erfolgsrate von 70% zu unsicher.

Im Kapitel 9 sind die Ergebnisse der Effektivitätsprüfung von Tiracizin bei ventrikulären Tachykardien dargestellt. In den frühen Phasen dieser Arbeiten unterlagen wir dem Irrtum, daß eine Vorhersage der Wirksamkeit durch eine intravenöse Gabe und Kontrolle durch programmierte Stimulation möglich ist. Daher wurden zahlreiche Patienten nicht in eine orale Behandlung übernommen. In einer zweiten Gruppe wurden dann die antiarrhythmischen Effekte des Tiracizin ausschließlich nach oraler Langzeitgabe im steady state geprüft. Unter diesen Bedingungen konnte eine wesentlich höhere Effektivität gemessen werden. Die Ergebnisse aller Patienten mit oraler Applikation des Tiracizin sind in Tabelle 10.5. sowohl für die Patienten mit intraventrikulären Reentry-Tachykardien als auch fokalem Mechanismus zusammengestellt.

Tabelle 10.5.: Therapieergebnisse bei ventrikulären Tachykardien

INTRAVENTRIKULÄRES REENTRY		FOKALE TACHYKARDIE	
tolerable Rezid.	keine Rezid.	Ineffektivität	Effektivität
n = 11 v. 25 (44,0%)	n = 14 v. 27 (51,8%)	n = 3 v. 19 (15,8%)	n = 16 v. 19 (84,3%)
EFFEKTIVITÄT: n = 19 v. 27 (70,3%)		n = 16 v. 19 (84,3%)	
GESAMTEFFEKTIVITÄT: n = 35 von 46 (76,1%)			

Unter den Patienten mit intraventrikulären Reentry-Tachykardien wurden 51,8% der Fälle rezidivfrei. 17 Kranke hatten tolerable Rezidive, d.h. eine deutlich niedrigere und hämodynamisch tolerable Zyklusdauer bzw. Frequenz der Tachykardie oder ein spontanes Ende nach kurzer Dauer. Trotzdem wurden von diesen 17 Patienten 6 von der weiteren oralen Behandlung ausgeschlossen. Die verbleibenden 11 Patienten erlebten dann maximal nach dem 35. Therapietag keine erneuten Attacken, so daß auch in dieser Patientengruppe ein Therapieerfolg zu verzeichnen war.

Die Gründe für eine ausbleibende Rezidivprophylaxe unter Tiracizin-Langzeittherapie sind in Tabelle 9.8., S. 112 dargestellt. Wie auch für alle anderen Antiarrhythmika charakteristisch (1,5,13,18,34,40), handelt es sich bei Non-Respondern um Patienten mit einer erheblich eingeschränkten Pumpfunktion (EF 30,8 +/– 6,0 vs. 40,6 +/– 16,3%, LVEDP 32,5 +/– 6,6 vs. 16,9 +/– 7,4 mm Hg). Ferner fanden sich in der nicht erfolgreich behandelten Gruppe alle Zeichen einer extrem gesteigerten Kammervulnerabilität mit einer kürzeren Refraktärzeit der rechten Kammer (196 +/– 17 vs. 229 +/– 40 ms), einer kürzeren QT-Zeit als Ausdruck einer schnellen Repolarisation des Kammermyokards (388 +/–27 vs. 425 +/–47 ms) und einer kürzeren Zyklusdauer der Kammertachykardie (318 +/– 57 vs. 347 +/– 71 ms). Es handelt sich folglich um eine Gruppe von Patienten mit einem extrem hohen Risiko für einen plötzlichen Herztod, das gegenwärtig vorzugsweise mit implantierbaren Defibrillatoren versorgt wird.

Die klinische Beobachtung einer sehr guten Beeinflussung fokaler Mechanismen durch Tiracizin konnte auch für fokale Kammertachykardien bestätigt werden (39); eine komplette Suppression war in 84,2% der Fälle nachzuweisen (siehe Tabelle 9.5., S. 108).

Arrhythmogene Wirkungen wurden bei keinem Patienten gesehen. Die Angabe von Nebenwirkungen in 20,5% der Fälle ist deutlich geringer im Vergleich zu anderen Studien. Dies erklärt sich jedoch durch die Besonderheiten dieser Patientengruppe, die durch eine hochgradige Motivation mit ausgezeichneter Compliance charakterisiert ist.

Zusammenfassend können folgende Schlußfolgerungen gezogen werden: **Eine Effektivitätstestung durch intravenöse Applikation von Tiracizin führt zu falsch negativen Aussagen. Tiracizin ist bei ventrikulären Tachykardien unter oraler Langzeittherapie und Kontrolle der Effektvität durch programmierte Kammerstimulation nach minimal einer Woche mit anderen Antiarrhythmika vergleichbar antiarrhythmisch aktiv** (siehe Abb. 10.1.). **Infolge der äußerst geringen Rate arrhythmogener Ereignisse** (siehe Abb. 10.2.) **ist die Nutzen-Risiko-Relation einer Tiracizin-Behandlung bei Kammertachykardien sehr günstig.**
Bei Kammertachykardien fokaler Genese gehört die Tiracizin-Therapie zum Behandlungsverfahren der 1. Wahl.
Bei Patienten mit extrem schlechter Ventrikelfunktion und gesteigerter Vulnerabilität ist mit einem Therapieversagen zu rechnen.

10.4. Zusammenfassende Wertung der Arzneimittelsicherheit bei der Therapie mit Tiracizin

Subjektive Nebenwirkungen wurden in einem Gesamtkollektiv von 374 Patienten in 113 Fällen (30,2%) angegeben; es handelte sich um insgesamt 235 Beschwerden, d.h. um 2,1 Nebenwirkungen pro Patient. Die Art der Nebenwirkungen ist in Tabelle 10.6. zusammengestellt:

Tabelle 10.6.: Nebenwirkungen unter oraler Therapie mit Tiracizin

Art	Häufigkeit
Kardio-vaskuläre Nebenwirkungen	
Hitzewallungen	30 (8,0%)
Schwindelgefühl	18 (4,8%)
Schweißausbruch	4 (1,1%)
Zentral-nervöse Effekte	
Kopfschmerz	26 (7,0%)
Sehstörungen	6 (1,6%)
Schlafstörung	6 (1,6%)
Verwirrtheit	5 (1,3%)
Müdigkeit	4 (1,1%)
Tremor	3 (0,8%)
Ohrensausen	2 (0,5%)
Parästhesien	2 (0,5%)
Taubheit der Zunge	3 (0,8%)
Ataxie	1 (0,3%)
Gastrointestinale Effekte	
Mundtrockenheit	19 (5,1%)
Übelkeit	10 (2,7%)
Magenbeschwerden	12 (3,2%)
Obstipation	8 (2,1%)
Durchfall	2 (0,5%)
Dermatologische Effekte	
Hautjucken	22 (5,9%)
Eantheme	21 (5,6%)
Keine Nebenwirkung	**261 (69,8%)**
Therapieabbrüche	**16 (4,3%)**

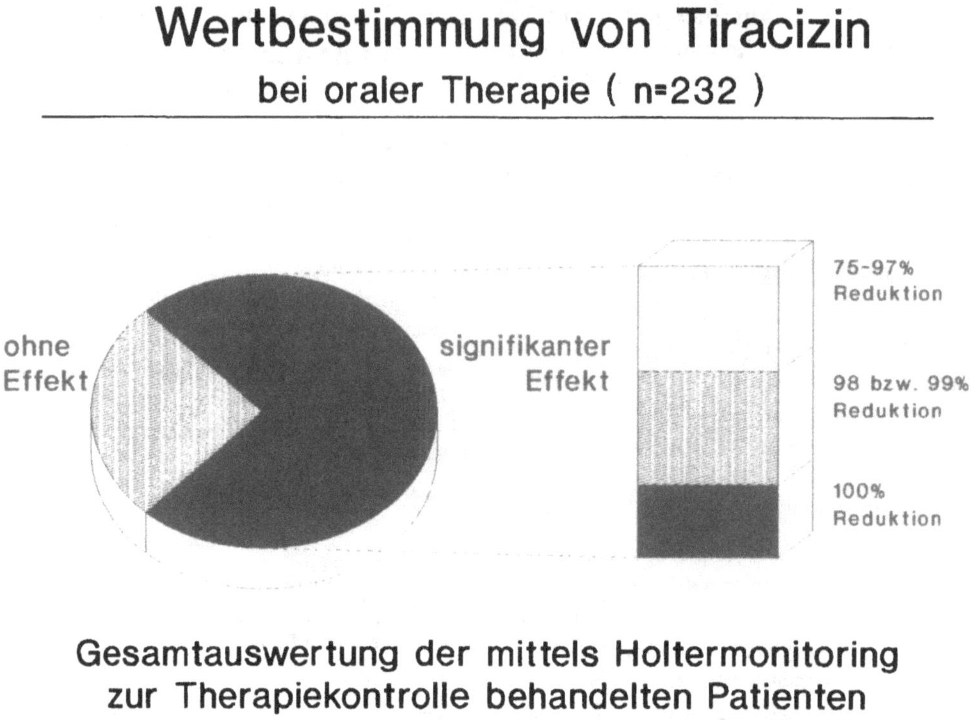

Abb. 10.1.

Die systematische Kontrolle der Parameter der Erythropoese, Leuko- und Thrombopoese und der Nierenfunktion zeigte keine Abweichungen von der Norm. In einem Fall wurde eine toxische Leberparenchymschädigung beobachtet, die sich unter Kontrolle durch Biopsie nach Unterbrechung der Therapie spontan zurückbildete. In einigen Fällen wurde ein Anstieg der alkalischen Phosphatase beobachtet, die aber nicht zu einer Unterbrechung der Behandlung führte.
Die Genese der dermatologischen Nebenwirkungen ist bislang nicht eindeutig geklärt. Eine allergische Genese konnte ausgeschlossen werden; überwiegend bildeten sich Exantheme und auch der Juckreiz zurück. Eine Speicherung der Substanz oder ihrer Metabolite scheint möglich.

10.5. Zusammenfassende Wertbestimmung von Tiracizin

Bei der Gesamtbeurteilung einer neuen antiarrhythmischen Substanz hat sich die Anwendung der im Jahre 1977 von Dreifus und Ogawa unterstellten Kriterien für eine „ideale" antiarrhythmische Substanz bewährt. Im folgenden sollen daher diese Grundsätze auch zur Wertbestimmung des Tiracizin herangezogen werden.

Eine „ideale" antiarrhythmische Substanz sollte folgende Eigenschaften besitzen:

1. Therapeutische Aktivität bei Arrhythmien auf der Grundlage von Störungen der Reizbildung und Erregungsleitung, eines Reentry und Rhythmusstörungen, die durch den langsamen Kalziumkanal vermittelt werden:
Tiracizin und seine antiarrhythmisch wirksamen Metabolite lassen sich in die Klassen I

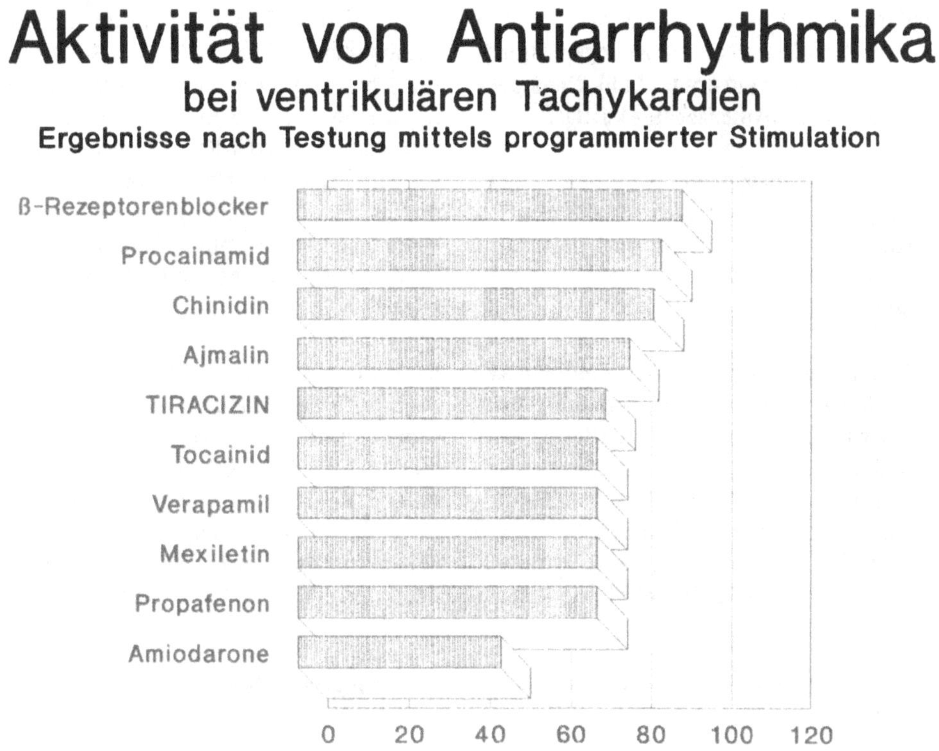

nach RATHGEN und ROSTOCK

Abb. 10.2.

(Natriumkanalblocker) und IV (Kalziumkanalblocker) nach VAUGHAN WILLIAMS einordnen. Für die Muttersubstanz erfolgte aufgrund der elektrophysiologischen Untersuchungen von NILIUS et al. (23,24,26)) eine Zuordnung zur Gruppe IA und IB, während die beiden Metabolite nach LINDE (20) eine Einordnung in die Unterklasse IB nach HARRISON erfolgte. Aufgrund der pharmakologischen (11,12,14–17,29) und klinisch-elektrophysiologischen Effekte (36,38) und der antiarrhythmischen Aktivität kann dies bestätigt werden, wobei die klinischen Erfahrungen dafür sprechen, daß Klasse IA-Effekte überwiegend an den Kammern wirksam werden und Klasse IB-Wirkungen überwiegend auf Vorhofebene zu erkennen sind.

Als eine zusätzliche - bisher bei keinem anderen Antiarrhythmikum bekannte - Eigenschaft konnte eine Änderung des Membranruhepotentials in mehr negative, physiologische Bereiche, d.h. ein hyperpolarisierender Effekt, nachgewiesen werden. Diese Wirkung könnte besonders in ischämischen und daher häufig arrhythmogenen Myokardarealen (Infarktrandzonen, Versorgungsgebiete nach Koronarstenosen) bedeutungsvoll sein. Es können jedoch bislang keine näheren Auskünfte über die realen Auswirkungen dieses speziellen Effektes gemacht werden. Die später zu diskutierenden Ergebnisse der Therapie von Arrhythmien bei koronarer Herzkrankheit und in der chronischen Phase nach Myokardinfarkt lassen jedoch einige hypothetische Erklärungsversuche zu.

Aufgrund der Komplexität der dargestellten elektrophysiologischen Wirkungen findet sich für Tiracizin ein **breites Indikationsspektrum der antiarrhythmischen Aktivität:**

- Es ist wirksam sowohl bei fokalen und getriggerten Arrhythmien sowie tachykarden Rhythmusstörungen infolge eines Erregungskreisens auf Vorhof- und Kammerebene.

- Tiracizin zeigt eine **antiarrhythmische Aktivität bei ventrikulärer Extrasystolie.** Hierbei wurden unter Berücksichtigung aller oralen Langzeit-Therapiestudien unter Kontrolle der Effektivität mittels Holter-Monitoring über 24 Stunden bei insgesamt 232 Patienten Ergebnisse ermittelt, die in Abb. 10.1. graphisch dargestellt sind. So konnte in der Gruppe ein optimaler antiarrhythmischer Effekt (> 97% Suppression) bei 47,5% der Patienten und ein klinisch-relevanter bzw. signifikanter Effekt bei insgesamt 74,4% der Kranken nachgewiesen werden; Ineffektivität von Tiracizin fand sich nur in 26,5% der Fälle und arrhythmogene Wirkungen waren mit 5 von 232 Fällen im Vergleich zu anderen Antiarrhythmika sehr selten.

Die antiektopische Aktivität des Tiracizin ist auch noch bei Patienten mit mehreren vergeblichen Behandlungsversuchen in einer großen Zahl der Fälle gegeben. So konnte unter 64 der 232 Kranken (27,6%) mit ineffektiven Therapieversuchen mit 3 und mehr Antiarrhythmika noch in exakt der Hälfte der Patienten ein klinischrelevanter Effekt (Sup-

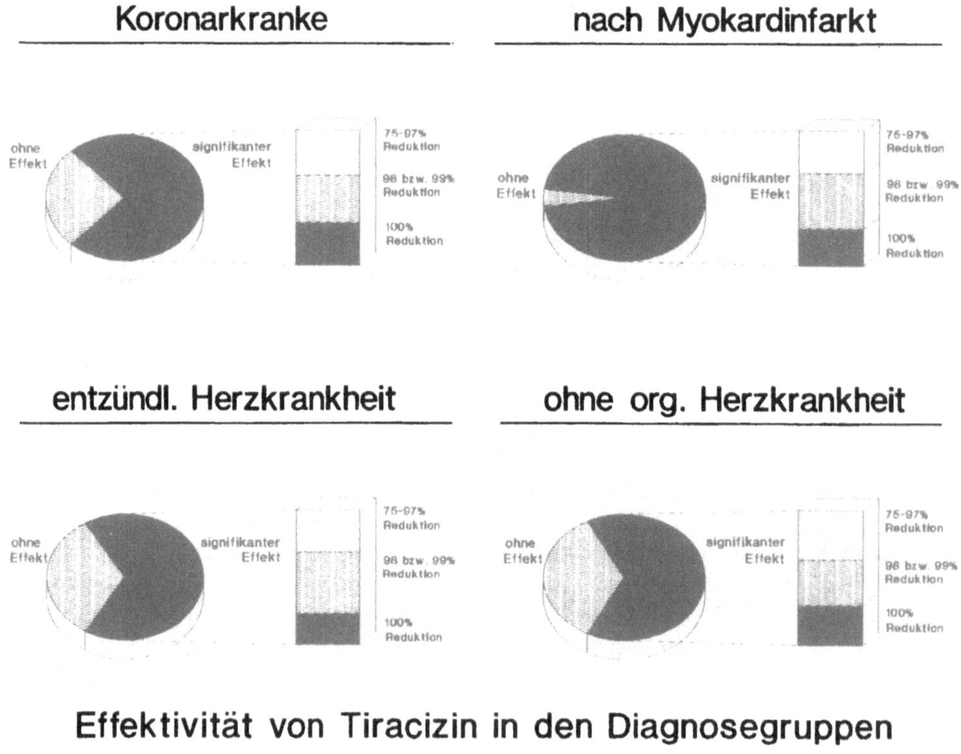

Abb. 10.3.

pression > 75% der Ektopien) von Tiracizin nachgewiesen werden (Abb. 10.2.). Somit kann ein Behandlungsversuch mit Tiracizin auch bei **Patienten mit bislang therapierefraktärer ventrikulärer Extrasystolie erfolgversprechend** sein.

Tiracizin ist ein Analogon zu Moracizin - dem einzigen Antiarrhythmikum, das in der CAST-Studie (7,8,9) nach Ausschluß von Flecainid und Encainid bei Patienten nach Myokardinfarkt zur Prävention eines plötzlichen Herztodes weitergeführt wird. Die in den klinischen Studien an 24 Patienten in der chronischen Phase des Myokardinfarktes und behandlungsbedürftiger ventrikulärer Extrasystolie erhobenen Befunde (siehe Tabelle 10.1., Abb. 10.3.) lassen für Tiracizin auf diesem Indikationsgebiet gleichartige Effekte erwarten. Im Vergleich zu allen anderen Diagnosegruppen zeigen Koronarkranke und insbesondere **Patienten nach Myokardinfarkt die höchsten Effektivitätsziffern** mit optimalen Wirkungen in 61,6 bzw. 65,2% und einem Anteil klinisch signifikanter Effekte von 93,6 bzw. 95,6% der Fälle mit nur einem beobachteten arrhythmogenen Ereignis. Unter diesen Prämissen ist für Tiracizin eine Studie zur **Prävention des plötzlichen Herztodes** zu fordern.

- Die Therapie mit Tiracizin bei **supraventrikulärer Extrasystolie** zeigt etwa identische Behandlungsergebnisse wie bei ventrikulären Ektopien. Von großer Wirksamkeit ist die Substanz insbesondere bei allen fokalen Mechanismen.

- Das Indikationsgebiet der **paroxysmalen supraventrikulären Tachykardien** ist bislang

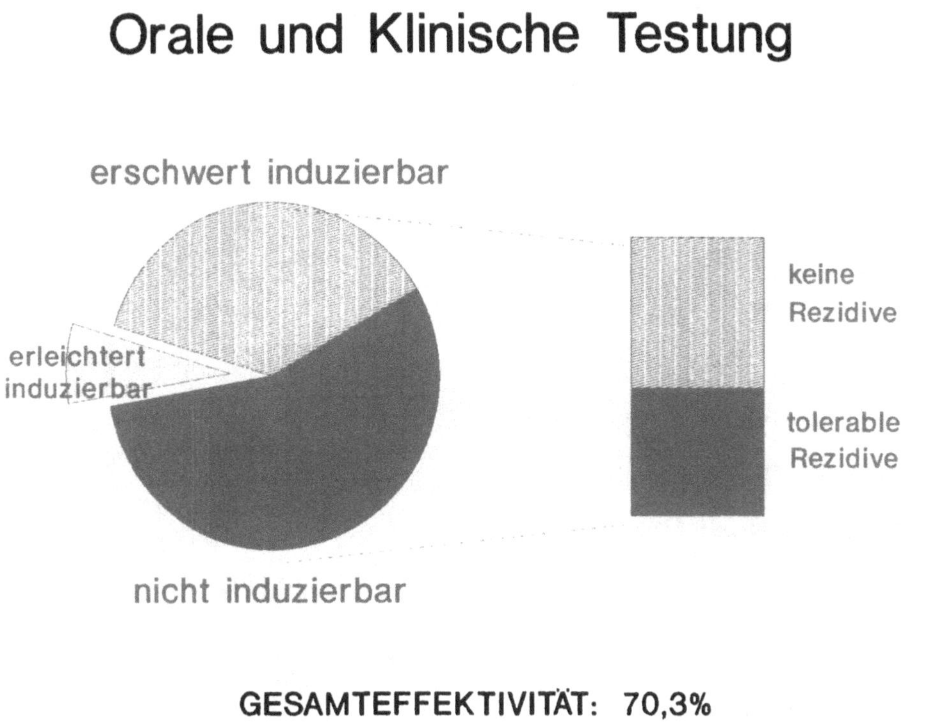

Abb. 10.4.

unzureichend bearbeitet. Auch war das study design einer vorgeschalteten intravenösen Testung der Effektivität mittels programmierter Stimulation - wie sich später insbesondere bei den ventrikulären Tachykardien herausstellte - zur Vorhersage der Wirksamkeit einer oralen Therapie ungeeignet. Auf diese Weise stehen nur wenig Zahlen einer oralen Langzeitprophylaxe zur Verfügung. Eine erfolgreiche Rezidivprophylaxe war in einem Drittel bis zu der Hälfte der Patienten erreichbar (siehe Tabelle 10.3.). Während akzessorische Bahnen hinsichtlich ihrer Refraktäreigenschaften nur selten beeinflußt werden und daher die Effektivität beim WPW-Syndrom am geringsten ist, werden Av-Knoten-Reentry-Tachykardien über eine Verlängerung der Refraktärzeit der langsam leitfähigen Bahn unterbrochen, bzw. die Vorbedingungen für den Eintritt einer Kreiserregung therapeutisch günstig beeinflußt. - Bei allen Formen der supraventrikulären Tachykardie kann aber eine Wirksamkeit auch über die Ausschaltung der die Tachykardien triggernden Extrasystolen, d.h. über eine antiektopische Aktivität erfolgen (1). Weitere Untersuchungen sind erforderlich.

- Eine **Rezidivprophylaxe von Vorhofflimmern und -flattern** konnte bei knapp der Hälfte der Patienten erzielt werden. Auch hier können sowohl antiektopische als auch an-

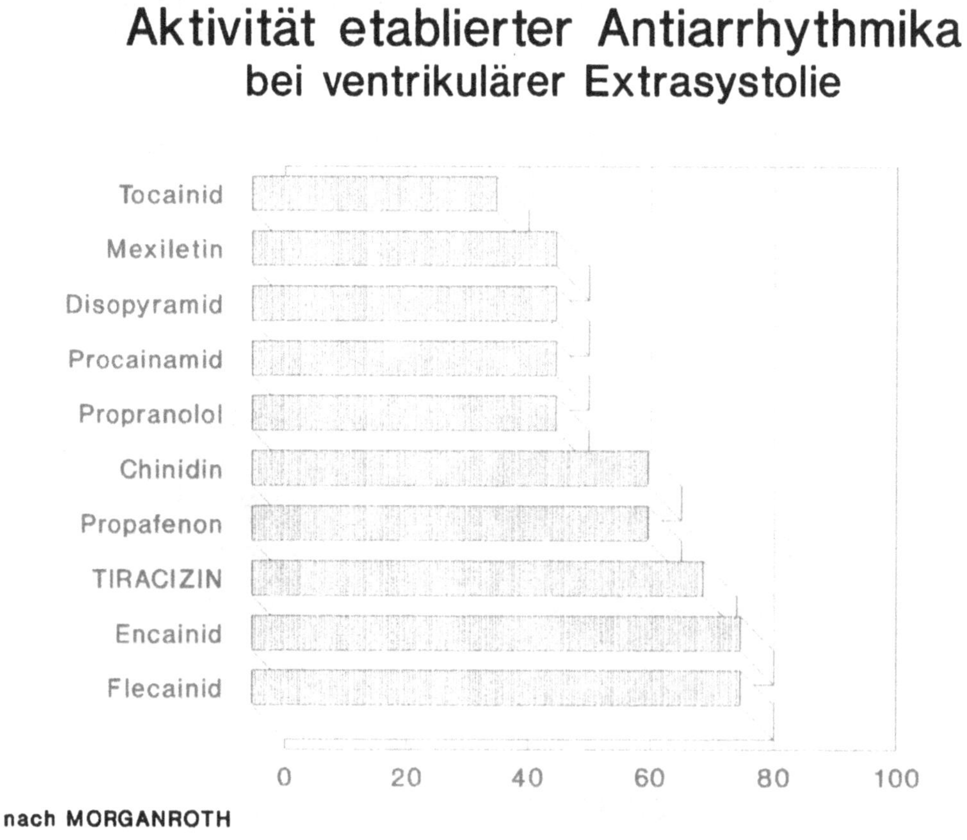

Abb. 10.5

tifibrillatorische Wirkungen unterstellt werden. Es ist jedoch anzunehmen, daß Tiracizin die Erfolgsraten der auf diesem Indikationsgebiet etablierten Antiarrhythmika Chinidin, Disopyramid und Flecainid sowie Propafenon nicht erreichen wird. Aus diesem Grunde werden sich die ärztlichen Anwendungsgewohnheiten sicher nicht beeinflussen lassen, so daß sich der Einsatz des Tiracizin ausschließlich als Mittel der letzten Wahl auf therapierefraktäre Fälle beschränken wird.

- Bei **malignen ventrikulären Tachykardien** (siehe Abb. 10.4.) betrug die Erfolgsrate bei oraler Langzeittherapie und Testung der Effektivität eine Woche nach Beginn der Therapie insgesamt 70,3%, wobei 51,8% der Patienten im klinischen Verlauf rezidivfrei blieben und 44,0% der Fälle tolerable Rezidive erlitten. Beim Vergleich der Effektivität mit anderen Antiarrhythmika (siehe Abb. 10.5., Tabelle 6.9., S. 87) nimmt Tiracizin eine gute Stellung ein.

2. Minimale Effekte auf die normale und gestörte Reizbildung und Erregungsleitung:
Die klinisch-elektrophysiologischen Untersuchungen konnten für Tiracizin (Dosis: 0,3 mg/kg KM) eine

- signifikante **positiv chronotrope Wirkung** auf die Sinusknotenautomatie (Periodendauer, max. Sinusknotenerholungszeit),

- einen signifikanten **negativ dromotropen Effekt auf die atriale** (PA-Intervall), **Av-Knoten-** (AH-Zeit), **His-Bündel-Faszikel-Purkinje-** (HV-Zeit) **und intraventrikuläre Erregungsleitung** (QRS-Dauer) sowie

- nichtsignifikante **positiv bathmotrope Wirkungen auf atrialer und ventrikulärer Ebene** nachweisen, während die Refraktäreigenschaften des Av-Knotens unbeeinflußt blieben (siehe Tabelle 6.3., S. 81).

Innerhalb der klinischen Prüfung (39) entwickelten 17 von 247 Patienten (6,9%) einen av-Block 1. Grades (PQ-Zeit 177 +/- 25 ms vs. 220 +/- 11 ms); nur in einem Falle wurde unter Therapie mit Tiracizin ein av-Block 2. Grades, Typ Wenckebach beobachtet.
Innerhalb des gleichen Patientengutes wurden 21 Patienten mit einem präexistenten av-Block 1. Grades mit Tiracizin behandelt. Nur in 6 Fällen kam es zu einer weiteren Verlängerung der PQ-Zeit (Gesamtkollektiv: PQ-Zeit 223 +/– 21 ms vs. 228 +/– 13 ms). In allen Therapieversuchen wurde nur bei einem Kranken mit ausgeprägter Nierenfunktionsstörung (veränderte Elimination des Pharmakons und seiner Metabolite) die Ausbildung eines Linksschenkelblockes beobachtet.

Aus diesen elektrokardiologischen Daten kann die Schlußfolgerung gezogen werden, daß Tiracizin ein **Antiarrhythmikum mit einem kleinen Katalog an Kontraindikationen** ist.

- Es unterscheidet sich von Amiodarone, Beta-Rezeptorenblockern, Disopyramid und Verapamil durch die positiv chronotropen Effeke, so daß das **asymptomatische Sinusknoten-Syndrom mit Tiracizin behandelbar ist,**
- von den etablierten Substanzen aller Beta-Rezeptorenblocker, Disopyramid, Flecainid, Propafenon und Verapamil durch fehlende negativ dromo- bzw. bathmotrope Effekte auf den Av-Knoten, so daß auch der **Av-Block 1. Grades keine Kontraindikation** ist und
- von Ajmalin, Disopyramid, Flecainid, Lidocain und Propafenon durch nur geringe negativ dromotrope Effekte auf die distale Erregungsleitung, so daß der bifaszikuläre bzw. Linksschenkelblock keine Kontraindikation für eine Tiracizintherapie ist, die Patienten aber überwachungsbedürftig sind.

Mit den genannten Eigenschaften ist eine risikoarme Therapie mit Tiracizin bei Vorliegen asymptomatischer Reizbildungs- und Erregungsleitungsstörungen möglich.

3. Günstige hämodynamische Wirkungen:
Tiracizin zeigt bei Patienten mit Herzinsuffizienz und erheblich gesteigertem Pulmonalarteriendruck (PA) unter Ergometerbelastung keine über das Verhalten ohne Medikation hinausgehende Drucksteigerung des PA.
Durch invasive Untersuchungen konnte ferner nachgewiesen werden, daß Kontraktilität (vCF) und Pumpfunktion (EF) sowie der Koronarfluß (110 +/1 21 ml vs. 109 +/– 31 ml) und der Sauerstoffverbrauch des Myokards (Sinus coronarius: 12 +/– 8 ml vs. 12 +/– 5 ml) nicht beeinflußt werden.

In experimentellen Studien (28,35) wurde gefunden, daß die Metabolite des Tiracizin **positiv inotrope Effekte** haben, die eine kurzzeitig auftretende negativ inotrope Wirkung der Muttersubstanz kompensieren. Da unter Langzeitanwendung überwiegend die Metabolite für die Wirkung verantwortlich sind und die Plasmaspiegel 6 bis 10-fach über denen des Tiracizin liegt (35), könnten die positiv inotropen Eigenschaften der Tiracizinmedikation überwiegen.
Somit unterscheidet sich Tiracizin von allen anderen Antiarrhythmika durch positiv inotrope Effekte, die eine Anwendung auch bei latenter Herzinsuffizienz möglich machen.

4. Möglichkeit einer intravenösen und oralen Applikation:
Tiracizin liegt als Ampullenlösung und Tablette vor. Die absolute Bioverfügbarkeit liegt aufgrund eines ausgeprägten „first pass"-Metabolismus bei 34% (35).
In zahlreichen Studien konnte jedoch nachgewiesen werden, daß die orale Therapie einer intravenösen Applikation überlegen ist und daß mit einer **Wirkungssteigerung bis zum 28. Behandlungstag** zu rechnen ist. Diese Beobachtungen dürften auf eine Kumulation der Metabolite zurückführbar sein 35,39). Es zeigte sich ferner, daß die Vorhersage einer Effektivität einer oralen Langzeittherapie durch intravenöse Testung weder bei ventrikulären Ektopien noch bei supraventrikulären und ventrikulären Tachykardien sicher ist und daher nicht angeraten werden kann. Die intravenöse Testung führt zu falsch negativen Vorhersagen.

5. Große therapeutische Breite mit geringer Toxizität:
Die therapeutische Breite des Tiracizin ist wie bei allen anderen Klasse I-Antiarrhythmika relativ klein (6,10,3843,49): Die therapeutischen Dosen liegen bei intravenöser Applikation zwischen 0,2 bis 0,5 mg/kg KM. Toxische Effekte sind bei Dosen von >1 mg/kg KM zu erwarten.
Bei oraler Gabe werden Dosen zwischen 50 und 100 mg/dosi eingesetzt. Der toxische Dosisbereich ist bislang nicht eindeutig definiert, dürfte jedoch erst bei 200 mg/dosi beginnen. Somit kann eine **therapeutische Breite um den Faktor 2 bis** 4 unterstellt werden. Dies ist im Vergleich zu anderen Antiarrhythmika (Chinidin, Disopyramid, Flecainid, Procainamid, Propafenon, Verapamil) sehr günstig.

6. Geringe Nebenwirkungsrate:
Die Therapie mit Tiracizin ist arm an Nebenwirkungen; diese führen sehr selten zu einer Therapieunterbrechung.
Unter Zusammenfassung aller klinischen Studien (siehe Tabelle 10.4.) wurden von 374 Patienten in 113 Fällen (30,2%) Nebenwirkungen angegeben. Ein Therapieabbruch war aber nur bei 16 Kranken (4,3%) erforderlich.
Die Nebenwirkungen unterteilen sich in kardio-vaskuläre Effekte (Hitzewallungen, Schwindelgefühl, Schweißausbrüche) in 13,9% der Fälle, zentral-nervöse Neben-

Effektivitätsvergleich
von Tiracizin und Flecainid
bei oraler Therapie

Tiracizin

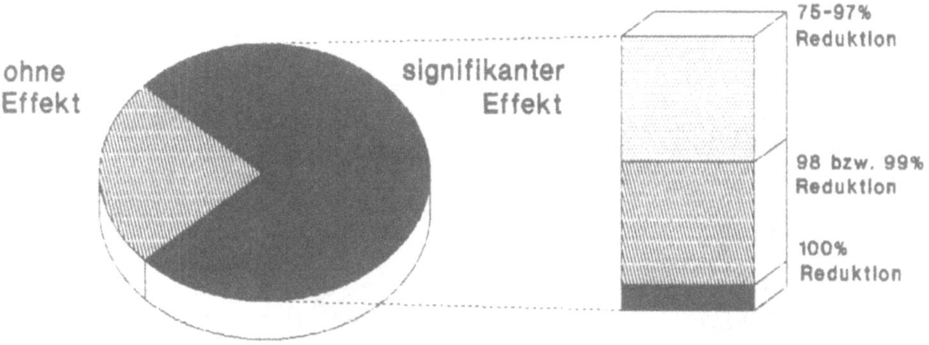

Flecainid

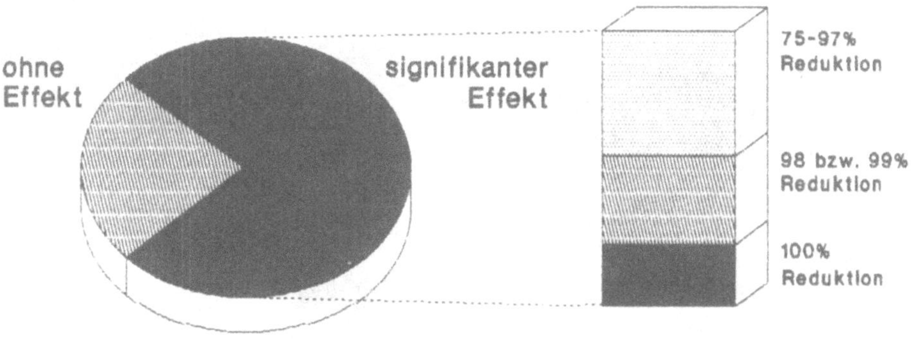

Abb. 10.6.

Effektivitätsvergleich
von Tiracizin und Propafenon
bei oraler Therapie

Tiracizin

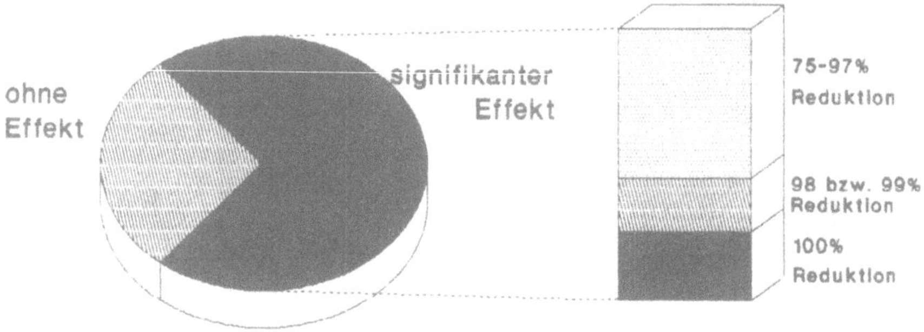

Propafenon

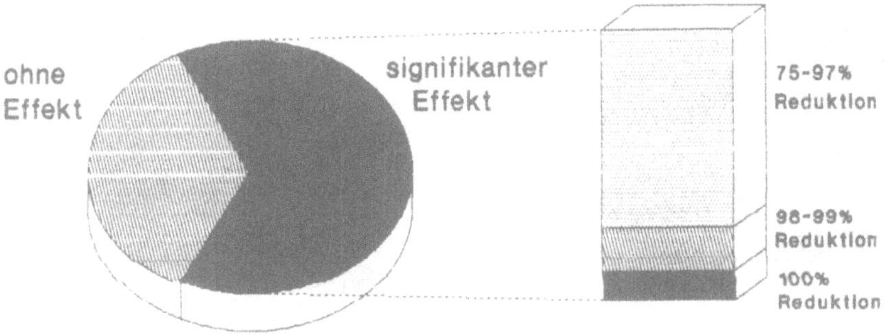

Abb. 10.7.

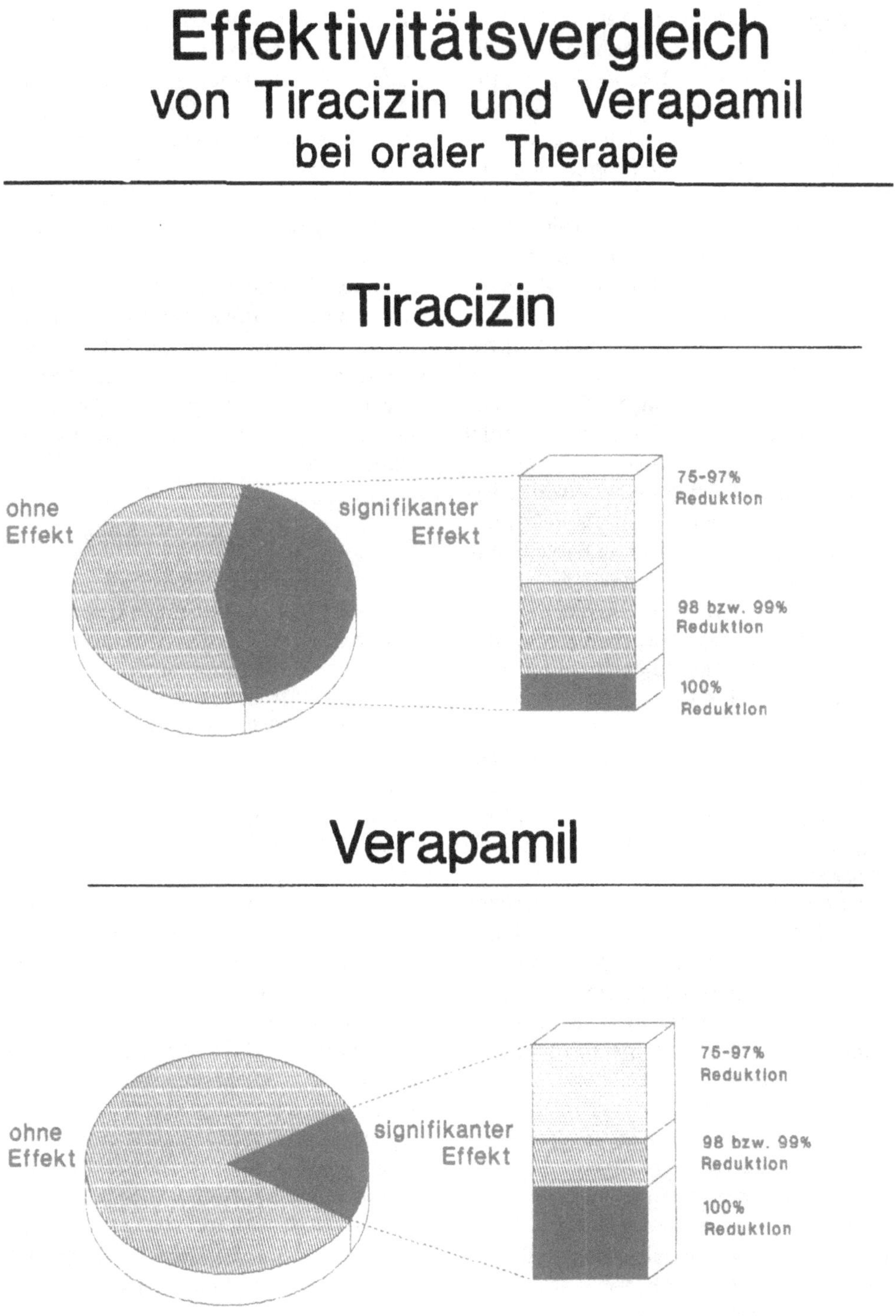
Effektivitätsvergleich
von Tiracizin und Verapamil
bei oraler Therapie
Tiracizin
ohne Effekt
signifikanter Effekt
75-97% Reduktion
98 bzw. 99% Reduktion
100% Reduktion
Verapamil
ohne Effekt
signifikanter Effekt
75-97% Reduktion
98 bzw. 99% Reduktion
100% Reduktion

Abb. 10.8.

wirkungen (Kopfschmerz, Seh- und Schlafstörungen, Tremor, Parästhesien und Müdigkeit) in 15.5% der Behandelten, gastrointestinale Wirkungen (Mundtrockenheit, Übelkeit, Magenbeschwerden und Obstipation) in 13,6% der Fälle und dermatologische Nebenwirkungen (Hautjucken, Exantheme) bei 25,1% der Fälle mit Nebenwirkungen. Hierbei wurden von vielen Patienten mehrere subjektive Nebeneffekte (im Mittel 2,1 pro Patient) angegeben.
In Vergleichsstudien mit Flecainid, Propafenon und Verapamil (2,42,47,48) wurde aufgrund der Nebenwirkungen überwiegend eine Behandlung mit Tiracizin bevorzugt (Abb. 10.6 bis 10,8.). - Insgesamt nimmt mit der Dauer der Therapie die Nebenwirkungshäufigkeit und -intensität ab. Es ist bei den hohen Nebenwirkungsraten zu berücksichtigen, daß in zahlreichen Studien eine Befragung der Patienten mit einem angebotenen Nebenwirkungsfragebogen erfolgte, so daß suggestive Antworten in einer großen Zahl der Fälle möglich sind.

7. Geringe Arzneimittelinteraktionen und günstige additive oder synergistische Wirkungen mit anderen Antiarrhythmika, so daß geringere Dosen mehrerer Pharmaka in Kombination angewandt werden können:
Tiracizin und seine Metabolite besitzen selbst Klasse IA und IB- (Natriumkanal-Blocker) sowie Klasse IV- (Kalziumkanal-Blocker) Eigenschaften. Bislang sind günstige überadditive Wirkungen nur für eine Kombinationstherapie mit Beta-Rezeptorenblockern bekannt.

8. Prolongierte Wirkdauer, um eine gesicherte Arrhythmiekontrolle zu gewährleisten:
In der bisher eingesetzten galenischen Zubereitung des Tiracizin als Tablette mit 50 mg Wirksubstanz beträgt die absolute Bioverfügbarkeit im Mittel 34%, verursacht durch einen extensiven „first pass“-Metabolismus. Die antiarrhytrhmische Aktivität basiert neben der Muttersubstanz zum größten Teil auf zwei kurze Zeit nach oraler Gabe entstehenden Hauptmetaboliten. Während die Halbwertszeit des unveränderten Pharmakons 2 Stunden beträgt, konnte für die Metabolite eine Halbwertszeit von 14 bis 17 Stunden nachgewiesen werden. Unter steady state-Bedingungen liegen die Konzentrationen der Metabolite um das 5 bis 10fache über denen des Tiracizin (siehe Abb. 4.7., S. 52). Aufgrund der pharmakokinetischen und klinischen Untersuchungen konnte eine gewisse Kumulation (nichtlineare Kinetik) der Metabolite im Zusammenhang mit einer Effektivitätssteigerung der Therapie nachgewiesen werden.

10.6. Risiko-Nutzen-Bewertung der Therapie mit Tiracizin

Wie bereits im vorausgehenden Unterkapitel dargestellt, sind für die Tiracizintherapie bislang nur wenige Kontraindikationen bekannt. Aufgrund der günstigen elektrophysiologischen Effekte ist das Antiarrhythmikum bei klinisch asymptomatischen Reizbildungs- und Erregungsleitungsstörungen (Sinusknoten-Syndrom, av-Block 1. Grades, bifaszikulärer und Linksschenkelblock) ohne Risiko im Gegensatz zu anderen Antiarrhythmika einsetzbar (siehe 10.5., Pkt. 2.).
Tiracizin hat im Gegensatz zu allen anderen Antiarrhythmika die **geringste Rate arrhythmogener Effekte** (siehe Abb. 10.9.). Dieser Vorteil im Zusammenhang mit der hohen Wirksamkeit bei Patienten mit koronarer Herzkrankheit und besonders in der chronischen Infarktphase lassen Tiracizin zur Prophylaxe eines plötzlichen Herztodes besonders geeignet erscheinen. Die **Therapieüberwachung durch Holter-Monitoring sollte nach Ablauf der ersten Therapiewoche** erfolgen, da bislang alle arrhythmogenen Ereignisse in der Einstellungsphase beobachtet wurden.
Die Neigung von Patienten mit Kardiomyo-

pathie zu arrhythmogenen Effekten auf eine Tiracizintherapie hat sich im weiteren Verlauf der Studien nicht bestätigt. Offensichtlich sind beide in Stufe II der klinischen Prüfung beobachteten Fälle im Rahmen einer statistischen Zufallshäufung zu interpretieren. In beiden Fällen handelte es sich um fortgeschrittene Formen mit einer Auswurffraktion < 30%. Die Häufung arrhythogener Ereignisse ist bei Patienten mit schlechter Pumpfunktion für alle Antiarrhythmika bekannt. In derartigen Fällen sollte daher auch bei Tiracizintherapie eine peinlich exakte Therapieüberwachung erfolgen. Dies trifft auch für alle jene Patienten zu, die unter einer laufenden Therapie eine Insuffizienzkonstellation infolge Fortschreitens der kardialen Grundkrankheit aufweisen.

Aufgrund fehlender negativ inotroper Wirkungen bestehen keine Anwendungsbeschränkungen bei Patienten mit latenter und auch manifester Herzinsuffizienz (> Schweregrad III der NYHA).

Da Tiracizin und seine Metabolite überwiegend biliär eliminiert werden, ist bei Patienten mit **eingeschränkter Nierenfunktion eine Therapie möglich**, jedoch sollten einschleichend geringere Dosen eingesetzt werden. Falls die Möglichkeit besteht, sollte zur Sicherheit für den Patienten eine Kontrolle der Plasmaspiegel der Muttersubstanz und der Metabolite erfolgen.

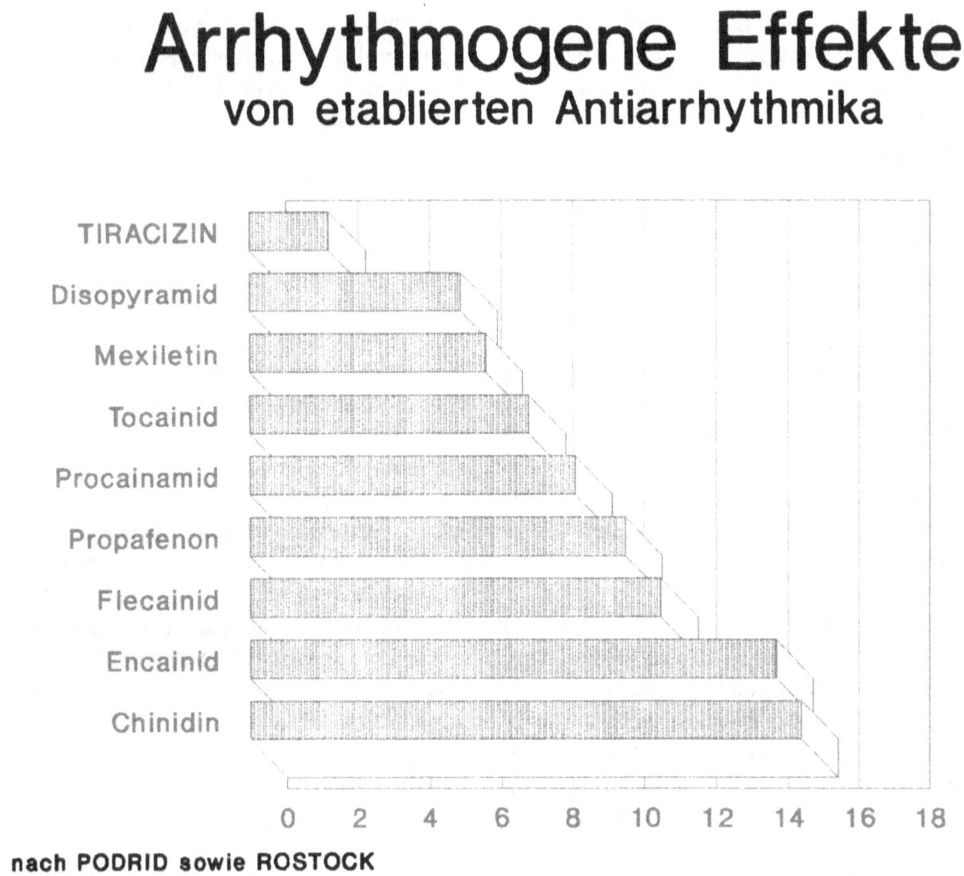

Abb. 10.9.

Patienten mit eingeschränkter Leberfunktion werden bislang von einer Therapie mit Tiracizin ausgeschlossen. Untersuchungen zur Pharmakokinetik der Substanz bei derartigen Patienten werden gegenwärtig durchgeführt, so daß nach Vorlage der Ergebnisse abgesicherte Aussagen möglich sind.

Die **Nebenwirkungsrate der Tiracizintherapie ist im Vergleich zu anderen Antiarrhythmika gering**. Die Nebenwirkungen sind zumeist tolerabel, nehmen mit zunehmender Dauer der Therapie an Häufigkeit und Intensität ab und zwingen nur selten zu einer Unterbrechung der Therapie. Bedeutsame Veränderungen laborchemischer Parameter der Hämato-, Leuko- und Thrombopoese, der Leber- und Nierenfunktion wurden nicht gesehen. In wenigen Fällen wurden unbedeutsame Anstiege der alkalischen Phosphatase beobachtet. Es ist bislang ein Fall mit bioptisch gesicherter arzneimitteltoxischer Wirkung der Leberfunktion bekannt, der sich ohne Folgen nach Unterbrechung der Therapie zurückbildete.

10.7. Empfehlungen für weiterführende Untersuchungen

Das Indikationsgebiet der Tiracizintherapie bei ventrikulärer und supraventrikulärer Extrasystolie ist exakt abgesichert und die Effektivität durch ausreichende Studien signifikant belegt.

1. Zur vergleichenden Wertbestimmung sollten jedoch weitere Untersuchungen im **Vergleich zu Placebo und anderen Antiarrhythmika im Doppelblindversuch und cross-over-Vergleich** erfolgen. Hierzu erscheinen insbesondere Disopyramid, Flecainid, Mexiletin und Propafenon (Abb. 10.7.–10.9.) geeignet. Aus den Erfahrungen der mißlungenen Doppelblind-Studie mit Propafenon lernend, sollten die Effektivitätsprüfungen im steady state der Metabolitenkumulation, d.h. frühestens nach 14 Behandlungstagen, erfolgen.

2. Die **Indikationsgebiete des Vorhofflimmerns und -flatterns, der paroxysmalen supraventrikulären und ventrikulären Tachykardien bedürfen einer weiteren Bearbeitung** an großen (n = 50) Patientenzahlen und Untersuchungszeiträume über mindestens 1 Jahr. Hierbei sollte eine Therapiekontrolle mittels programmierter Stimulation gleichfalls im steady state unter oraler Applikation erfolgen. Als alternatives Patientengut kommen bei den paroxysmalen supraventrikulären Tachykardien Kranke mit sehr häufigen Tachykardieatacken (>1 Anfall/Monat) in Betracht, die ihre Rezidive eindeutig identifizieren und so ohne invasive Kontrolle exakte Aussagen zur Wirksamkeit des Antiarrhythmikums machen können.

3. Unter den kardialen Grundkrankheiten mit symptomatischen Arrhythmien sollten weitere **Erfahrungen bei Patienten mit hypertropher und dilatativer Kardiomyopathie** sowie der seltenen arrhythmogenen rechtsventrikulären Dysplasie gesammelt werden. Hier sollte eine multizentrische Bearbeitung nach einheitlichem Prüfplan mit Fallberichten angestrebt werden, die nach einem geeigneten Zeitraum ausgewertet werden kann.

4. Es liegen **unzureichende Ergebnisse zu hämodynamischen Effekten des Tiracizin** vor. Die Bearbeitung dieses Sachgebietes ist zu problemreich, als daß exakte Aussagen nur getrennt nach akuten Wirkungen nach intravenöser Applikation und chronischer oraler Anwendung gemacht werden können, da bereits aus dem Experiment bekannt ist, daß sich die Effekte der Muttersubstanz und der Metabolite unterscheiden. Für die Akutanwendung sollten Patienten mit koronarer Herzkrankheit bzw. Kardiomyopathie und symptomatischen Arrhythmien genutzt wer-

den, bei denen eine invasive Diagnostik indiziert ist. Auf diese Weise könnten Aussagen zur Beeinflussung von Kontraktilität und Pumpfunktion möglich werden (43).
Für die Prüfung der chronischen Wirkungen eignen sich Patienten mit koronarer Herzkrankheit, z.B. nach erfolgter Versorgung mit einem koronaren Bypass oder nach Myokardinfarkt, bei denen zur Verlaufsbeurteilung Kontrolluntersuchungen mittels Ergometrie und Rechtsherz-Einschwemmkatheterismus erforderlich sind.
Bei Patienten mit eingeschränkter Ejektionsfraktion (< 40%) sollten die Untersuchungen zur Pharmakokinetik bei Herzinsuffizienz (absolute Bioverfügbarkeit, Eliminationshalbwertszeit) weitergeführt und komplettiert werden.

5. Die Untersuchungen zur Risikobewertung und Pharmakokinetik des Tiracizin und seiner Metabolite bei **Patienten mit Leber- und Nierenfunktionsstörungen** (4) sollten weitergeführt und ergänzt werden.

6. Die Eignung des Tiracizin für eine **Prävention des plötzlichen Herztodes** sollte in einer randomisierten Placebo-kontrollierten Studie, u. U. im Vergleich mit anderen Antiarrhythmika (z.B. Propafenon, Sotalol und Moracizine) geprüft werden. Aus den Fehlern der CAST-Studie (9,18,19,31,46) lernend, sollten ausschließlich Patienten mit definiertem Risiko (Ejektionsfraktion < 40%, potentiell maligne ventrikuläre Arrhythmien, Ischämieattacken) ausgewählt werden. Die Therapie ist in Intervallen von 4 Wochen mittels Holter-Monitoring (21,22,27,30, 32,33,44,45,51) Plasmaspiegelkontrollen (3,10,49,50) und Überwachung der hämodynamischen Situation zu kontrollieren. Bei einer Verschlechterung der rhythmogenen oder hämodynamischen Situation sollte der Therapieschlüssel der Doppelblind-Studie durch einen Monitor für den betreffenden Patienten eröffnet werden, der dann u. U. mit einem unabhängigen Kardiologen über den weiteren Therapieverlauf entscheidet. Einschränkungen für eine zusätzliche Therapie können aus ethischen Gründen ausschließlich für klassische Antiarrhythmika, nicht jedoch für Beta-Rezeptorenblokker oder Kalziumantagonisten akzeptiert werden.

7. Es sollte die klinische Beobachtung kontrolliert werden, nach der **Tiracizin antianginöse Effekte** hat. Einzelne Patienten forderten trotz fehlender antiarrhythmischer Aktivität die weitere Medikation, da die Häufigkeit und Schwere von Stenokardien abnahm. Für eine derartige Aussage wären Patienten geeignet, die im Langzeit-EKG Phasen mit stummer Ischämie zeigen, deren Beeinflussung durch Tiracizin kontrollierbar ist.

8. Eine weitere Bearbeitung von **Arzneimittelinteraktionen** mit Herzglykosiden, Beta-Rezeptorenblockern, Nitraten, Kalziumantagonisten und Antikoagulantien mit Kontrolle pharmakokinetischer Parameter ist erforderlich und sollte gleichfalls in Form einer Multizenter-Studie mit Einzelfall-Darstellung erfolgen.

9. Im Rahmen der Phase IV sind weiterführende Falldokumentationen von **Patienten mit Langzeittherapie** erforderlich, um die bisher getroffenen Aussagen zur **Arzneimittelsicherheit und der Beeinflussung von Organen und Organsystemen** (3,4) zu erhärten. Ferner sollte in diesem Zusammenhang auch die Stabilität der Wirkung über größere Zeiträume (Ausschluß einer Tachyphylaxie oder Arzneimittelresistenz) gesichert werden. Auch hier bietet sich eine Sammlung von Falldokumentationen an.

10. In Anbetracht der interessanten Kombination der Effekte von Tiracizin und seinen Metaboliten sollten auch in der **experimen-**

tellen Forschung weitere Aspekte, so z.B. die **Bedeutung der Hyperpolarisation** des Membran-Ruhepotentials für die antiarrhythmische Aktivität und die Beeinflussung des **Kalium-Kanals**, untersucht werden.

10.8. Zusammenfassende Bewertung von Tiracizin und seinen Metaboliten

Die Therapie mit Tiracizin zeigt gegenüber anderen Antiarrhythmika folgende Vorteile:

- **Breites Indikationsspektrum**: Gesichert ist eine hohe **antiarrhythmische Aktivität bei supraventrikulären und ventrikulären Ektopien**, wobei alle fokalen und getriggerten Arrhythmien mit großer Sicherheit erfolgreich behandelbar sind.

Hinreichend gesichert ist die Effektivität von Tiracizin bei **malignen ventrikulären Tachykardien**.
Das Antiarrhythmikum ist ferner wirksam bei supraventrikulären Tachykardien, einschließlich Vorhofflimmern und -flattern.

- **Keine bedeutsamen rhythmologischen Kontraindikationen**: Mit Ausnahme symptomatischer Formen des Sinusknoten-Syndroms, dem höhergradigen Av-Knotenblock und bifaszikulären bzw. Linksschenkelblock ist Tiracizin ohne Risiko anwendbar.

- **Sehr seltene arrhythmogene Effekte**: Im Vergleich zu anderen Antiarrhythmika ist die Häufigkeit arrhythmogener Ereignisse sehr selten (siehe Tabelle 10.1., Abb. 10.2.).

- **Tiracizin zeigt die höchste antiarrhythmische Aktivität bei koronarer Herzkrankheit und innerhalb der chronischen Infarktphase.** Mit diesen Wirkungen ist es für die häufigste Indikation symptomatischer Arrhythmien geeignet.

- **Tiracizin besitzt keine negativ inotropen Effekte, die Metabolite sind positiv inotrop wirksam.** Mit diesen Eigenschaften unterscheidet sich die Substanz von allen anderen Antiarrhythmika.

- Da Tiracizin nach den Ergebnissen der bisher durchgeführten Vergleichsstudien zumindest mit den etablierten Antiarrhythmika Flecainid und Propafenon gleichwertig antiarrhythmisch aktiv ist, gehört die Substanz zumindest **bei ventrikulären Ektopien zum Mittel der ersten Wahl.**

Literatur

1. ANDERSON, J.L.: Antifibrillatory versus antiectopic therapy. Am. J. Cardiol. **54** (1984), 7A-13A

2. ASSMANN, I. u. G.H. von KNORRE: Gutachten über die intraindividuelle Vergleichsstudie zwischen Tiracizin und Verapamil. Erfurt 10.07.1989

3. BENOWITZ, N.L. u. W. MEISTER: Pharmacokinetics in patients with cardiac failure. Clin. Pharmacokin. **1** (1976), 389-405

4. BOND, W.S.: Clinical relevance of the effect of hepatic disease on drug disposition. Am. J. Hosp. Pharm. **35** (1978), 406-414

5. BREITHARDT, G. u. M. BORGGREFE: Heutige Möglichkeiten der Therapie maligner Herzrhythmusstörungen bei koronarer Herzkrankheit. Dt.med. Wochenschr. **110** (1985), 1987-1992

6. BROWN, J.E. u. D.G. SHAND: Therapeutic drug monitoring of antiarrhythmic agents. Clin. Pharmacokin. **7** (1982), 125-148

7. Cardiac Arrhythmia Pilot Study Investigators: Recruitment and baseline description of patients in the cardiac arrhythmia pilot study. Am. J. Cardiol. **61** (1988), 704-713

8. Cardiac Arrhythmia Pilot Study Investigators: Effects of encainide, flecainide, imipramine and moracizine on ventricular arrhythmias during the year after acute myocardial infarction. Am. J. Cardiol. **61** (1988), 501-509

9. Cardiac Arrhythmia Suppression Trial Investigators: Preliminary report: Effect of encainide and flecainide on mortality in a randomized trial of arrhythmia suppression after myocardial infarction. N. Engl. J. Med. **321** (1989), 406-413

10. DENGLER, H.J.: Die Bedeutung der Pharmakokinetik für die Arzneimitteltherapie. Internist 71 (1977), 597-606

11. FEMMER, K., H. POPPE, S. HEER u. R. BARTSCH: Zur antiarrhythmischen Wirkung von Bonnecor (AWD 19-166, GS 015) an der experimentellen Arrhythmie durch Akonitin, Quabain, Calciumchlord und Bariumchlorid. Pharmazie **40** (1985), 836-840

12. GRIGOREVA, J.K., H. POPPE, E.M. TOLMACHEVA u. L.M. KRASNYKA: Antiarrhythmic properties of Bonnecor metabolites. Pharmacol. Toxicol. **53** (1990), 48-50

13. JOSEPHSON, M.E.: Treatment of ventricular arrhythmias after myocardial infarction. Circulation **74** (1986), 653-658

14. KAVERINA, N.V., S.J. BERDJAJEV u. N.V. DARINSKIJ: Besonderheiten der antiarrhythmischen Wirkung von Bonnecor (AWD 19-166, GS 015). Pharmazie **40** (1985), 840-844

15. KAVERINA, N.V., V.V. LYSKOVZEV, J.K. GRIGOREVA, Z.P. SENOVA, M.T. SULAKVELIDZE u. A.N. GRIZENKO: Antifibrillatorische und antiarrhythmische Wirksamkeit von Bonnecor (AWD 19-166, GS 015) an Modellen der Myokardischämie. Pharmazie **40** (1985), 845-847

16. KAVERINA, N.V., A.P. RODIONOV, S.J. BERDJAJEV, A.W. DARINSKIJ, M.T. SULAKVELIDZE u. W. KLEMM: Pharmakokinetik und Pharmakodynamik von Bonnecor (AWD 19-166, GS 015) an der Katze. Pharmazie **40** (1985), 868-869

17. KAVERINA, N.V., A.P. RODIONOV, V.V. LYSKOVZEV, J.K. GRIGOREVA, M.T. SULAKVELIDZE, H. POPPE, W. KLEMM u. U. MORGENROTH: Pharmakokinetik und Pharmakodynamik von Bonnecor (AWD 19-166, GS 015) am Hund. Pharmazie **40** (1985), 869-870

18. KOWEY, P.R., R.A. MARINCHAK u. S.J. RIALS: The cardiac arrhythmia suppression trial: How has it impacted on contemporary arrhythmia management. J. Cardiovasc. Electrophysiol. **1** (1990), 457-463

19. LENGFELDER, W. u. J. SENGES: Antiarrhythmische Therapie nach der CAST-Studie: Welche Konsequenzen müssen Sie ziehen? Therapiewoche **40** (1990), 2903-2914

20. LINDE, T.: Elektrophysiologische und mechanische Untersuchungen von zwei Metaboliten des Antiarrhythmikums Bonnecor am Papillarmuskel und an der Herzventrikelzelle des Meerschweinchens. Promotionsschrift A, Martin-Luther-Universität Halle 1990

21. MICHELSON, E.L. u. J. MORGANROTH: Spontaneous variability of complex ventricular arrhythmias detected by long-term electrocardiographic recording. Circulation **61** (1980), 690-695

22. MORGANROTH, J.: Evaluation of antiarrhythmic drug therapy using Holter monitoring. Am. J. Cardiol. **62** (1988), 18H-23H

23. NILIUS, B., K. SCHÜTTLER, K. BENNDORF u. W. BOLDT: Electrophysiological effects of a new antiarrhythmic substance Bonnecor (AWD 19-166, GS 015) on mammalian myocardium. Pharmazie **40** (1985), 847-851

24. NILIUS, B., K. BENNDORF, K. SCHÜLLER u. W. BOLDT: Use dependent depression of fast sodium current in heart muscle by the new antiarrhythmic substance Bonnecor (AWD 19-166, GS 015). Pharmazie **40** (1985), 852-854

25. NILIUS, B. u. M. SCHUMANN: Inotropic effects of the antiarrhythmic compound Bonnecor (AWD 19-166, GS 015). Pharmazie **40** (1985), 854

26. NILIUS, B.: Electrical effects of the new antiarrhythmic compound Bonnecor (AWD 19-166, GS 015) under arrhythmogenic conditions. Pharmazie **40** (1985), 855-856

27. PODRID, P.J., S. LAMPERT, T.B. GRABOYS, C.M. BLATT u. B. LOWN: Aggravation of arrhythmia by antiarrhythmic drugs - Incidence and predictors. Am. J. Cardiol. **59** (1987), 38E-44E

28. POPPE, H., S. HEER u. R. BARTSCH: Pharmakologische Studien zu Bonnecor und seinen Metaboliten. Vortragsmanuskript des Bonnecor-Symposiums, Dresden am 25.-27.10.1988. Pharmacol. Toxicol. **53** (1990), 46-48

29. POPPE, H., K. FEMMER, N.V. KAVERINA, V.V. LYSKOVZEV, J.K. GRIGOREVA u. D.D. MAZIEVKIJ: Kreislaufwirkungen und Nebenwirkungen des Bonnecor (AWD 19-166, GS 015) an Hund und Katze. Pharmazie **40** (1985), 857-861

30. PRATT, C.M., P. THEROUX, D. SLYMEN, A. RIORDAN-BENNETT, D. MORISETTE, A. GALLOWAY, A.A. SEALS u. A. HALLSTROM: Spontaneous variability of ventricular arrhythmias in patients at increased risk for sudden death after acute myocardial infarction. Consecutive ambulatory electrocardiographic recordings of 88 patients. Am. J. Cardiol. **59** (1987), 278-283

31. PRATT, C.M.: The aftermath of the CAST - A reconsideration of traditional concepts. Am. J. Cardiol. **65** (1990), 1B-2B

32. RAE, A.P., H.R. KAY, L.N. HOROWITZ, S.R. SPIELMAN u. A.M. GREENSPAN: Proarrhythmic effects of antiarrhythmic drugs in patients with malignant

ventricular arrhythmias evaluated by electrophysiologic testing. J. Am. Coll. Cardiol. **12** (1988), 131-139

33. RAEDER, E.A., S.H. HOHNLOSER, T.B. GRABOYS, P.J. PODRID, S. LAMPERT u. B. LOWN: Spontaneous variability and circardian distribution of ectopic activity in patients with malignant ventricular arrhythmia. J. Am. Coll. Cardiol. **12** (1988), 656-661
34. RATHGEN, K., K.J. ROSTOCK, D. PFEIFFER u. A. SCHIRDEWAN: Diagnostik und Therapiekontrolle ventrikulärer Tachyarrhythmien mit programmierter Kammerstimulation und Holter-Technik. Z. Klin. Med. **42** (1987), 1235-1239, 1299-1303
35. ROSTOCK, G.: Klinisch-pharmakologische Untersuchungen der Antiarrhythmika Tiracizin und Disopyramid. Promotionsschrift B, Akademie der Wissenschaften der DDR 1989
36. ROSTOCK, K.J., A. SCHIRDEWAN u. U. KRÜNES: Klinisch-elektrophysiologische Untersuchungen zur Wirkung neuer Antiarrhythmika. Methodik, Probleme, Grenzen und Möglichkeiten. Dt. Gesundh.-Wesen **35** (1980), 1337-1342
37. ROSTOCK, K.J., K. RATHGEN, G. ROSTOCK, H. VOLKMANN u. D. PFEIFFER: Klinische Wirksamkeit von Bonnecor bei oraler Langzeitgabe. Medicamentum **31** (1990), 53-57
38. ROSTOCK, K.J. u. H. VOLKMANN: Klinische Wirksamkeit von Bonnecor bei intravenöser Gabe. Arzneimittelwerk Dresden GmbH: Symposium über Bonnecor. Dresden 1991
39. ROSTOCK, K.J., H. VOLKMANN, W. PRIES, W. VEHMEIER, H. WERNER, E. WUNDERLICH u. S. MOSEBACH: Klinische Wirksamkeit einer oralen Langzeittherapie mit Bonnecor bei Patienten mit ventrikulärer und supraventrikulärer Extrasystolie und paroxysmalen supraventrikulären Tachykardien. Symposium über Bonnecor: Arzneimittelwerk Dresden GmbH, Dresden 1991
40. ROSTOCK, K.J.: Herzrhythmusstörungen in Theorie und Praxis. Akademie-Verlag Berlin 1988
41. ROSTOCK, K.J.: Gutachten zur antiarrhythmischen Effektivität von Bonnecor im Vergleich zu einer Placebo-Behandlungsphase. Berlin, den 23.07.1989
42. ROSTOCK, K.J., D. PFEIFFER u. K. RATHGEN: Gutachten über die Testung der Effektivität und Verträglichkeit von Bonnecor im intraindividuellen Vergleich (cross over) zu Flecainid. Berlin 17.07.1989
43. SCHMIDT, G.: Antiarrhythmische Therapie: Kardiodepressive Nebenwirkungen. Schattauer Verlag, Stuttgart, New York 1988
44. SCHMIDT, G, L. GOEDEL-MEINEN, K. ULM, G. JAHNS, P. BARTHEL, B. STIEF, U.H. SCHAUDIG, G. KLEIN, W. BAEDEKER u. H. BLÖMER: Spontanvariabilität ventrikulärer Extrasystolen: Kriterien zur Validierung einer antiarrhythmischen Therapie in Abhängigkeit von der Länge des Kontrollintervalls. Z. Kardiol. **76** (1987), 292-295
45. SCHMIDT, G., K. ULM, R. BARTHEL, L. GOEDEL-MEINEN, G. JAHNS u. W. BAEDEKER: Spontaneous variability of simple and complex ventricular premature contractions during long time intervals in patients with servere oraganic heart diseases. Circulation **78** (1988), 296-301
46. SCHMIDT, G.: Antiarrhythmische Therapie von Risikopatienten - Die CAST-Studie hat ihr Ziel verfehlt. Therapiewoche **39** (1989), 1701-1706
47. VEHMEIER, H.J. u. W. PRIES: Abschlußbericht des Tiracizin-Propafenon-Doppelblindversuches im cross-over Versuchsanordnung im double-dummy-Verfahren. Berlin 17.11.1989
48. VOLKMANN, H.: Gutachten: Testung der Effektivität und Nebenwirkungsrate von Bonnecor im intraindividuellen Vergleich zu Propafenon. Jena 11.09.1988
49. WOOSLEY, R.L.: Role of plasma concentration monitoring in the evaluation of response to antiarrhythmic drugs. Am. J. Cardiol. **62** (1988), 9H-17H
50. WOOSLEY, R.L. u. D.M. RODEN: Importance of metabolites in antiarrhythmic therapy. Am. J. Cardiol. **52** (1983), 3C-7C
51. ZIPES, D.P.: Proarrhythmic effects of antiarrhythmic drugs. Am. J. Cardiol. **59** (1987), 26E-31E

Sachregister

FSC
www.fsc.org
MIX
Papier | Fördert gute Waldnutzung
FSC® C083411

Kolibri 360 GmbH
Ferdinand-Jühlke-Straße 7
99095 Erfurt, Deutschland
produktsicherheit@kolibri360.de